ARSENAL

DU

DIAGNOSTIC MÉDICAL

RECHERCHES

SUR LES THERMOMÈTRES, LES BALANCES,
LES INSTRUMENTS D'EXPLORATION DES ORGANES RESPIRATOIRES,
DE L'APPAREIL CARDIO-VASCULAIRE,
DU SYSTÈME NERVEUX,
LES SPÉCULUMS UTERI ET LES LARYNGOSCOPES,

PAR

Le Dr Maurice JEANNEL

Avec 86 figures intercalées dans le texte.

PARIS
LIBRAIRIE J.-B. BAILLIÈRE ET FILS,
19, rue Hautefeuille, 19, près le boulevard Saint-Germain.

1873

ARSENAL

DU

DIAGNOSTIC MÉDICAL

ARSENAL

DU

DIAGNOSTIC MÉDICAL

RECHERCHES

SUR LES THERMOMÈTRES, LES BALANCES,
LES INSTRUMENTS D'EXPLORATION DES ORGANES RESPIRATOIRES,
DE L'APPAREIL CARDIO-VASCULAIRE,
DU SYSTÈME NERVEUX,
LES SPÉCULUMS UTERI ET LES LARYNGOSCOPES.

PAR

Le Dr Maurice JEANNEL

Avec 86 figures intercalées dans le texte.

PARIS
LIBRAIRIE J.-B. BAILLIÈRE ET FILS,
19, rue Hautefeuille, 19, près le boulevard Saint-Germain.

1873

ARSENAL

DU

DIAGNOSTIC MÉDICAL

RECHERCHES SUR :

LES THERMOMÈTRES, LES BALANCES, LES INSTRUMENTS D'EXPLORATION DES ORGANES RESPIRATOIRES, DE L'APPAREIL CARDIO-VASCULAIRE, DU SYSTÈME NERVEUX, LES SPÉCULUMS UTERI ET LES LARYNGOSCOPES.

INTRODUCTION.

La médecine est une science d'observation avant d'être une science d'expérimentation. L'autorité en médecine est cette force imposante que donne à l'observateur l'étude froidement poursuivie et sagement mûrie des faits. Avec de l'adresse et de l'habileté doublées d'un certain degré de savoir et de patience on arrive à faire de bonnes expériences intéressantes et même fructueuses ; mais il faut avoir vieilli dans la science et la pratique, avoir vu et cent fois revu pour acquérir cette sûreté de coup d'œil, cette assurance et cette fermeté de parole qui s'imposent et font les véritables maîtres. L'autorité n'est pas le despotisme et loin de nous la pensée de prétendre qu'il faille, comme l'on dit, jurer par la parole du maître. Le doute en la parole d'autrui comme la confiance en soi-même sont inhérents à l'esprit humain ; aussi le contrôle personnel est-il une nécessité absolue pour quiconque est avide de savoir. Et ceux dont les attestations triomphent le mieux du contrôle incessant des hommes d'étude acquièrent légitimement l'autorité scientifique.

Nous jugeant au début de notre carrière trop dépourvu de cette autorité qui donne le droit d'introduire dans la science des faits nouveaux et des affirmations, nous avons cru devoir nous renfermer dans l'étude et dans l'examen des instruments et des procédés d'exploration actuellement employés par la clinique médicale. La direction de nos études et les tentatives plus ou moins heureuses que nous avons faites pour perfectionner quelques-uns de ces instruments ont mis particulièrement à notre portée l'examen de l'arsenal de la Clinique.

Les sens ne suffisent pas toujours à l'exploration clinique. Incomparables, précieux et parfaits dans certains cas, défectueux, infidèles et trompeurs dans d'autres, ils sont même parfois complètement incapables de donner les renseignements qu'exige l'investigation scientifique. Le toucher, le goût, ni l'odorat ne sauraient trouver aucun instrument qui les remplace ou les perfectionne. La physique, la chimie, ni la mécanique ne sauront jamais rendre la vue à un aveugle, l'ouïe à un sourd ; mais elles peuvent augmenter la pénétration, la portée de la vue et faciliter la perception des sons. L'œil apprécie difficilement les détails d'un mouvement délicat; le palper n'analyse que fort incomplètement les variations minimes de pression; mais que par un artifice de mécanique, ce mouvement soit agrandi et figuré, que ces variations de pression soient amplifiées et inscrites, alors à une sensation fugace, imperceptible est substitué un fait durable que l'esprit peut complètement et posément étudier et juger. C'est ici que s'applique admirablement le *Verba volant, scripta manent. L'Arsenal du diagnostic médical* comprend la description des principaux moyens physiques employés pour aider les sens et préciser les données du diagnostic.

Pour bien traiter une maladie, il faut avant tout la connaître. Un médecin qui saurait tirer parti de toutes les ressources qui lui sont offertes pour arriver à la connaissance des malades et des maladies serait sans contredit puissamment armé. Mais la plupart les négligent ou les ignorent. Les négliger est une faute à laquelle nous ne saurions remédier; les ignorer est un desideratum contre lequel voudrait lutter notre travail. Cette ignorance n'a en effet d'autre excuse que la multitude et la dissémination de ces ressources : contre leur multitude nous ne pouvons assurément rien; contre leur dissémination nous proposons la collection des documents, l'*Arsenal du diagnostic médical.*

Le lecteur pourra voir que nous nous sommes surtout appesanti sur la description des instruments, passant rapidement sur les procédés qui, tels que l'inspection et la palpation n'emploient que l'œil ou la main. Nous n'avons pas pensé non plus avoir à parler des appareils électriques ni des microscopes :

les premiers sont plutôt du domaine de la thérapeutique, ils sont décrits dans une foule d'ouvrages différents; les seconds ne sont pas exclusivement médicaux, l'histologie constituant à elle seule une des branches de la science médicale.

Il ne nous a pas semblé qu'il rentrât dans notre cadre de décrire ici les instruments d'exploration : du tube digestif (abaisse-langue, sondes œsophagiennes, spéculums *ani*); des yeux (ophthalmoscopes); des oreilles (spéculums *auris*); des organes génito-urinaires (sondes, métroscopes, cystoscopes), qui sont maniés surtout par des chirurgiens. Aussi renvoyons-nous à l'Arsenal de chirurgie de Gaujot et Spillmann, aux livres de Bonnafont, Civiale, Valleix, Voillemier, et au livre de Perrin sur l'ophthalmoscopie.

Nous avons décrit sommairement les spéculums *uteri* et les laryngosoopes. Ces instruments d'un usage journalier ont leur place marquée dans l'arsenal médical.

Peut-être accusera-t-on notre travail réduit à ces limites d'être incomplet comme arsenal. Sur ce point voici nos justifications : d'abord un arsenal vraiment complet est une utopie; un arsenal est par essence incomplet comme la science est incomplète. Mais les restrictions que nous avons faites ne rendent-elles pas notre titre menteur? Non, si l'on considère que les instruments dont nous n'avons pas parlé sont à la fois chirurgicaux et médicaux. La limite entre la médecine et la chirurgie est souvent indécise, s'ensuit-il que le nom donné à l'une ou l'autre des branches de notre science soit menteur?

Nous avons pensé qu'il serait instructif de suivre les progrès successifs des divers instruments d'exploration que nous avons décrits, aussi nous sommes nous attaché autant qu'il nous a été possible à l'ordre chronologique.

Notre étude est divisée en cinq chapitres :

Le premier est consacré aux procédés d'exploration de l'état général : à la thermométrie et aux pesées;

Le second comprend la description des procédés d'exploration de l'appareil respiratoire : l'inspection, la palpation, l'auscultation, la percussion, la mensuration, la spirométrie, la pneumographie, la ponction exploratrice. C'est le chapitre le plus considérable ; quelques-uns des procédés qui y sont décrits sont applicables à d'autres appareils organiques; aussi en avons-nous parlé d'une façon générale, en appuyant sur les particularités qu'entraîne leur application à la poitrine;

Dans le troisième chapitre, nous étudions les moyens de diagnostic des maladies de l'appareil cardio-vasculaire; ce sont pour le cœur : l'inspection, la palpation, l'auscultation, la percussion cardiométrique, la cardiographie ; pour le pouls : le palper et la sphygmographie;

Le quatrième chapitre est consacré aux moyens de diagnostic des lésions du système nerveux; nous avons cru devoir y joindre l'exploration du système musculaire dont les lésions sont le plus souvent d'origine nerveuse : ce chapitre comprend : la cérébroscopie, les divers moyens d'explorer la moelle et la sensibilité et les sens, la dynamométrie;

Dans le cinquième chapitre, nous parlons des spéculums *uteri*, puis de la laryngoscopie.

Laënnec, répondant à Broussais qui le jugeait difficile à lire, disait (1) : « Je n'ai pas prétendu faire un livre récréatif, mais j'espère qu'on en pourra tirer quelques fruits en vérifiant les signes auprès du lit des malades et les faits anatomiques sur les cadavres. » Nous avons pour nous la prétention de présenter un travail plus ardu peut-être que le livre de Laënnec, aussi réclamons-nous l'indulgence et la patience du lecteur tout en, osant espérer qu'il ne nous les aura pas accordées en vain.

(1(Laennec. Traité de l'auscultation médicale, 4e édition. Paris, 1847, préface de l'auteur, p. XX.

CHAPITRE PREMIER.

DES PROCÉDÉS D'EXPLORATION DE L'ÉTAT GÉNÉRAL.

§ I. — De l'exploration par la chaleur.

Lorsque l'on applique la main sur la poitrine ou l'abdomen d'un fébricitant, on éprouve une sensation de chaleur. Cette sensation est variable non pas seulement par son degré, son intensité, mais encore par sa qualité : tout en élevant le thermomètre au même degré, elle sera par exemple brûlante, mordicante, désagréable à la main, chez tel malade, insensible, ou à peu près, à la main chez tel autre, sèche chez l'un, moite chez l'autre. Une main expérimentée peut seule apprécier ces qualités de la chaleur ; au moins l'on ne possède encore aucun instrument qui soit sensible à ces différences ; seul au contraire le thermomètre peut donner avec exactitude le degré de cette chaleur.

Sont-ce là du reste de véritables qualités de la chaleur elle-même ? Ne faut-il pas y voir plutôt le résultat de sensations produites par les divers état particuliers dans lesquels se trouve la peau du sujet ? Poser la question c'est la résoudre.

Quoi qu'il en soit, il y a deux moyens d'exploration de la chaleur : la *palpation* et la *thermométrie*.

La palpation doit s'exercer principalement sur la poitrine, l'abdomen, sur les parties couvertes qui n'ont pu se refroidir par l'exposition à l'air ; il faut la pratiquer doucement, la main restant en place assez longtemps pour se mettre en équilibre de température avec la peau du sujet.

Des thermomètres. — Les thermomètres peuvent se diviser en trois grandes classes :

Les thermomètres à liquide, les thermomètres thermo-électriques, les thermomètres à air.

Les thermomètres à liquide sont journellement employés en clinique à l'exclusion des autres. Ce n'est pas à dire pour cela que les piles thermo-électriques ne soient capables de rendre des services au clinicien ; nous croyons, au contraire, qu'elles sont appelées à remplacer les thermomètres à liquide. Le temps n'est peut-être pas éloigné où l'on réussira à les adapter aux besoins de la clinique ; alors en une minute et par la seule application d'une de leurs parties sur la peau du sujet, on obtiendrait la température cherchée ; l'exactitude et la rapidité des observations y gagneraient également.

Ce progrès est à réaliser ; jusqu'à ce jour, en effet, les piles thermo-électriques et même le thermographe de Marey, qui est un thermomètre à air, n'ont pu servir qu'aux patientes et minutieuses expériences des physiologistes. Pour les piles thermo-électriques le problème du reste est celui-ci : avoir toujours sous la main un milieu à température constante, dans lequel on plonge la seconde soudure (1) ; disposer l'appareil de façon à ce qu'il soit solide et portatif.

Il y a deux espèces de thermomètres à liquide : les uns sont à mercure, les autres à alcool ; chaque espèce a plusieurs variétés, qui diffèrent par leur

(1) On sait, en effet, que les piles thermo-électriques se composent essentiellement de deux soudures de métaux hétérogènes (antimoine et bismuth, par exemple), sur le trajet d'un fil conducteur en communication avec un galvanomètre. Lorsque ces deux soudures sont à des températures différentes, il se produit un courant dont l'intensité est proportionnelle à la différence des températures.

forme, leur dimension, leur réservoir, leur échelle.

Les conditions requises pour un bon thermomètre clinique sont les suivantes : solidité suffisante, maniement et transport faciles, échelle de longueur convenable et subdivisée en dixièmes, ou au moins en cinquièmes de degré ; réservoir de 0m005 de diamètre environ. Wunderlich préfère pour l'aisselle un réservoir de forme sphérique; pour le rectum et le vagin il recommande la forme cylindrique (1). Nous croyons la forme cylindrique préférable pour tous les cas, à cause de la plus grande surface qu'elle offre à la réception de la chaleur. Enfin exactitude et sensibilité sont des conditions indispensables.

Quels thermomètres doit-on préférer? Les thermomètres à mercure se mettent moins rapidement au niveau thermique, mais ils sont plus exacts, la colonne liquide se brise moins facilement. Les thermomètres à alcool se mettent plus rapidement au niveau thermique; le coefficient de dilatation de l'alcool étant environ sept fois celui du mercure, la course de l'alcool est beaucoup plus longue pour un réservoir donné. Mais la colonne alcoolique est plus fragile; l'accroissement progressif du coefficient de dilatation de l'alcool rend impossible la concordance absolue des thermomètres à alcool et à mercure dans tout leur parcours, à moins qu'ils n'aient été gradués degrés par degrés d'après un étalon, ce qui exige un travail minutieux et élève nécessairement beaucoup le prix de l'instrument.

Où faut-il appliquer le thermomètre? comment doit-on l'appliquer? Il s'agit, qu'on ne l'oublie pas,

(1) Wunderlich. Archiv fur physiolog. Heilkunde, 1842, 1843, 1856, 1857, 1858. — Archiv der Heilkunde, B. I. II. III.

de rechercher non pas la température extérieure, la température de la peau, mais bien la température intérieure. La bouche, le creux de l'aisselle, le rectum, le vagin ont été proposés comme lieu d'élection pour l'application du thermomètre.

Lorsqu'il s'agit de la bouche, il faut placer l'instrument sous la langue, et avoir préalablement soin, est-il nécessaire de le dire? de l'essuyer et de le laver ; le malade devra, pendant toute la durée de l'exploration, respirer par le nez. Le procédé n'est pas passé dans la pratique, il expose à plusieurs causes d'erreur ; d'abord il arrive souvent que le sujet respire par la bouche, en dépit des recommandations ; la présence d'un corps étranger, pendant la durée toujours assez longue de l'observation, gêne le malade, provoque des mouvements de déglutition et surtout un afflux de liquide salivaire, qui refroidit le réservoir et incommode le patient, auquel enfin il répugne souvent d'introduire dans sa bouche un instrument, dont il soupçonne, avec juste raison parfois, la propreté, et qu'il sait avoir été employé chez d'autres malades.

Pour les mensurations rectales ou vaginales, l'instrument doit être plongé profondément dans la cavité. L'avantage de ce procédé est de donner réellement la température intérieure du malade. Mais cet avantage est de médiocre importance, en comparaison du dégoût et de la répugnance qu'inspirent des manœuvres toujours plus ou moins blessantes pour la pudeur ; d'ailleurs, bien que la température de l'aisselle soit toujours un peu inférieure à celle du rectum ou du vagin (de 1° tout au plus, Béhier), elle oscille parallèlement et fournit par conséquent des indications toujours comparables et d'une exactitude satisfaisante.

Pour mesurer la chaleur dans l'aisselle, après avoir essuyé avec soin le creux axillaire, on introduit soigneusement le thermomètre dans le fond de cette cavité, en évitant autant que possible le contact des poils, c'est-à-dire en le mettant surtout en contact avec l'un des angles formés par la paroi interne avec la paroi antérieure ou la paroi postérieure de la région. Cela fait, on ramène le bras dans l'adduction, et l'on place la main en pronation sur la région mammaire du côté opposé. Les couvertures doivent être ramenées jusqu'au cou du malade, s'il est couché, ou les vêtements boutonnés, s'il est debout; on évite ainsi à la fois le refroidissement du malade et les influences extérieures agissant sur la colonne liquide. Si le malade est trop faible pour garder la position que nous venons d'indiquer, il faut le faire coucher dans le décubitus latéral droit, si l'instrument est appliqué à droite et *vice versa*, ou bien il faut soutenir le bras par un coussin, ou bien encore le maintenir soi-même appliqué contre le thorax.

On a essayé d'exprimer en minutes le temps que doit durer l'application de l'instrument; une pareille indication est nécessairement erronée; ce que l'on doit recommander, c'est de laisser l'instrument dans l'aisselle jusqu'à ce que deux lectures successives convenablement espacées montrent l'état stationnaire de la colonne thermométrique.

On a proposé, afin de rendre l'observation plus rapide, d'échauffer le thermomètre à quelques degrés au-dessus de la température supposée du malade, et d'attendre la chute de la colonne. Hirtz (1) déclare ce procédé plus expéditif, mais moins sûr. Nous ne nous expliquons pas pourquoi.

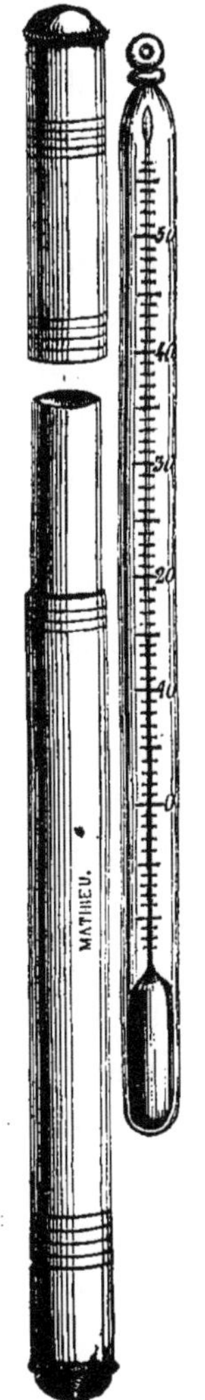

Fig. 1. — Thermomètre ordinaire ou de Guérard.

Après ces considérations préliminaires, passons à l'étude des divers modèles de thermomètres cliniques.

1° *Thermomètre ordinaire, ou de Guérard.* — C'est un thermomètre (fig. 1) à échelle divisée généralement en cinquièmes de degré seulement, embrassant l'intervalle compris entre — 10 et + 55°.

Cet instrument est incommode à manier, à cause de la longueur et de la fragilité de sa tige. L'étendue de son échelle est d'ailleurs inutile. De plus, la longueur de l'instrument, comme le dit très-bien Potain, devient une cause d'erreur. Une portion considérable de la colonne liquide se trouve en effet inutilement exposée aux influences extérieures, ce qui fausse les indications quant à la température organique. L'exploration clinique tenant compte de dixièmes de degrés, cette source d'erreur n'est pas à négliger ; elle s'accentue d'ailleurs à mesure qu'une température plus élevée, prolongeant davantage la colonne liquide, en expose une

(1) Article *Chaleur* du Dictionnaire de médecine et de chirurgie pratiques. Paris 1867. t. VI.

plus grande étendue aux influences perturbatrices.

2° *Thermomètre de Robert-Latour* (1). — Robert-Latour a fait construire un thermomètre coudé à angle droit : l'un des côtés est horizontal et contient le réservoir à mercure ; l'autre vertical porte une échelle sur ivoire. Nous ne pensons pas que cette disposition offre des avantages qui en compensent la complication.

3° *Thermomètre de Potain* (2).—Aucun des thermomètres employés à l'usage clinique n'échappe à ce dilemme fâcheux : être d'une longueur excessive et gênante, ou bien offrir des degrés si peu étendus que les subdivisions n'en sont appréciables qu'avec de grandes chances d'erreur ; si l'on se résigne à l'embarras d'un instrument très-long et incommode, il reste encore une autre difficulté, c'est que, pour allonger suffisamment la course de la colonne mercurielle, il faut ou bien en réduire le calibre au point de rendre presque indispensable l'usage de la loupe, ou bien agrandir tellement le réservoir qu'il présente une masse relativement considérable et difficile à échauffer ; enfin, en raison de la longueur de l'instrument, qui laisse une grande partie de la tige exposée à l'air extérieur, l'indication qu'il fournit se trouve toujours trop basse d'une quantité qui varie entre un et cinq dixièmes de degré. Toutes ces difficultés exposées et discutées par Potain sont résolues par lui de la manière suivante (fig. 2) :

(1) Robert Latour, Revue médicale 1852, Voy. aussi Alvarenga, Précis de thermométrie clinique de Lisbonne, 1871.

(2) Société médicale des hôpitaux, séance du 13 décembre 1867. Union médicale. 1868, 3e série, t. V, p. 221.

L'alcool coloré en rouge est plus facilement visible que le mercure, son coefficient de dilatation étant environ sept fois égal à celui de ce métal, il permet d'obtenir une course beaucoup plus grande avec un réservoir d'une capacité donnée. On peut donc restreindre la capacité du réservoir et conserver encore une course suffisante. Mais par cela même que le réservoir est très-petit, la quantité de liquide contenue dans la colonne thermométrique est relativement plus considérable, et l'action perturbatrice de la température extérieure plus prononcée. L'auteur a calculé que pour l'indication thermométrique de + 40°, la tige plongée dans une atmosphère ambiante à + 15°, produirait une erreur de 1° au moins. De plus, l'accroissement progressif du coefficient de dilatation de l'alcool apporte un autre genre de perturbation et rend impossible la concordance des thermomètres à alcool avec les thermomètres à mercure dans tout leur parcours (à 43° l'erreur en plus serait de 2°).

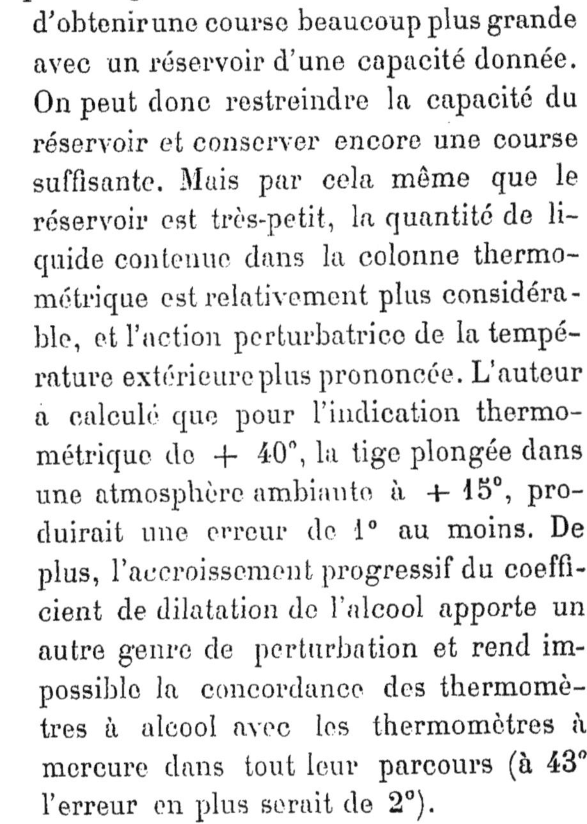

Fig. 2. Thermomètre de Potain.

Pour obvier à ces inconvénients, la colonne thermométrique est divisée en deux portions, l'une, la plus importante, graduée de + 33° à + 43°, est formée d'un tube très-capillaire, ce qui permet, avec un réservoir très-petit, une course très-longue ; l'autre, de 0 à 32°, qui n'a pas besoin d'échelle, a un diamètre triple, ce qui permet d'en réduire la longueur.

Il en résulte un instrument très-court dont la course est cependant très-étendue dans sa portion destinée aux observations, d'où la possibilité de loger avec le réservoir, dans le lieu dont on veut prendre la température, la plus grande partie de la colonne thermométrique de 0 a + 32°, qui se trouve ainsi soustraite à l'influence perturbatrice extérieure.

Le reste de la colonne est pourtant encore exposé à cette influence, mais si l'on ne gradue par comparaison avec le thermomètre étalon que l'espace compris entre + 35° et + 40°; l'erreur est à peu près nulle; elle oscille entre un 1/100ᵉ ou 1/150ᵉ de degré pour les températures comprises entre ces deux chiffres.

La longueur du thermomètre construit d'après ces données est de 0ᵐ12, le réservoir est cylindrique; long de 0ᵐ02, et d'un diamètre un peu moindre que le reste de l'instrument; la partie de la colonne non graduée a 0ᵐ 02 de long, celle qui est graduée a 0ᵐ 06 ou 0ᵐ 07; les deux diamètres différents du tube sont entre eux : : 3 : 1. Le diamètre du plus fin est de moins de un demi-millimètre.

L'inconvénient grave de la formation des bulles est prévenu par une dilatation en forme d'ampoule dont Fastré aîné, le constructeur, a imaginé de faire précéder l'entrée du tube capillaire; cette ampoule est suivie à l'origine même de ce tube par un rétrécissement très-étroit; les bulles qui pourraient résulter des secousses imprimées à l'instrument se trouvent ainsi détruites et la colonne indicatrice se montre toujours entière.

Cet instrument est très-sensible et très-exact; son petit volume permet de le loger dans la trousse ordinaire; la lecture des degrés de l'échelle y est peut-être un peu difficile, et l'inconvénient de la formation des bulles n'est pas absolument prévenu.

4° *Thermomètre de Jaccoud* (1). — Jaccoud a fait construire par Fastré des thermomètres qui lui paraissent répondre à tous les besoins de la clinique. Il en explique ainsi les avantages :

« Bien que l'ascension de l'alcool soit plus prompte que celle du mercure, j'ai fait choix de ce dernier agent, parce que la mensuration gagne en précision ce qu'elle perd en rapidité, et parce que l'on évite ainsi un inconvénient fréquent des thermomètres à alcool, savoir la rupture de la colonne liquide, et sa division en segments isolés ; d'ailleurs, le constructeur, par un procédé qui lui appartient, a obtenu la fixité à peu près complète du zéro de l'échelle. L'instrument, de très-petit volume, a une longueur totale de $0^{m}16$, sur lesquels trois appartiennent à la cuvette. Entre l'extrémité supérieure de celle-ci et le chiffre le plus bas de l'échelle est un espace non gradué de $0^{m}04$; par suite de cette disposition, l'échelle tout entière émerge de la cavité axillaire lorsque l'instrument y est placé, et la lecture des chiffres inférieurs ne présente aucune difficulté. L'échelle graduée limitée aux exigences pathologiques comprend 10° (de + 35° à + 44°); chaque degré est divisé en dixièmes, figurés par des traits transversaux, dont le cinquième (demi-degré) dépasse quelque peu les autres. L'appréciation des dixièmes acquiert par là une extrême facilité, et comme le milieu de l'espace en-

(1) Pathologie interne, 1870, t. I, p. 76.

tre deux dixièmes est aisément discerné, la mensuration peut être faite par vingtièmes. »

— Nous possédons un thermomètre d'origine allemande, portant la suscription : « *Thermometer in* 1/10 *tels centigrade* », d'une sensibilité extrême. Il ne diffère de celui que décrit et propose Jaccoud que par la longueur qui mesure environ 0m,22, et la graduation entre + 22° et + 47° ; la cuvette a 0m,02 de longueur et 0m,007 de diamètre ; l'échelle est sur papier, ce qui rend la lecture plus facile, mais les indications moins sûres, la fixité du papier n'étant pas absolue. Ces différences n'empêchent pas les instruments d'être à peu près semblables. Il est d'ailleurs certain que le modèle allemand est de date antérieure. L'instrument de Jaccoud n'est donc qu'une imitation.

5° *Thermomètres de Leyser* (de Leipzig). — Il y en a deux. L'un a 0m,205 de longueur sur 0m,012 de diamètre ; le réservoir sphérique n'a que 0m,008 de diamètre ; l'échelle entière s'étend de 0° à + 46°, et n'est graduée en cinquièmes que de + 20° à + 46°. L'autre, plus long et divisé en dixièmes à partir de 0°, a un réservoir cylindrique. L'étendue de l'échelle de ces deux instruments au-dessous de + 25° n'est d'aucune utilité.

6° *Thermomètre de Celsius.* — Il y en a un courbe et un droit. Le courbe est formé de deux branches s'unissant à angle droit ; l'horizontale porte le réservoir ; la verticale, l'échelle graduée de 0 à + 55°, et subdivisée en cinquièmes.

Le droit est plus court que la branche verticale du courbe ; son diamètre est moitié moindre que le diamètre de celui-ci, l'échelle très-distinctement marquée et divisée en dixièmes, s'étend de + 20° à + 45° (fig. 3).

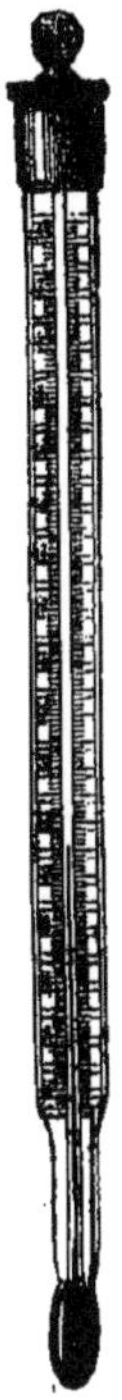

Ces deux thermomètres sont à mercure et à réservoir cylindrique; leur échelle est facile à lire. Ils joignent la sensibilité à la solidité. Plus volumineux que le modèle de Potain, ils sont encore très-portatifs. Le courbe est peu employé, son échelle est d'ailleurs trop étendue; le droit est au contraire très-répandu.

Le thermomètre de Jaccoud, ceux de Leyser et ceux de Celsius, ont leur tige enfermée dans une gaîne ou chemise en verre. Cette gaîne protége la colonne liquide contre les influences perturbatrices extérieures. Elle supporte en outre l'échelle généralement sur papier.

Fig. 3. Thermomètre de Celsius.

7° Anfrun (1), recommande un thermomètre à alcool, à réservoir cylindrique; l'échelle gravée sur verre s'étend de + 27° à + 50°, subdivisée en cinquièmes de degré. La longueur de l'instrument est de 0m, 145, le diamètre de 0m,005.

La colonne alcoolique est fragile, la transparence de l'alcool rend la lecture difficile, ce sont là de graves défauts que ne rachète aucun avantage réel.

7° *Thermomètre à maxima, à bulle d'air permanente de Niederkorn.* — C'est un thermomètre à mercure à

(1) Anfrun : De la valeur diagnostique et pronostique de la température et du pouls, thèse de Paris, 1868, p. 5.

échelle graduée par degrés et dixièmes, dont la colonne a été brisée par l'introduction d'une bulle d'air très-fine, au-dessus de laquelle reste une fraction de liquideservant d'index et occupant environ 1°. (1)

La bulle d'air est une cause d'erreur très-grande ; elle se dilate en effet, et beaucoup, sous l'influence extérieure et sous l'influence de la température du sujet lui-même. Il en résulte que l'index donne toujours des indications trop élevées et que l'erreur est d'autant plus marquée que la température à mesurer est plus haute.

8° *Thermomètre à maxima de Walferdin.*—Il est aussi à index de mercure, mais l'index est séparé par une simple brisure de la colonne mercurielle sans introduction de bulle d'air. Pour obtenir cette brisure au point voulu, on chauffe le réservoir jusqu'à ce que le mercure commence à pénétrer dans une ampoule qui termine le tube capillaire de l'instrument. En donnant un coup sec, on détache le sommet de la colonne, et, dès que celle-ci est redescendue d'une très-faible hauteur, on chauffe l'ampoule pour faire rentrer dans le tube la portion de mercure qui y était restée.

Les thermomètres à maxima ont l'avantage de faciliter les observations, mais jusqu'à ce jour les modèles proposés ne sont pas adaptés aux besoins de la clinique.

Des courbes thermométriques. — L'observation thermométrique n'a de valeur réelle au point de vue diagnostique et pronostique, qu'autant qu'elle est

(1) Société médicale des hôpitaux, séance du 27 mars 1868. — Union médicale, t. V, 2e série, p. 726.

suivie. Deux explorations par jour suffisent, l'une le matin, l'autre le soir à des heures fixes. Pour tirer de ces explorations tout le parti possible, il ne faut pas se contenter d'écrire en chiffres, les unes à côté des autres, les températures obtenues : une pareille série de chiffres frappe peu l'imagination et est difficile à analyser. Il est de première utilité de construire ce que l'on appelle une courbe thermométrique. C'est dans ce but qu'ont été dressés les registres thermométriques, ou plus simplement les papiers à courbes que tout le monde connaît. Il en est de nombreux spécimens ; nous recommandons le simple papier quadrillé, nommé papier d'arpenteur, sur lequel sont trois espèces de quadrillages, les uns représentent des centimètres carrés, et sont en traits plus gros que les autres ; les autres des demi-centimètres carrés, en traits moyens, et les plus petits des millimètres carrés, en traits beaucoup plus fins. En prenant pour chaque jour une colonne verticale, d'un demi-centimètre de largeur, pour chaque degré une colonne horizontale d'un centimètre, on obtient des courbes très-satifaisantes.

Du reste tout papier offrant des colonnes verticales correspondant aux jours, et des colonnes horizontales correspondant aux températures, remplit le but suffisamment.

Certains auteurs conseillent de ne construire la courbe qu'à la fin de la maladie ; nous n'hésitons pas à déclarer ce conseil mauvais ; nous croyons, bien au contraire, qu'il faut construire la courbe jour par jour ; on se rend ainsi beaucoup mieux compte de la marche de la température, et l'on saisit bien plus sûrement et plus facilement les indications qu'elle fournit.

Conclusion. — En résumé tout thermomètre est bon s'il est sensible, si l'échelle s'étend au moins de + 33° à + 48°, et si les divisions y sont assez apparentes pour être lues facilement. Mais s'il nous fallait choisir, le thermomètre de Potain, le thermomètre de Jaccoud et celui de Celsius, se disputeraient notre préférence. Pour la pratique de la ville l'instrument de Potain, très-portatif, exact, se mettant rapidement au niveau thermique, nous semble le meilleur; pour les salles d'hôpitaux, nous choisirions les modèles de Jaccoud ou de Celsius.

§ 2. — De la pesée.

La pesée des malades, des convalescents et des enfants nouveau-nés donne des renseignements précieux tant au point de vue de la physiologie qu'au point de vue du diagnostic et du pronostic des maladies. Elle donne la mesure exacte et mathématique, le chiffre du symptome amaigrissement, qui se substitue à l'évaluation très-approximative fournie par la simple inspection. Nous supposons du reste la valeur du symptôme amaigrissement reconnue et appréciée, nous ne la discutons pas. Trop souvent on se borne à estimer ce symptôme, on ne le chiffre pas. Est-ce donc qu'on ne sait pas se servir d'une balance? Evidemment non; pourtant soit indifférence ou laisser aller, on se contente d'un à peu près à peine suffisant pour la pratique journalière, mais dont l'observation sérieuse et scientifique ne saurait se contenter. Chez les enfants le symptôme amaigrissement acquiert une importance extrême, nous serions même tenté d'en comparer la valeur à celle du symptôme chaleur. Un à peu près, une vague estimation deviennent alors absolument insuffisants, il faut un chiffre, il faut des pesées exactes.

Les pesées se font à l'aide de balances de construction variée. Sans entrer ici dans la théorie, nous distinguerons trois espèces ou modèles de balances : 1° *La balance ordinaire* ou *trébuchet* consiste essentiellement en un levier du premier genre à bras égaux, nommé fléau, à chaque extrémité duquel sont suspendus des bassins ou plateaux dont l'un reçoit l'objet à peser, l'autre les poids destinés à lui faire équilibre.

2° *La balance romaine* est un levier du premier genre à bras inégaux ; le bras de la résistance y est dix fois plus long que le bras de la puissance ; un poids unique mobile le long du bras de la résistance permet d'effectuer toutes les pesées comprises dans de certaines limites ; ce poids agit en effet avec d'autant plus d'intensité qu'il se trouve à une plus grande distance de l'axe de suspension du levier.

La bascule est une espèce de romaine, disposée de telle sorte que le corps à peser appuie sur un bras de levier 10 fois plus court que celui des poids titrés. L'équilibre étant établi, il faut multiplier par 10 le poids ou les poids placés sur le plateau. C'est la balance généralement employée pour peser les adultes ;

3° *Le peson* est un simple ressort ; le degré de distension de ce ressort indiqué par une aiguille sur un cadran est proportionnel au poids du corps que l'on suspend à l'une de ses extrémités, l'autre extrémité restant accrochée à un point fixe.

4° Enfin la *balance Roberval* généralement adoptée par le petit commerce, est une modification de la balance ordinaire qui porte ses plateaux à découvert au-dessus de ses deux bras égaux; elle est commode pour la pesée des nouveau-nés.

On a inventé pour le pesage et à la fois la mensuration des nouveau-nés un certain nombre d'instruments particuliers dout les principaux sont : 1° le *Baromacromètre* de Stein l'ancien (1) : balance munie d'un ressort qui indique sur une échelle le poids (Βαρος) de l'enfant et d'une règle graduée appliquée sur le plateau qui sert à en déterminer la longueur, (μαχρος) ; 2° un instrument analogue d'Osiander (2) constitué par un trébuchet muni d'un quart de cercle (3); le *Pædiomètre* de Siebold (4), modification du baromacromètre muni d'un appareil qui permet de déterminer les diamètres de la tête, des épaules et des hanches.

Mais il nous faut avouer que ces instruments sont surtout du ressort de l'obstétrique.

Odier et Blache ont fait construire en 1866 une balance romaine (fig. 4) destinée spécialement à peser les nouveau-nés (5) : Le levier CC se sépare en trois parties égales ; on peut ainsi placer letout dans une boîte très-portative. Le poids qui sert à faire les pe-

(1) Stein (Georg. W.,) Kleine Werke zur praktischen Geburtshülfe, Mit Kupfern. Marburg, 1798, p. 124.

(2) Osiander (F.-B.) De homine quomodo fiat, etc., cum descriptione stateræ portatilis ad examinandum infantum neonatorum pondus nuper inventæ. Gœttingen, 1816.

(3) Siebold (A. E.) De pædiometro commentarius, Berolini, 1818.

(4) Tous ces instruments sont représentés dans l'atlas de Busch. Busch W. A. Atlas der in 50 lithographischen Tafeln bestehenden Abbildungen zur Theoretischen und praktischen Geburtskunde. Berlin 1838.

(5) Bulletin de l'Académie de Médecine, 1866.

sées consiste en une sphère métallique D, percée d'un canal central dans lequel s'engage la tige du levier; un ressort à pression placé dans ce même canal maintient le poids dans la position où on l'amène.

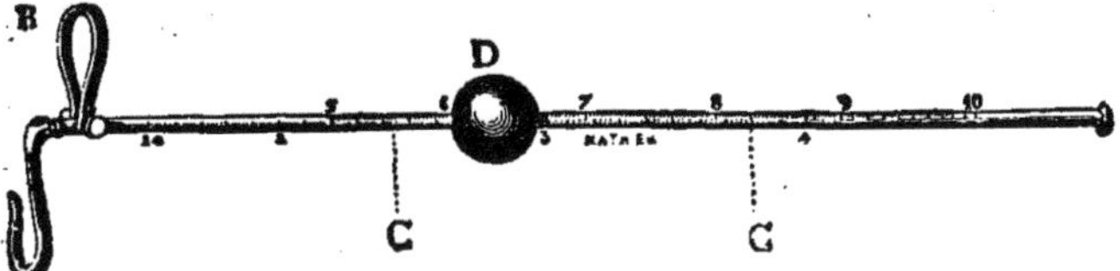

Fig. 4. — Balance d'Odier et Blache pour peser les nouveau-nés.

A. Crochet où l'on suspend l'enfant.
B. Anneau par lequel on soutient la balance.
C. C. Levier.
D. Poids.

On soutient l'instrument à l'aide de l'anneau B; et l'enfant à peser est suspendu au crochet A. Cette balance est sensible à 10 gr. près.

Citons encore un modèle de balance romaine pour les pesées des enfants; c'est une sorte de bascule qui supporte le berceau. Le Dr Groussin, inventeur de cet appareil commode, lui donne le nom de *Berceau de croissance.*

Conclusion. — Pour les pesées des adultes la bascule est sans contredit la meilleure balance; pour les pesées des enfants, la romaine d'Odier et de Blache ou la simple balance de Roberval sont préférables en raison de leur simplicité et de leur facile maniement. Le berceau de croissance de Groussin pourrait être recommandé aux familles aisées.

CHAPITRE II.

DES PROCÉDÉS D'EXPLORATION DES ORGANES RESPIRATOIRES.

L'inspection, la palpation, l'auscultation, la percussion, la mensuration, la spirométrie la pneumographie et la ponction explorative sont les procédés d'exploration applicables au diagnostic des maladies des organes respiratoires. Nous les examinerons successivement.

1° *De l'inspection et de la palpation.* — *L'inspection et la palpation* nous arrêteront peu ; les signes qu'elles fournissent ne sont jamais pathognomoniques.

L'*inspection* reconnaît les déformations thoraciques, dont on tient trop souvent peu de compte dans le diagnostic de la tuberculose ; elle donne une idée du rhythme de la respiration, de la régularité des mouvements respiratoires, de leur symétrie. Elle met en éveil sur la possibilité de maladies antérieures en faisant reconnaître les cicatrices de vésicatoires, de ventouses, de cautères, etc.

La *palpation* contrôle les données de l'inspection sur le rhythme, la régularité, l'ampleur des mouvements respiratoires. Elle constate la diminution ou l'absence des vibrations communiquées par la voix à la paroi thoracique ; signe des plus précieux sur lequel Monneret a appelé l'attention.

§ Ier. DE L'AUSCULTATION.

Ην προσεχων το ους ακουαση προς τα πλευρα.... » si appliquant l'oreille vous écoutez contre la poitrine... avait dit Hippocrate (tome VII des œuvres, traduction Littré, chapitre des maladies) et ce n'est que vingt-deux siècles après que ce conseil fut suivi ; Laennec sut mettre en culture ce sol dont le génie du père de la médecine avait deviné la fertilité. Double, avant Laennec, avait pratiqué l'auscultation mais n'avait pas su l'ériger en méthode. Voici ses propres paroles rapportées par E. Gintrac (1) « Pour bien apprécier le bruit que les malades font en respirant et pour le saisir très-clairement, même lorsqu'il semblerait d'abord en pas exister, il faut approcher exactement l'une des oreilles contre la paroi thoracique et en parcourir ainsi tous les points et toutes les faces. Non-seulement on distingue fort bien ainsi la nature et l'intensité du bruit qui a lieu; mais on en fixe assez précisément le siége. J'ai retiré de grands avantages de ce mode d'exploration de la respiration, qui m'est propre, et auquel j'ai été naturellement conduit par le même mode d'exploration appliqué aux battements du cœur, dont je fais aussi chaque jour de très-utiles applications cliniques (2). »

On voit que Double semble ignorer le conseil d'Hippocrate que nous citons plus haut.

L'auscultation consiste à appliquer l'oreille contre la poitrine dans le but de percevoir les bruits physiologiques ou morbides dont elle peut être le siége.

(1) E. Gintrac. Cours théorique et pratique de pathologie interne et de thérapie médicale, t. I, p. 399. Paris 1853.

(2) Double. Séméiologie générale, 1817, t. II, p. 31.

Il y a deux variétés d'auscultation : l'auscultation immédiate, méthode d'Hippocrate qui se pratique en appliquant directement ou après la simple interposition d'un linge l'oreille sur la région à explorer ; et l'auscultation médiate méthode de Laennec, où l'on fait usage d'un instrument acoustique interposé entre le corps du sujet et l'oreille du médecin. Aujourd'hui, l'auscultation immédiate que Laennec condamne absolument est généralement préférée pour les maladies pulmonaires, et l'auscultation médiate réservée pour les maladies du cœur, la grossesse, etc.

De l'auscultation immédiate. — Nous nous bornerons à résumer en quelques mots les précautions les plus importantes qu'elle nécessite. Des volumes entiers ont en effet été écrits sur ce sujet.

La région à explorer devra être mise à nu ou recouverte d'un linge. On enjoindra au sujet de respirer à pleins poumons, mais non de souffler. On lui recommandera d'éviter de produire aucun bruit avec la bouche en respirant. On appliquera l'oreille sur la poitrine après avoir effacé les plis du linge qui la recouvre, on évitera de laisser reposer la tête sur le malade comme sur un oreiller; on exercera pourtant une pression suffisante pour que l'oreille fasse pour ainsi dire corps avec la paroi sur laquelle elle est appliquée et en suive tous les mouvements; sans cette précaution la paroi thoracique frotte contre l'oreille et produit des bruits étrangers. Les muscles de la région que l'on explore doivent être dans le relâchement. Le médecin devra être commodément placé à droite ou à gauche et changer de côté selon les besoins de son examen.

De l'Auscultation médiate. — Du Stéthoscope. — Le stéthoscope est l'instrument de l'auscultation médiate. Laennec en est l'inventeur. Broussais, plus théoricien que praticien, ne trouvait même de remarquable, dans les œuvres de Laënnec, que l'invention de cet instrument. « M. Laënnec, dit-il, est un homme patient et minutieux; mais, rarement, ces travailleurs utiles ont des vues larges et profondes, des idées mères propres à faire faire de grands pas à la théorie..... C'est un manœuvre qui recueille et apprête des matériaux, mais ce n'est pas un archiecte.... M. le Dr Laennec est l'inventeur d'un cyindre creux destiné à perfectionner, par le moyen de l'auscultation de la poitrine, le diagnostic des maladies de cette cavité viscérale.... C'est un auteur difficile à lire. »

Le nombre des stéthoscopes proposés depuis le cylindre Laënnec, aujourd'hui relégué dans les vitrines des collections est considérable; nous ne décrirons que les principaux. Qu'on nous permette seulement quelques observations préliminaires.

Lorsqu'une théorie scientifique est solidement assise sur des expériences et des faits authentiques, elle mérite qu'on l'écoute et qu'on lui obéisse. Tel n'a pas été cependant l'avis des nombreux perfectionneurs de stéthoscopes, qui semblent vraiment s'être ligués contre le despotisme des lois de l'acoustique. Ils ont condamné et abandonné à juste titre le modèle de Laennec, et choisi celui de Piorry, pour l'imiter et y corriger des défauts imaginaires et insignifiants. Ce modèle est-il un bon ou un mauvais instrument? est-il disposé de façon à recueillir tous les sons et non de façon à les affaiblir? l'acoustique à ses lois y obéit-il? Ce sont autant de questions dont les perfectionneurs semblent s'être peu inquiétés. Quelles sont donc ces lois que transgresse le stéthoscope de Piorry? De forme conique, à base appliquée sur la région productrice du son, cet instrument rappelle le *porte-voix*. Or, il est démontré que, lorsque l'on parle dans un porte-voix par l'embouchure, il y a renforcement des sons; que lorsqu'on parle par le pavillon, il y a encore renforcement des sons, mais moindre et seulement pour une oreille appliquée exactement à l'orifice de sortie, c'est-à-dire à l'embouchure; pour une oreille placée à 1 centimètre ou même un demi centimètre de cette embouchure, les sons seraient affaiblis (1).

Or, si le stéthoscope de Piorry est comparable au porte-voix par son pavillon, il s'en éloigne absolument par son tube. Les ondes sonores sont bien dans cet instrument renforcées au point où le pavillon conique se continue avec le tube cylindrique, mais elles ne le sont plus, elles sont même affaiblies au delà, et par conséquent à l'endroit où s'applique l'oreille. Pour nous, nous ne qualifierons de véritables perfectionnements du modèle de Piorry, que ceux qui porteront sur ce grave défaut.

Le Dr Prat, dans une note scientifique intitulée : *Du principe qui doit servir de base à la construction du stéthoscope* (2), semble marcher vers le but et sort au moins des sentiers battus. On va voir qu'il se place à un autre point de vue que nous. Il envisage en

(1) Voyez, pour la théorie du porte-voix, le traité élémentaire de physique médicale de Wundt, traduit par le Dr Monoyer Paris, 1871, p. 210.

(2) Voyez Union médicale, 1869, p. 955, t. VII.

effet le stéthoscope comme un véritable *résonnateur* et non comme un porte-voix.

Cet auteur divise les stéthoscopes en deux catégories : les pleins et les creux.

1° Les pleins, de beaucoup les meilleurs, à son avis, faits en bois légers à fibres parallèles, conduisent rapidement le son jusqu'à l'oreille et le font entendre tel qu'il est, mais d'autant mieux qu'il s'étale sur une plaque de bois de même essence.

2° Les creux représentent un cylindre à parois ligneuses très-épaisses relativement au diamètre de a colonne d'air qu'ils emprisonnent, en sorte que le son est conduit à travers deux substances, une solide et une gazeuse, très-inégalement conductrices. Cet écart considérable amène la confusion sonore. De là la préférence des cliniciens pour l'auscultation directe et immédiate.

Il ne faut pas chercher seulement à conduire le son, mais à le renforcer, à en rendre toutes les nuances plus distinctes et mieux perceptibles à l'oreille.

Le stéthoscope doit faire entendre les sons comme le microscope fait voir tous les détails des objets les plus petits. Pour cet effet, il doit être construit comme un double résonnateur parfaitement d'accord avec les bruits de l'inspiration et ceux de l'expiration, c'est-à-dire comme un instrument qui soit pour ces bruits ce qu'est la boîte du violon pour le son des cordes qu'elle renforce, ou comme la boîte à résonnance qu'on met au-dessous d'un diapason.

L'inspiration et l'expiration suffisamment prolongées donnent deux notes distinctes dont le Dr Prat a fixé la valeur dans un précédent mémoire. Il faut nécessairement en tenir compte dans la construction des stéthoscopes.

Cet auteur pense que, dans l'état actuel de la science, c'est sur le modèle d'un résonnateur à coulisse d'Helmholtz, pouvant s'allonger et se raccourcir à volonté qu'on trouvera l'instrument type.

L'instrument que voudrait le Dr Prat ne serait alors autre que le cornet analyseur de Daguin, qui à lui seul remplace une série de résonnateurs à son fixe. Ce cornet a la forme d'un porte-voix et se compose de trois tubes rentrant l'un dans l'autre ; à l'aide de cette disposition on peut faire varier à volonté, dans certaines limites, le volume de la colonne gazeuse résonnante et accorder ainsi l'instrument pour différentes notes. Cet instrument très-ingénieux, il est vrai, serait-il pratique ? Evidemment non. Le Dr Prat a sans doute appliqué l'oreille sur la poitrine d'un tuberculeux à la troisième période, ou d'un sujet atteint de n'importe quelle lésion cardiaque, comment n'est-il pas convaincu dès lors de la multiplicité des sons ou des notes qui peuvent se produire à la fois dans la poitrine. Le résonnateur ne peut être accordé que pour une note à la fois. Veut-il donc infliger au praticien le minutieux travail d'accorder son instrument pour tous les sons qu'il ausculte, et de chercher à quelle note ils correspondent ? L'auscultation médiate serait, croyons-nous, bien vite abandonnée à ce prix. Certes il faut un instrument scientifique, mais avant tout pratique.

Les stéthoscopes pleins ont-ils oui ou non une supériorité sur les stéthoscopes creux ? L'expérience démontre qu'un stéthoscope plein transmet le son dans toute son intégrité. Quant aux stéthoscopes creux, ils ont des parois qui conduisent intégralement le son, et de plus une cavité dans laquelle se passent des phénomènes de résonnance ou phénomènes de réflexion dont le résultat est le renforcement du son. Un fait expérimental connu de tout le monde met, il nous semble, hors de doute l'infériorité des instruments pleins sur les creux. N'est-il pas avéré que le tube acoustique ne saurait être remplacé par une baguette acoustique?

Faut-il admettre des phénomènes de résonnance ou des phénomènes de réflexion dans la cavité du stéthoscope? S'il n'y avait que de la résonnance, un stéthoscope creux, cylindrique, renflé en son milieu, devrait aussi donner des sons renforcés. Nous croyons donc qu'il faut admettre les deux ordres de phénomènes.

Nous passerons en revue les principaux modèles proposés depuis l'instrument qui a fait la gloire de Laënnec.

1° Le premier instrument dont se servit Laënnec fut « un cylindre ou rouleau de papier de 16 lignes (0^m,036) de diamètre et d'un pied (0^m,325) de longueur, formé de trois cahiers de papier battu et fortement serré, maintenu par du papier collé et aplani à la lime aux deux extrémités. Quelque serré que soit un semblable rouleau, il reste toujours au centre un conduit de 3 à 4 lignes (0^m,006 ou 0^m,009) de diamètre, dû à ce que les cahiers qui le composent ne peuvent se rouler complètement sur eux-mêmes(1). »

Puis se persuadant que les corps les moins denses communiquent le mieux les battements du cœur et

(1) Laennec, Traité de l'auscultation médiate.

les sensations que produisent la respiration et le râle, il fit faire un cylindre de baudruche tubulé que l'on remplissait d'air au moyen d'un robinet et dont le conduit central était soutenu par un tube de carton.

Reconnaissant bien vite l'infériorité et les graves défauts d'un semblable appareil, Laënnec fit construire le stéthoscope auquel il s'est définitivement arrêté : « Cylindre de bois de 16 lignes (0^m,036) de diamètre, long d'un pied (0^m,325), percé dans son centre d'un tube de 3 lignes (0^m,006 de diamètre et brisé au milieu à l'aide d'un tenon garni de fil, qui est arrondi à son extrémité et long d'un pouce et demi (0,^{m}046). Les deux pièces dont il se compose sont évasées à leur extrémité à un pouce et demi (0^m,046) de profondeur, de manière que l'une puisse recevoir le tenon et l'autre un obturateur de même forme. Le cylindre ainsi disposé est l'instrument qui convient pour l'exploration de la respiration et du râle. On le convertit en un simple tube à parois épaisses pour l'exploration de la voix et des battements du cœur, en introduisant dans l'entonnoir ou pavillon de la pièce inférieure l'en-bout ou obturateur, qui se fixe à l'aide d'un petit tube de cuivre qui le traverse et qui entre dans la tubulure du cylindre jusqu'à une certaine profondeur (1). »

Manuel opératoire du stéthoscope de Laënnec. — On saisit l'instrument par sa partie inférieure, celle qui avoisine l'en-bout en le tenant comme une plume à écrire, on l'applique alors par cette extrémité sur la région que l'on veut explorer, on presse assez pour que par tous les points de sa section inférieure il re-

(1) Laennec, Loco cit

pose sur la partie à examiner. On applique l'oreille sur l'autre extrémité, puis on cesse de le soutenir avec la main et on écoute.

2° *Stéthoscope de Piorry, 1re modification de celui de Laënnec* (1). — Piorry, pensant avec raison qu'une des causes qui s'opposait à la vulgarisation de l'auscultation médiate était l'incommodité et la lourdeur du stéthoscope de Laënnec, y apporta les modifications suivantes : il l'a raccourci, il a diminué le diamètre du cylindre tout en lui conservant l'étendue de son extrémité évasée ; il a substitué à l'obturateur métallique un petit cône en bois qui se loge tout entier dans cette partie évasée et y est contenue au moyen d'un opercule à vis ; une autre plaque se visse par un trou dont est percé son centre, à l'autre extrémité de l'instrument, c'est la plaque auriculaire.

3° *Stéthoscope plessimètre de Piorry.* — L'auteur décrit ainsi un second perfectionnement imaginé par lui : « J'ai fait confectionner un tube de cuivre ou de maillechort de $0^{m},01$ de diamètre et de $0^{m},10$ à $0^{m},12$ de long, présentant un pas de vis à chacune de ses extrémités et pouvant être allongé par un corps de rechange. Une de ses extrémités se visse sur un plessimètre aussi en métal, dont la forme est ovalaire et qui présente sur une de ses faces un rebord circulaire. Ce plessimètre porte en outre vers une de ses extrémités une saillie percée d'une ouverture dans laquelle le tube en métal se visse. Un opercule fait aussi en métal se fixe sur l'autre extrémité de l'instrument et sert à appliquer l'oreille. Le plessi-

(1) Procédé opératoire de la percussion. 1833 et 1835, p. 21 et 44.

mètre, au moyen du pas de vis dont il est perforé, peut être fixé sur le tube, tantôt par sa face plate, et dans ce cas il forme, quand il est placé sur la peau, une cavité qui remplace celle de forme conique ordinaire, et tantôt par sa face concave, et dans cette position il remplit exactement l'usage du stéthoscope garni de son en-bout. »

On voit qu'à cette époque l'auteur ne se rendait pas encore un compte bien exact de l'utilité de la forme conique du pavillon du stéthoscope, puisqu'il s'imaginait pouvoir remplacer ce pavillon conique par son plessimètre vissé au tube de son stéthoscope du côté de sa face plane.

L'auteur employait cet instrument pour l'auscultation et la percussion combinées, le plessimètre étant vissé de manière à présenter sa face plane au thorax du malade.

Cette méthode abandonnée par lui a été reprise en Amérique.

4° *Plestéthoscope.*— Cet instrument, imaginé encore par Piorry, n'est en somme que le premier modèle proposé par cet auteur, modifié et perfectionné.

C'est un stéthoscope en bois à pavillon conique. Sur le bord de ce pavillon est fixé un pas de vis en ivoire. La plaque auriculaire en ivoire adaptée à l'extrémité du tube par le moyen d'un pas de vis également en ivoire, lorsque l'on fait usage de l'instrument, peut aussi être vissée sur le bord du pavillon; elle présente un rebord à l'extérieur duquel est encore pratiqué un pas de vis destiné à recevoir le rebord d'un placoplesse circulaire en ivoire. L'instrument n'a pas de tube de rallonge, mais il est muni d'un en-bout conique en bois.

5° *Stéthoscope de Landouzy.* — Dans le but de faire entendre le même bruit à plusieurs personnes à la fois, Landouzy employait un cylindre en fer blanc, long de 0m12, présentant plusieurs articulations mobiles, qui permettaient de le fléchir à volonté dans différents sens suivant la position du malade ou des médecins, et offrant dix appendices flexibles, en sorte que la base du cylindre étant appliquée contre l'organe à explorer, chacun pût, au moyen de ces appendices conducteurs, percevoir facilement les sons. Cet instrument qui ne peut guère convenir que pour une démonstration clinique de l'auscultation, avait été abandonné par son auteur lui-même.

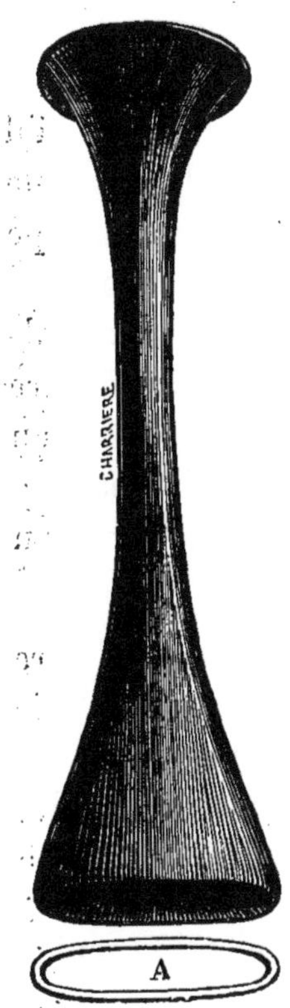

Fig. 5. — Stéthoscope de Piorry.

6° *Stéthoscope classique ou de Piorry.* — C'est un cylindre de bois creux (fig. 5), de 0m01 ou de 0m015 de diamètre, long de 0m15, s'évasant à l'une de ses extrémités en un pavillon conique, dont le diamètre est de 0m03, et terminé à l'autre extrémité par une plaque ronde de diamètre variable, en ivoire ou en bois, qui est la plaque auriculaire.

7° Il est un stéthoscope construit sur le modèle du précédent, dont la plaque auriculaire, de même diamètre que le pavillon, est mobile et munie d'un petit tube de bois qui s'engage à frottement dans le tube du stéthoscope. Cette disposition permet d'introduire dans l'oreille, l'extrémité auriculaire du stéthoscope : on n'a pour cela qu'à enlever la plaque. Elle permet encore de pratiquer l'auscultation, en appliquant sur la région l'extrémité auriculaire du stéthoscope, et posant l'oreille sur la plaque adaptée au pavillon. L'instrument fait, dans ce cas, l'office d'un véritable porte-voix.

8° Les stéthoscopes de Biundi de Palerme, et de Pitta de Madère, sont des stéthoscopes de Piorry modifiés. Leurs auteurs ont cherché un instrument qui pût s'appliquer plus commodément que celui de Piorry sur les espaces intercostaux. A cet effet, ils ont donné au pavillon une forme elliptique. Ces deux instruments qui ne diffèrent l'un de l'autre que par le nom de leur auteur, atteignent le but qu'ils poursuivent, mais ne sont pas employés. L'inconvénient qu'ils corrigent est en effet médiocre.

9° Le stéthoscope de Gestin est un stéthoscope ordinaire, dont la plaque est à fond double et constitue une caisse de renforcement. Nous avons, croyons-nous, démontré que l'idée d'un résonnateur, qui semble bonne *a priori*, est au fond impraticable, par cette seule raison, qu'un résonnateur n'est accordé que pour une seule note, et que les bruits d'auscultation répondent à des notes multiples.

10° Le stéthoscope de Vigier (fig. 6) est flexible, il se compose d'un pavillon A et d'une plaque auriculaire d'ébène G, réunis par un tube en caoutchouc de 0m60 de long. Barth et Roger ont diminué la longueur du tube qui était une cause d'affaiblissement du son. Cet instrument se rapproche beaucoup du stéthoscope américain dont nous parlerons plus loin.

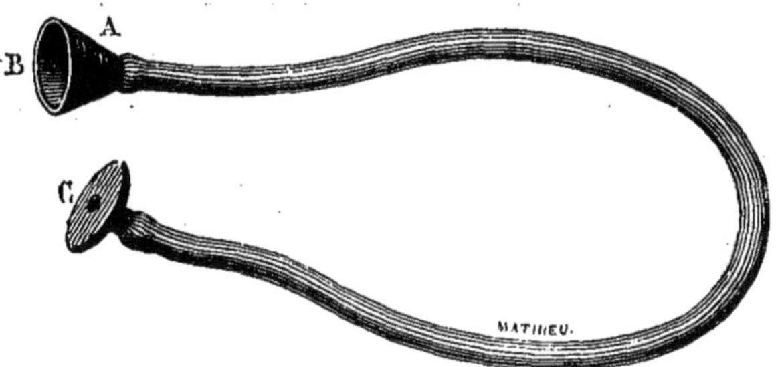

Fig. 6. — Stéthoscope de Vigier.

A. Pavillon.
B. Orifice de ce pavillon.
C. Plaque auriculaire.

11° Le stéthoscope de Cammann est composé d'un pavillon surmonté d'une boule creuse, à laquelle s'adaptent, par un ajutage en caoutchouc, deux tubes métalliques recourbés l'un vers l'autre, et terminés par un bâtonnet d'ivoire, destiné à pénétrer dans le conduit auditif externe. Instrument compliqué où les sons sont affaiblis en raison des différences de densité des corps conducteurs. De plus, l'opérateur est obligé de maintenir l'instrument avec ses doigts, de là des bruits étrangers inévitables qui masquent le bruit thoracique.

12° *Stéthoscope de Scelles de Mondesert.* — Scelles de Mondesert a modifié le stéthoscope ordinaire, de manière à l'approprier à l'exploration de la face postérieure du tronc d'un malade couché sur le dos, en lui donnant un tube flexible en baudruche, intérieurement soutenu par une spirale en fil de fer.

13° *Stéthoscope de Giraud* (1). — L'auteur, dans le

(1) Comptes rendus de l'Académie des sciences, 1853.

but de rendre l'instrument plus portatif, substitue à la plaque auriculaire un tube flexible en caoutchouc. Suivant lui, l'instrument ainsi transformé, est susceptible d'applications nouvelles.

14° Nous citerons encore, le stéthoscope en liége d'Auzias-Turenne, le stéthoscope en deux pièces de caoutchouc durci pouvant se visser l'une dans l'autre. Le stéthoscope à double tube en caoutchouc de Gouin, pour l'auscultation différentielle mérite à peine une mention.

On trouve nommés dans les catalogues les stéthoscopes de Louis, de Trousseau, de Gendrin, de Fauvel, de Depaul, de Pajot, construits d'après les indications de leurs auteurs sur le modèle Piorry et qui ne diffèrent entre eux que par les dimensions ou par la nature du bois dont ils sont faits.

15° *Hydrophone d'Alison.* — Le docteur Alison, recommande dans quelques cas, d'interposer entre le stéthoscope et la poitrine un petit sac de caoutchouc plein d'eau (*hydrophone*) (1).

Nous ne comprenons pas trop l'utilité d'une pareille disposition.

16° Un stéthoscope entièrement conique, dont l'extrémité la plus étroite s'introduirait dans le conduit auditif, formerait un porte-voix renversé dont l'embouchure serait dans l'oreille elle-même, et donnerait sans doute de bons résultats.

Il existe un stéthoscope qui se rapproche de cette disposition, c'est le modèle ordinaire dont la portion cylindrique prolongée au-delà de la plaque auriculaire, forme une saillie de près de 0m 01 qui s'intro-

(1) Med. Times, July 1849.

duit dans le conduit auditif ; que l'auteur de cet instrument ait supprimé la portion cylindrique et le perfectionnement eût été réel ; mais ce n'est pas le sommet du cône porte-voix qu'il introduit dans l'oreille, c'est l'extrémité d'un tube de bois fixé à ce sommet et grande est la différence.

17° *Tube acoustique ou stéthoscope américain.* — Le stéthoscope américain est un simple tube acoustique en caoutchouc, qui porte à l'une de ses extrémités un petit cône creux en corne ou en ivoire, qui s'applique sur la région à explorer et à l'autre un petit bâtonnet de corne ou d'ivoire qui s'introduit dans le conduit auditif externe.

Cet instrument est excellent, il a pourtant un défaut : le frottement des doigts avec lesquels on est obligé de maintenir l'instrument, produit des bruits étrangers qui masquent ou altèrent les bruits que l'on cherche à entendre. On trouve du reste chez les fabricants, un stéthoscope qui se rapproche beaucoup du tube acoustique. Le pavillon très-aplati et très-petit, n'est destiné qu'à donner de l'aplomb. Au pavillon succède un tube droit terminé par une plaque auriculaire. Les modèles de ce genre actuellement en vente sont tous trop fragiles. Il en est de métalliques qui n'ont pas ce défaut, mais qui se faussent facilement.

18° *Stéthoscope de poche de Mattei* (1). — Mattei cherchant à rendre le stéthoscope plus portatif, a proposé en 1866 à l'Académie de médecine, l'instrument dont voici la description :

(1) Bulletin de l'Académie de médecine, 6 mars 1866 et Union médicale 1866.

C'est un stéthoscope de forme ordinaire E F C D (fig. 7), modèle Piorry, mais en caoutchouc intérieurement soutenu par un squelette métallique, comprenant une plaque auriculaire E F et un cercle C D placé au bord du pavillon, reliés entre eux par une tige centrale, dont chaque extrémité s'articule par le moyen d'une charnière au centre d'un diamètre qui traverse d'un côté le cercle du pavillon, de l'autre le trou de la plaque auriculaire et que l'on voit sur la figure ci-jointe.

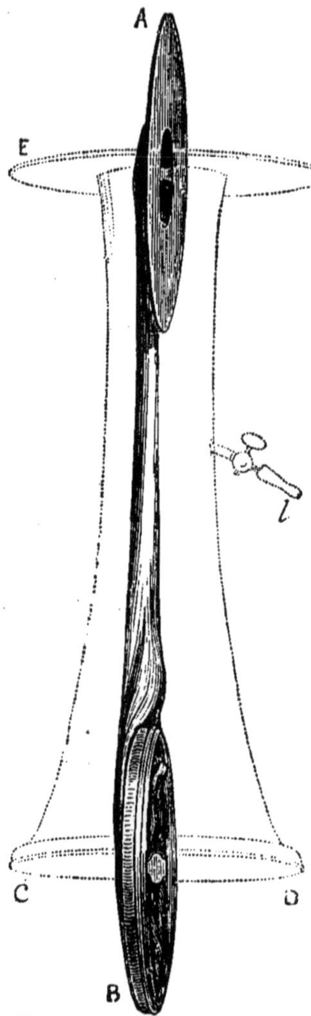

Fig. 7. — Stéthoscope de Mattei. E F. Plaque auriculaire. C D. Cercle du pavillon. E F C D. Instrument ouvert. A B. Instrument fermé. L Robinet.

Selon que, par le jeu des charnières, on met le plan de la plaque et le plan du cercle dans une position parallèle ou perpendiculaire à la tige centrale, en position A B ou en position E F C. D, l'instrument est fermé et prêt à mettre en poche, ou ouvert et disposé pour l'auscultation.

On peut au moyen de goupilles fixer les plaques dans la situation voulue.

On peut encore, dit Mattéi, rendre l'instrument plus sensible, en enveloppant complètement le squelette métallique d'une gaîne ou chemise en caoutchouc bouchant les ouvertures du pavillon et de la plaque. Un robinet *l* placé sur cette chemise permet alors de gonfler plus ou moins l'instrument.

Nous n'admettons pas l'efficacité de cette dernière disposition. Du reste le stéthoscope de poche de Mattéi n'est pas entré dans la pratique.

19° *Stéthoscope de Kœnig* (1). — En 1864, Kœnig a imaginé un stéthoscope dont la construction répond aux exigences de l'acoustique. Il est fondé sur une toute autre théorie que celle du porte-voix (fig. 8).

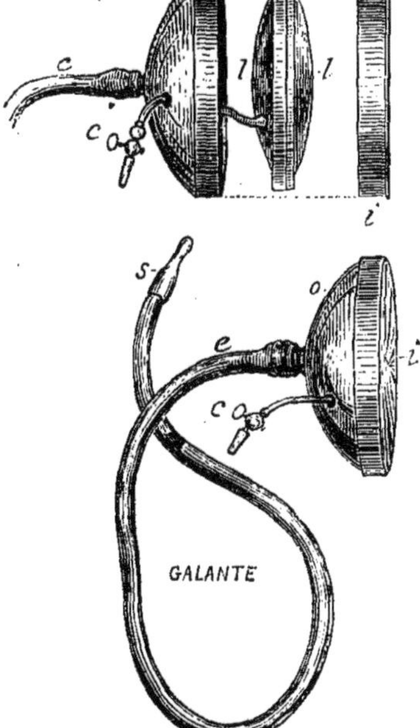

Fig. 8. — Stéthoscope de Kœnig.
a tambour. *bi* monture. *o* calotte supérieure. *c* robinet d'insufflation. *e* tube acoustique. *s* enbout auriculaire de ce tube *ll* membranes du tambour gonflées.

C'est un petit tambour cylindrique en métal *a* garni d'une monture *b i*; une membrane de caoutchouc très-mince bouche chacune des bases *l l*. Une ouverture placée dans la paroi du tambour et munie d'un robinet *c*, permet de gonfler et de distendre par insufflation les deux membranes *l l* du tam-

(1) Wundt, Physique médicale, traduit par Monoyer, Paris 1872, p. 213, addition de Monoyer.

bour. L'une de ces membranes est coiffée d'une calotte sphérique en métal *o*, percée de une à cinq ouvertures auxquelles sont fixés des tubes acoustiques *e s*.

L'appareil étant gonflé, la membrane élastique restée libre, appliquée sur le corps sonore, se modèle sur lui. Les vibrations se communiquent à cette membrane, le tambour les renforce, la calotte sphérique en métal les reçoit et les tubes acoustiques les transmettent.

Cet instrument ne mérite pas l'oubli dans lequel il est tombé.

20° *Association du stéthoscope au thermomètre par Vallez* (1). — Vallez en 1858, proposait l'association du thermomètre au stéthoscope, il y joignait aussi un ruban métrique ; le tout, thermomètre et ruban, était contenu dans le tube creux du stéthoscope plessimètre de Piorry, et constituait un appareil très-portatif, peu fragile et commode au dire de Piorry lui-même, mais qui n'a pourtant pas été adopté.

Règles à suivre pour l'emploi du stéthoscope. — Elles sont simples, nous ne parlons évidemment ici que du stéthoscope généralement adopté ou de ses dérivés ; il suffit d'appliquer d'aplomb le pavillon de l'instrument sur la région à explorer, de poser doucement l'oreille sur la plaque auriculaire, de retirer la main qui soutenait le tube et de prendre soin de maintenir constamment toute la circonférence du pavillon en contact avec la surface cutanée. Il est aussi de toute nécessité de ne pas laisser peser la tête de tout son poids sur la plaque auriculaire comme sur un cous-

(1) Bulletins de l'Académie de médecine 1858.

sin. S'il est quelquefois nécessaire d'exercer une pression, elle doit toujours être douce et modérée.

Conclusion. — De tous les stéthoscopes que nous venons de passer en revue, il n'en est donc aucun qui réponde entièrement aux exigences des lois de l'acoustique. Presque tous sont bons au service d'une oreille exercée qui peut du reste fort bien se passer de leur intermédiaire. Le tube acoustique, le stéthoscope de Kœnig et le stéthoscope classique de Piorry sont cependant, les deux premiers surtout, préférables à tous les autres.

L'étudiant qui débute s'empresse généralement de faire emplette d'un stéthoscope, espérant acheter en même temps l'art de l'auscultation. C'est à notre avis une mauvaise pratique et une grande erreur. On ne doit croyons-nous, dans l'état actuel de la science, faire usage du stéthoscope que lorsque l'on a déjà l'oreille exercée à l'auscultation immédiate. Les instruments de l'auscultation médiate sont en effet défectueux et loin de faciliter l'étude, ils la compliquent et la gênent. En résumé l'usage du stéthoscope n'est réellement indispensable que pour ausculter les vaisseaux du cou et pour délimiter et localiser exactement les bruits pathologiques du cœur. Ajoutons que l'auscultation médiate permet de ménager la pudeur des jeunes femmes ou des jeunes filles et qu'elle dispense le médecin d'appliquer directement son oreille sur des sujets malpropres quelquefois habités par des parasites.

§ II. De la percussion.

Théorie de la percussion. — La percussion des parois thoraciques produit des phénomènes de résonnance. De même qu'un tambour résonne sous le choc de la baguette qui le frappe, la poitrine résonne sous le choc du doigt ou du marteau qui la percute. De même qu'un tambour donne des sons différents suivant l'état (épaisseur, densité, sécheresse) de la peau qui le recouvre, la nature de la caisse et sa capacité, la poitrine résonne différemment selon l'état physique de ses parties constituantes.

Le choc de l'air libre produit un son peu appréciable, sourd, mais la percussion d'un tambour produit un son éclatant résultant des vibrations des parois de la caisse renforcées par l'air enfermé.

Tels sont en somme les données physiques sur lesquelles repose la percussion : on sait qu'à tel état physique des parois d'une caisse répond tel son, et de la nature du son que l'on obtient, on conclut à l'état physique des parois de la caisse que l'on interroge.

Ces principes étant posés, le but à atteindre est d'obtenir un son de percussion correspondant à l'état physique des parois de la caisse que l'on explore, et qu'aucune cause étrangère ne vienne altérer. Deux procédés sont en présence : la percussion immédiate et la percussion médiate.

Le premier de ces procédés est évidemment mauvais, un corps mou tel que la paroi thoracique entre difficilement en vibrations de même que la peau relachée d'un tambour. L'interposition d'un corps solide et rigide est nécessaire, de même qu'il est nécessaire que la peau d'un tambour soit tendue.

En décembre 1760, paraissait une brochure intitulée : « *Nouvelle méthode pour reconnaître les maladies internes de la poitrine par la percussion de cette cavité par* Avenbrugger, *médecin ordinaire de la nation espagnole, dans l'hôpital impérial, à Vienne, en Autriche.* » Cette brochure resta à peu près ignorée pendant dix ans ; en 1770, Rozière de la Chassagne, médecin de la Faculté de Montpellier, la traduisit, mais il la noya dans un mauvais livre intitulé : *Manuel des pulmoniques.* Trente-huit ans après, Corvisart (1) remit au jour, traduisit de nouveau et enrichit de notes la brochure d'Avenbrugger. Il est pourtant le tort de méconnaître les avantages de la percussion localisée qu'indiquait Avenbrugger. Ce dernier percuttait au moyen des cinq doigts réunis et rapprochés en cone, tandis que Corvisat frappait la poitrine de sa main étendue à la manière d'une palette. Quoi qu'il en soit, la percussion fut classée parmi les procédés de diagnostic les plus précieux et quelques années plus tard, Piorry (2) en devint le propagateur enthousiaste et la perfectionna.

Avenbrugger pratiquait la percussion immédiate, c'est-à-dire sans interposition d'un corps entre la paroi percutée et le marteau percuteur. Piorry introduisit d'abord le placoplesse puis le plessimètre, inaugurant ainsi la percussion médiate, et il a si amoureusement cultivé cette branche de la diagnose, se l'est tellement assimilée, lui a fait porter tant de fruits qu'aux yeux de bien des médecins, il a détrôné Avenbrugger.

Le premier instrument employé par Piorry était un morceau de linge, qui produisait par le grattage

(1) Avenbrugger. Nouvelle édition, etc., traduite et commentée par Corvisart. 1808.

(2) Piorry. De la percussion médiate et des signes obtenus par ce moyen. Paris, 1828.

Traité de plessimétrisme et d'organographisme. Paris, 1866.

de l'ongle un bruit différent suivant les organes qu'il recouvrait ; bientôt après une pièce de monnaie sur laquelle il frappait avec le doigt lui parut préférable. Les résultats obtenus étaient satisfaisants ou tout au moins encourageants, mais l'application exacte de la pièce de monnaie sur la paroi thoracique était difficile. Piorry imagina alors la percussion sur le doigt, mais il y renonça bientôt et eut recours à une palette en sapin d'environ 0^{m}, 001 d'épaisseur sur 0^{m}, 04 à 0^{m} 05 de long et de large, supportée par une tige recourbée faisant coprs avec elle ; il reconnut bientôt la fragilité, le maniement difficile, et la trop faible densité de cet instrument.

En même temps, Récamier employait à l'Hôtel-Dieu une palette de sapin plus large et plus épaisse, munie d'un manche droit parallèle à sa surface, instrument solide mais peu portatif et difficile à maintenir immobile.

Sur l'avis de Laënnec, Piorry essaya alors une petite boîte creuse ; l'insuccès fut complet.

Et en effet quel rôle jouait cette boîte creuse ? Celui d'un second tambour superposé au tambour pectoral et qui vibrait pour son compte en renforçant surtout ses propres vibrations. Dès lors l'instrument produit par lui-même un bruit qui se mêlant au bruit thoracique, l'altère et le dénature.

Le plomb, le cuivre, le bois, la corne, l'ivoire furent expérimentés successivement ; l'ivoire fut jugé le meilleur : dureté, sonorité, pas de résonnance métallique, telles sont les qualités qui lui valurent cette préférence. C'est alors que Piorry proposa son premier plestéthoscope qui n'était qu'un stéthoscope de Laënnec, sur lequel était vissé une rondelle d'ivoire servant le placopesse (lisez plaque à percuter).

Ensuite il proposa un placopesse séparé qui était d'abord un disque d'ivoire sans rebord mais retroussé suivant deux arcs de cercle égaux aux extrémités d'un même diamètre ; puis une plaque elliptique offrant deux oreilles aux extrémités de son grand diamètre. Le placoplesse fut enfin transformé en plessimètre par la graduation d'un de ses bords rendu rectiligne.

Plusieurs autres instruments ont été successivement proposés, nous allons les passer rapidement en revue.

1° *Placoplesse de Thelmier* (1). — Le placoplesse de Thelmier réalise un progrès en supprimant le contact des doigts avec la paroi thoracique. Il est porté par un manche articulé. L'articulation permet de placer l'instrument très-commodément ; c'est là une supériorité sur les placoplesses à manche de Piorry et de Récamier.

2° *Plessimètre d'Auzias Turenne.* — C'est une plaque d'hippopotame légèrement concave sur une face et convexe sur l'autre, dans le sens de la longueur ; elle est mince, lisse et arrondie sur les bords. La forme particulière de cet instrument en rend facile l'adaptation aux espaces intercostaux.

3° *Plessimètre de Germe (d'Arras)* (2). — Piorry avait fait construire un plessimètre offrant à 0m 015, du bord rectiligne, une rainure longitudinale de 0m 002 de largeur, destinée à laisser passer la pointe d'un crayon.

(1) Piorry, loco citato.
(2) Germe, Bulletins de l'Académie de médecine, 1865, t. XXX. p. 645, ou Piorry, loco citato.

Modifiant cette disposition, Germe trace une rainure BB à 0m 015 de chacun des bords (fig. 9); entre

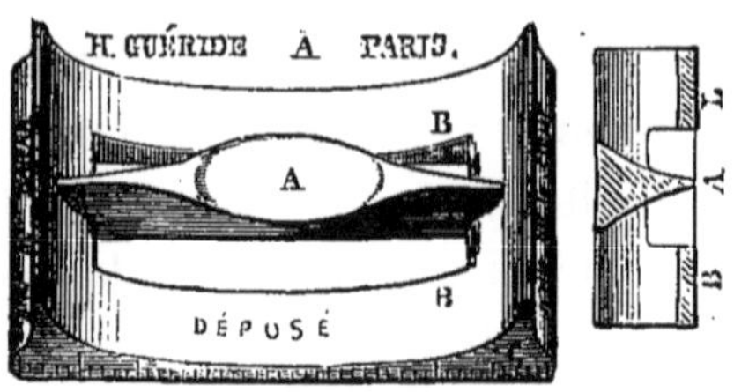

Fig. 9. — Plessimètre de Germe (d'Arras).
A. Plaque sur laquelle on percute.
B. B. Rainures.

les deux rainures s'élève perpendiculairement une lame de 0m 015 de hauteur surmontée d'une facette plane A sur laquelle on doit percuter.

Le plessimètre en T renversé (⊥) de Carcassonne et Brissaud se rapproche de ce dernier.

4° *Plessigraphe de Piorry* (1). — L'auteur le décrit ainsi :

« J'ai fait creuser, par une profonde rainure le bord du plessimètre qui porte les degrés métriques, et dans l'intérieur de cette rainure, j'ai fait introduire de la pâte de crayon bleu dans une moitié et de la pâte de crayon rouge dans l'autre moitié. Or, après avoir exactement délimité à l'aide du plessimètre, la limite d'un organe, il suffit de relever la plaque d'ivoire sur la rainure pour tracer une ligne qui est la fidèle reproduction de la configuration organique que l'on a reconnue. Charrière, sur mon invitation, a encore placé près du bord du plessimètre ordinaire et au voisinage d'une de ses auri-

(1) Piorry, loco citato.

cûles, un petit crayon qui, ne dépassant pas la face inférieure de la plaque d'ivoire, peut moyennant un pas de vis être facilement mis en contact avec la peau et y indiquer ainsi le point sur lequel la limitation a été faite. »

L'auteur reconnaît lui-même le peu d'avantage de ces modifications. Le simple crayon dermographique de Faber vaut inconstestablement mieux.

5° *Plessigraphe de Peter.* — Le Dr Peter (1) a cherché à réunir le crayon dermographique à un plessimètre d'une forme allongée. Cet instrument (fig. 10) n'est autre qu'un porte-crayon en ébène, semblable à ceux que l'on fait en argent pour les portefeuilles, ou grâce à une coulisse, le crayon sort ou rentre à volonté ; il est long de $0^m,10$, à $0^m,12$, son diamètre est de près de $0^m,01$; l'extrémité thoracique est celle qui laisse sortir le crayon, l'autre est en forme de cachet. Il porte suivant sa longueur une échelle graduée en centimètres; le crayon est un petit cylindre de liége charbonné.

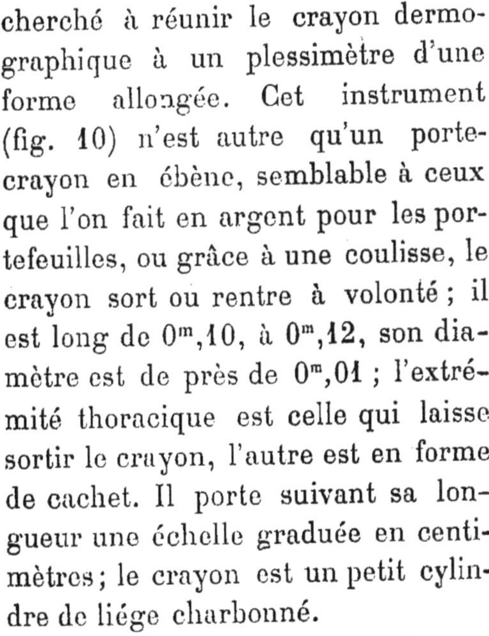

Fig. 10.—Plessigraphe de Peter.

Pour percuter, on place l'instrument verticalement et l'on frappe sur l'extrémité renflée; à la moindre nuance de sonorité, sans mouvoir l'instrument, on pousse le bouton moteur du crayon, qui fait saillie et marque une trace..

(1) Trousseau, clinique médicale de l'Hôtel-Dieu, t. III. 1865.; 4e édition, 1872, t. III. Bulletins de l'Académie de médecine, 1865; — Piorry, loco citato.

Piorry juge que c'est là un instrument assez difficile à bien fixer verticalement et à maintenir immobile, et, de plus, douloureux, par cela qu'il appuie à la manière d'une pointe, sur une surface très-limitée. Ces reproches sont exagérés, et nous estimons pour nous que le plessigraphe du Dr Peter, peut-être délicat à manier, donne des résultats excellents.

6° *Placorganomètre de Souligoux.* — Ce n'est qu'une modification du plessimètre de Piorry.

« La table inférieure de l'instrument ne subit aucun changement; la table supérieure au contraire est inclinée de manière à ce que la surface de percussion, tout en conservant au bord rectiligne l'épaisseur qu'elle a dans le plessimètre de Piorry, présente à son bord circulaire une épaisseur de $0^m,005$. L'instrument étant donné, voici la manière dont on procède : après avoir trouvé, au moyen des lignes plessimétriques, les sensations d'ensemble et après être arrivé à peu près aux points où se produisent les changements de son, je fais exécuter à l'instrument un mouvement de rotation en vertu duquel le bord rectiligne restant appliqué sur la paroi du corps, le bord opposé, c'est-à-dire le bord circulaire modifié, ainsi que je l'ai expliqué plus haut, se redresse et vient servir de surface de percussion; dans cette nouvelle position je fais avancer graduellement l'instrument jusqu'à ce que le changement de son se produise et comme la surface de contact est à peine de $0^m,002$, j'arrive avec une précision remarquable sur la limite cherchée. »

Cet instrument est sans contredit très-ingénieux; fournit-il des résultats plessimétriques d'une exactitude mathématique? Nous osons en douter, et nous ne lui en ferons même pas un reproche. Nous nous expliquerons plus tard sur ce sujet.

7° L'instrument connu sous le nom de plessimètre italien est un coin d'ivoire, de $0^m,05$ de hauteur, étalé en éventail à l'une de ses extrémités qui est en même temps aplatie et arrondie, et porte une graduation. L'autre extrémité sur laquelle on percute, présente à cet effet une surface plane.

Mentionnons encore : le plessimètre en liége de Faye et de Cottereau ; le plessimètre à oreille articulées de Piorry, les oreilles sont aux extrémités du petit diamètre ; elles sont métalliques;

Le plessimètre à oreilles articulées de L. Mailliot, les oreilles sont aux extrémités du grand diamètre ; (fig. 11).

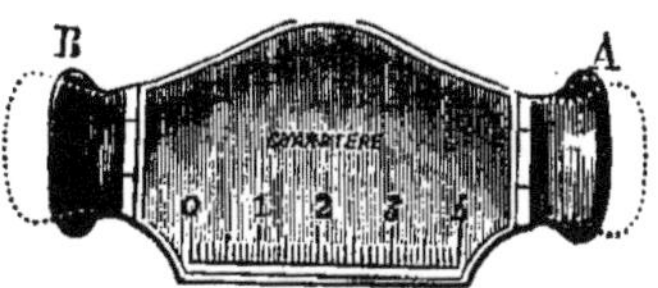

Fig. 11. — Plessimètres à oreilles articulées de L. Mailliot. A et B. Oreilles.

le plessimètre à oreilles articulées de Cros, long de $0^m,060$, large de 0,015 ; (cette disposition d'oreilles articulées rend l'instrument plus portatif) ; un plessimètre dont la plaque assez large porte une sorte de damier dont les cases numérotées sont d'un centimètre carré ; le but clinique de cette modification est de nettement préciser quels sont les points de l'instrument où l'on obtient des sensations différentes. Le plessimètre imaginé par le D[r] américain Maciliwain et un médecin russe, dont le nom nous est inconnu, porte en dehors de la base des auricules et sur le même plan que la plaque, une saillie d'à peu près, 0m,015, destinée à empêcher les doigts qui tiennent les auricules d'appuyer sur la peau du sujet;

le plessimètre en cuir bouilli ou en caoutchouc durci;

le plessimètre en métal garni de peau : chacun de ces instruments a un avantage en réalité insignifiant.

Enfin le plessimètre à distance de Piorry, repose sur le tégument par le sommet des auricules allongées et disposées pour cela. Cet instrument n'offre aucun avantage, il était aisé de le prévoir en réfléchissant à la théorie de la percussion. Un plessimètre n'ayant d'autre utilité que de rendre la paroi thoracique rigide en un point quelconque, doit faire corpsavec elle, toutes conditions que ne réalise nullement l'instrument en question ; au reste Piorry l'a abandonné.

Percussion sur le doigt. — Nous nous sommes souvent servi comparativement du doigt et du plessimètre, nous avons reconnu que les sons fournis par ce dernier instrument sont plus nets, et permettent de mieux délimiter les organes ; mais, à vrai dire, nous ne pouvons comprendre le désespoir que témoigne Piorry en voyant se répandre la percussion sur le doigt, le « dactylo-plessisme » et quels que soient les défauts qu'on ait pu reprocher raisonnablement à ce procédé de percussion ; le doigt est un instrument si portatif, si constamment identique à lui-même, d'une intelligence et d'une sensibilité tellement inconnues au meilleur des plessimètres, que toutes ces qualités suffisent à en pallier l'épaisseur et l'inconsistance.

Les règles auxquelles il faut obéir pour pratiquer la percussion sur le doigt sont fort simples :

Le doigt doit être exactement appliqué dans toute son étendue, et surtout en dessous du point où l'on percute; il doit, autant que possible, être placé dans un espace intercostal lorsqu'ils s'agit d'explorer la poitrine. H. Roger percute sur l'ongle de l'index et obtient ainsi une précision remarquable.

Marteaux percuteurs (1). — La première idée d'employer des marteaux comme agents de percussion, doit être attribuée à des bouviers suisses, qui percutaient à l'aide de marteaux, le crâne de leurs bœufs pour y reconnaître les tumeurs hydatiques. Ils employaient un marteau ordinaire. Avenbrugger se servait de sa main garnie d'un gant. Puis on employa le marteau des bouviers suisses qui tomba bientôt en désuétude. Laënnec prenait parfois son stéthoscope et en frappait le thorax. Apparut enfin la percussion médiate qui fut tout d'abord pratiquée avec le doigt.

Scelles de Mondésert, élève de Piorry, introduisit un bouchon de liége au bout du tube du stéthoscope de son maître et se servit de cet instrument comme de marteau.

Plessimètre de Jules Dervieu. — C'est un petit appareil consistant en un plessimètre d'ivoire sur lequel est fixée une tige. Celle-ci est surmontée d'une charnière sur laquelle joue un levier du premier genre. Un marteau se trouve à l'extrémité de l'un des bras du levier; une surface polie et allongée termine l'autre, qui est maintenue élevée par un ressort. Il suffit de presser sur cette surface polie pour élever le marteau, qui en retombant frappe le plessi-

(1) Piorry, loco citato.

mètre, et fait entendre un son dont les qualités varient avec l'organe et son état anatomique.

Enfin Barry fit fabriquer un marteau à tige flexible. C'était une mince baguette d'ébène (fig. 12),

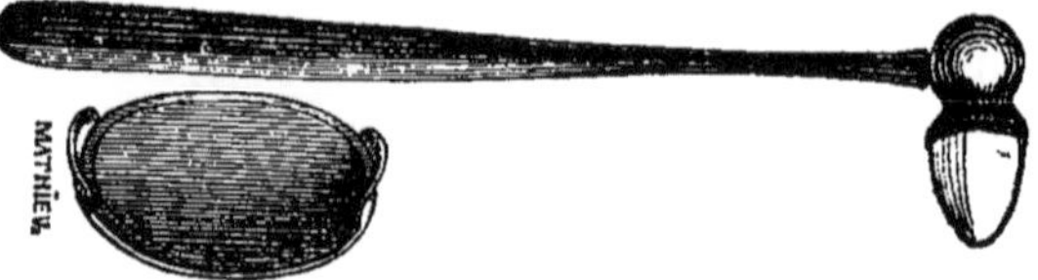

Fig. 12. — Marteau de Barry et placoplesse.

que terminait une olive garnie de cuir et recouverte de baudruche. Il serait fastidieux d'énumérer les divers marteaux proposés depuis celui de Barry, les uns en métal, les autres en bois, en os ou en

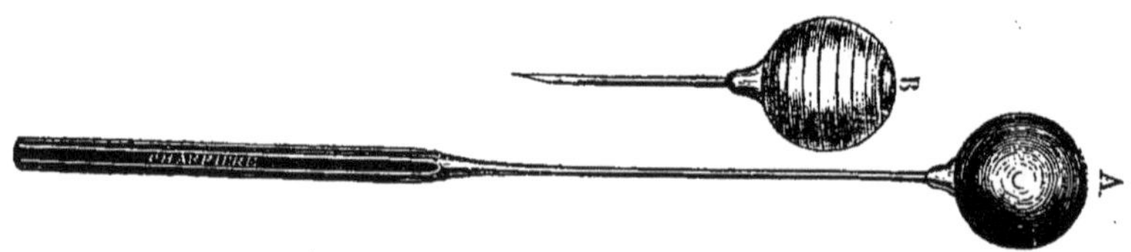

Fig. 13. — Autre marteau.

ivoire, garnis d'éponge, de crin, d'étoupe, de caoutchouc (fig. 13), toujours excellents entre les mains de leurs auteurs, et réalisant à qui mieux mieux l'idéal toujours poursuivi de ne point produire de bruit spécial.

Aucun ne vaut le doigt ou les doigts, si toutefois on prend la précaution d'en tenir les ongles très-courts, et cela pour deux raisons : si l'on se sert d'un plessimètre, cet instrument frappé par l'ongle produira un son étranger, en percutant sur le doigt, on se blessera soi-même si l'on a les ongles trop longs.

Lorsqu'on se passe de marteau, on emploie tantôt

un seul doigt, tantôt deux, et même trois rapprochés et de niveau lorsque l'on veut pratiquer des chocs énergiques ; les mouvements de la main qui frappe doivent se passer exclusivement dans le poignet; le choc doit être sec, c'est-à-dire que dès que le doigt percuteur a frappé l'instrument plessimétrique quel qu'il soit, il doit se relever et l'abandonner, sans cela il éteindrait lui-même une partie des vibrations qu'il aurait produites.

De l'auscultation et de la percussion combinées (1). — Cammann et A. Clark, médecins américains, cherchant à tirer de la percussion tout le parti possible ont cru inaugurer une méthode, dite d'auscultation et de percussion combinées, permettant l'analyse détaillée des différents sons engendrés par la percussion.

« Lorsque nous obtenons un son par la percussion ordinaire sur le corps humain, mille parties peut-être se perdent pour une qui arrive à notre oreille, mais si nous pouvions recevoir les vibrations sonores au bout d'une tige solide, élastique, homogène, bien peu se perdraient par radiation et presque toutes seraient perçues par l'oreille. » L'innovation des deux médecins américains (qui du reste n'est qu'une résurrection d'une ancienne idée de Laënnec et de Piorry) (2), consiste donc dans la manière dont ils font arriver à l'oreille les sons produits. L'instrument dont

(1) A new mode of ascertaining the dimensions form and condition of internal organs by percussion and auscultation (New-York, journ. of med. and surg., juillet 1840).
Voyez aussi Union médicale, 1850.

(2) Laënnec avait eu l'idée de combiner l'auscultation à la percussion dans des cas d'ascite ou de pneumo-thorax. « On peut, dit-il, estimer l'étendue de l'espace occupé par l'air en auscultant et en percutant dans différents points ; on entend alors une résonnance semblable à celle d'un tonneau vide et mêlée par moments de tintements. » (T. I, p. 139.) Piorry indiquait pareillement dès 1826 (Traité de la percussion médiate, p. 18, et Procédé opératoire

ils font usage est un stéthoscope plein en bois de cèdre de 6 pouces (0m,162) de long et 10 à 12 lignes (0m,023 à 0m,027) de diamètre muni d'une plaque auriculaire offrant une saillie centrale pénétrant dans le conduit auditif. L'extrémité qui s'applique sur le corps du sujet est réduite à une arête mousse.

Les auteurs de cette méthode vantent l'excellence de ses résultats; ils prétendent qu'elle permet par exemple de différencier nettement la matité liquide de la matité solide. Barth et Roger croient la méthode susceptible de réaliser un progrès, mais ils jugent le manuel opératoire compliqué (1). D'après le Dr Keene, elle est préférée dans les hôpitaux de New-York pour la cardiométrie principalement, et elle est toujours pratiquée par un observateur unique. Nous ne saurions, pour nous, exprimer de critique personnelle sur un mode d'exploration que nous n'avons pas suffisamment expérimenté.

Crayons dermographiques. — Les crayons dermographiques étant de véritables compléments des plessimètres, nous croyons devoir en dire ici quelques mots.

Le *crayon d'azotate d'argent* ordinaire, tache le linge, occasionne quelquefois des ulcérations superficielles.

L'encre ordinaire tache le linge.

Le crayon ordinaire à la plombagine marque trop peu.

Jules Hutin, élève en médecine, avait cherché à remplacer l'azotate d'argent par des liquides imbi-

de la percussion, p. 26), l'emploi combiné de la percussion et de l'auscultation ; Donné aurait désigné la méthode sous le nom d'*acouophonie*, et Fournet, qui rapporte le fait dans ses Recherches cliniques sur l'auscultation des organes respiratoires, Paris 1839 (p. 561), dit avoir essayé ce mode d'investigation sans avoir pu en faire aucune application utile.

(1) Barth et Roger, Traité pratique d'auscultation, 7e édit. Paris 1870

bant facilement l'épiderme, tels que le chlorure de fer, la teinture d'iode, le sulfate d'indigo, un mélange de chlorure d'or et de chlorure de fer, ou de platine. Il introduisait l'un ou l'autre de ces liquides dans des tubes de verre effilés dont l'orifice recevait un petit pinceau d'amianthe dont on se servait pour peindre sur la peau les formes organiques révélées par la percussion. Les résultats étaient bons mais l'appareil était fragile et trop embarrassant.

Les crayons faits de noir de fumée et d'huile de lin, sont sales et incommodes ; le fusain et le liége charbonné donnent des traces éphémères. Le meilleur crayon est sans contredit celui de Faber de Munich; il donne sans difficulté des traces nettes et persistantes.

Conclusion. — Veut-on se faire une idée générale de l'état de sonorité de la poitrine ? la percussion sera pratiquée suivant la méthode de Corvisart. S'agit-il d'analyser avec précision les différences de sonorité, de localiser la sonorité et la matité ? La percussion suivant la méthode d'Avenbrugger, la percussion sur le doigt (Dactylo-Plessisme), donneront des résultats excellents. Cherche-t-on à délimiter exactement un organe ? un plessimètre quelconque et entre-autres le plessigraphe de Peter pourront être employés; mais nous croyons pour nous que la percussion snr l'ongle de l'index fournit des résultats équivalents sinon meilleurs.

Les marteaux quels qu'ils soient, sont non-seulement inutiles, mais mauvais, ils privent d'un des renseignements les plus précieux fournis par la percussion, celui de la consistance ou de la résistance des tissus. Quant à la méthode d'auscultation et de percussion combinées, elle mériterait de nouvelles études.

§ III. De la mensuration.

La mensuration, dans sa signification la plus large, comprend plusieurs moyens d'apprécier l'étendue ou le volume des organes à l'état normal ou à l'état pathologique. La palpation, la percussion, l'auscultation, l'inspection peuvent servir à la délimitation des viscères eux-mêmes, ou de leurs parties altérées. De tous ces procédés la percussion et la palpation sont évidemment les meilleurs. Chaque organe rend sous le doigt ou le marteau qui le percute un son physiologique différent. En délimitant sur la peau la région où la percussion produit un même son physiologique, on délimite l'organe sous-jacent. Cette méthode a reçu de Piorry le nom d'*organographisme-plessimétrique;* restreinte dans de certaines limites elle constitue un précieux et sérieux moyen de diagnose; déclarée infaillible, appliquée là où elle n'a que faire, à la délimitation des ovaires plus ou moins congestionnés par exemple, à la reconnaissance des engorgements articulaires, etc.; elle mérite la qualification de niaise puérilité que lui donne Trousseau.

La palpation ne donne de bons renseignements sur le volume des organes que lorsqu'il est possible de les atteindre et de les saisir; ainsi le bord inférieur du foie et quelquefois de la rate. Nous en rapprocherons la mensuration par le doigt ou le toucher, applicable surtout à la recherche de la profondeur ou de l'étendue d'une cavité, à la mensuration obstétricale par exemple. Elle n'est possible que lorsque le doigt mensurateur peut atteindre le point dont il s'agit de mesurer la profondeur. De la longueur de doigt engagée dans la cavité, on conclut facilement alors à la mesure cherchée.

Lorsqu'elle fait usage d'instruments spéciaux, la mensuration prend une exactitude plus rigoureuse et une toute autre importance pratique. En médecine, la mensuration de la poitrine est particulièrement intéressante et utile. Elle peut résoudre des problèmes scientifiques et fournit en même temps d'utiles données à la pratique. Nous nous en occuperons spécialement. Du reste, ce que nous dirons de la mensuration circulaire de la poitrine est applicable à la mensuration circulaire de l'abdomen.

Le ruban métrique, le compas d'épaisseur, et le cyrtomètre sont les instruments de la mensuration de la poitrine. Ne veut-on qu'un chiffre exprimant la mesure du périmètre, ou de la hauteur ou des diamètres du thorax, on s'adressera au ruban métrique ou au compas d'épaisseur. Veut-on un dessin qui représente la forme d'une zone déterminée du thorax on emploiera le cyrtomètre nommé aussi cyrtographe.

Mensuration de la poitrine par le ruban métrique.

1° *Mensuration circulaire.* — Mode d'exploration difficile, bien rarement d'une exactitude absolue, suffisant cependant aux besoins de la pratique, la mensuration par le ruban métrique exige deux conditions : *un instrument bien choisi ; des points de repère ou jalons fixes et commodes.*

Du choix de l'instrument. — Tout ruban métrique en étoffe est mauvais pour la seule raison qu'il est extensible. Les rubans métriques en métal seraient très-bons s'ils étaient plus flexibles ; mais en raison de leur rigidité ils s'appliquent mal, et doivent être repoussés. Nous donnons sans hésiter la préférence aux rubans en cuir, dont l'extensibilité est faible et l'application exacte et facile. Certains sont libres, sans enveloppe, ils s'écorchent et se détériorent par les frottements; mieux vaut (et cela est si facile!) avoir de ces rubans qui s'enroulent dans une boîte protectrice. Parmi ces derniers, ceux qui sont munis d'un ressort, mis en jeu par la simple pression d'un bouton, pour faire rentrer le ruban, sont sans contredit les plus commodes.

Des points de repère ou jalons. — Les points de repère ou jalons sont des points fixes choisis arbitrairement sur la zone thoracique par laquelle doit passer le ruban à chaque mensuration. Deux ou plusieurs mensurations ne peuvent être en effet comparables, que si elles sont faites dans des conditions identiques et portent exactement sur la même région. Les jalons assurent cette identité de conditions en déterminant la région à mesurer et en permettant de retrouver toujours le chemin parcouru par le ruban lors d'une première mensuration.

En général pour les régions planes on choisit deux jalons, l'un est le point de départ, l'autre l'aboutissant de la mesure. Pour les régions courbes comme le thorax, trois sont nécessaires : le thorax peut en effet être comparé à un cône, or l'on sait que sur un cône il faut trois points pour déterminer un grand cercle ou une courbe quelconque. On devra choisir le plus possible des jalons naturellement marqués par des saillies osseuses faciles à retrouver, et placées sur un même plan horizontal ou perpendiculaire à l'axe du sujet. Pour le thorax, la saillie de la base de l'appendice xyphoïde, la saillie de l'apophyse épineuse de la vertèbre dorsale correspondante et un point intermédiaire, saillie d'une côte, mamelon, angle inférieur de l'omoplate sont les plus commodes et les plus habituellement préférés.

L'instrument choisi, les jalons reconnus, on peut mesurer les deux côtés du thorax à la fois ou successivement, prendre le périmètre total, ou le demi-périmètre appelé aussi périmètre partiel. Pour la mensuration du périmètre total, le sujet est couché, assis ou debout. S'il est couché, après avoir abaissé les couvertures, jusqu'à la région hypogastrique et relevé jusqu'au cou ou même fait enlever la chemise, on lui enjoint de s'étendre bien à plat sur son lit, et de se laisser aller comme une masse inerte (mieux vaudrait un matelas étendu sur une planche, mais un lit bien fait permet pourtant de bonnes mensurations) : on glisse le ruban sous le dos au niveau du point de repère postérieur, le faisant dépasser du côté opposé, on en saisit les deux chefs et les tendant horizontalement, on les ramène dans un plan perpendiculaire à l'axe du sujet; puis on les relève et les faisant passer par le jalon costal, on vient les croiser en avant au niveau du point de repère antérieur ; le nombre de centimètres circonscrits par un tour complet du ruban exprime la mesure cherchée. Les mouvements respiratoires font à chaque instant varier le chiffre périmétrique : Woillez ne lisait d'abord que le chiffre correspondant à l'expiration complète, il recommande aujourd'hui de prendre la moyenne entre les deux chiffres correspondant à l'inspiration et à l'expiration complètes.

Sur un malade debout ou assis, le manuel opératoire est le même : appliquer le ruban à plat sur le jalon dorsal, ramener les deux chefs du ruban en avant dans un plan horizontal, en les maintenant tendus, croiser, serrer légèrement, lire.

Pour la mensuration du périmètre partiel : le malade est assis, laisse pendre les bras sur les côtés; l'opérateur, de la main correspondant à la partie antérieure du tronc du sujet, fixe l'extrémité initiale du ruban sur le jalon xyphoïdien, applique le ruban contre le thorax, le mène au jalon dorsal en passant par le jalon costal et note le nombre de centimètres que comprend la portion de ruban appliquée. Il est bon de répéter deux fois au moins la mensuration, pour en assurer le résultat. On procède de même pour l'autre côté.

La mensuration du périmètre partiel a l'avantage de donner une mesure comparative des deux côtés; elle est plus difficile que la mensuration totale; la constriction du ruban est rarement égale des deux côtés; la comparaison entre les deux mensurations est dès lors facilement entachée d'erreur.

« — La mensuration circulaire de la poitrine, dit Walshe (1), pratiquée comme on le fait ordinairement avec un simple ruban gradué passé autour de la poitrine, en partant de la ligne axuelle du sternum est un procédé génant, qui oblige le malade à la position assise et exige l'intervention de deux personnes.

(1) Walshe. Traité clinique des Maladies de poitrine, traduit par J.-B. Fonssagrives, professeur à la Faculté de médecine de Montpellier.

De plus, la difficulté de reconnaître le point précis de l'épine auquel doit être ramené le ruban donne peu de précision aux résultats. Ces difficultés ont toutefois été tournées par un artifice très-simple dû, je crois, au Dr Hare. Il consiste à joindre ensemble par leur première division, deux rubans gradués, à faire incliner le malade et à placer le point de jonction des deux rubans au niveau de l'épine ; chaque côté de la poitrine a ainsi sa mesure séparée. En bourrant l'intérieur de ces rubans près de leur point de réunion, on fait de celui-ci une espèce de selle, qui s'applique solidement et d'elle-même sur les apophyses épineuses. » Cette modification du Dr Hare donne la mensuration de chaque côté de la poitrine séparément par une même expérience ; elle est bonne à ce titre ; mais elle exige un instrumentation particulière et devient inutile pour la mensuration circulaire totale, si l'on suit les préceptes donnés par Woillez, (1) que Walshe paraît ignorer complètement.

2° *Autres mensurations du thorax.* — *La mensuration de l'espace intermammaire* a été proposée. Suivant Henri Gintrac (2), dont les remarquables recherches sur les dimensions de la poitrine dans leurs rapports avec la tuberculisation pulmonaire seront toujours consultées avec fruit, la mesure de l'intervalle qui sépare les deux mamelons chez l'homme donne une idée exacte des dimensions du thorax. Cet intervalle représente le quart de la circonférence au niveau mammaire. Chez l'adulte, il mesure 0m,20 à l'état

(1) Woillez, Recherches cliniques sur l'emploi d'un nouveau procédé de mensuration (Société d'observation, 1852) et Traité des maladies aiguës des organes repiratoires, Paris, 1872.

(2) Bulletins de l'Académie de médecine de Paris, 1862, p. 1240. — Bouchut, Pathogie générale. Paris, 1869, p. 1143.

normal, $0^m,19$ à la première période de la phthisie, $0^m,17$ à la deuxième. La mensuration de l'espace intermammaire mérite l'attention des praticiens et doit entrer comme élément de diagnostic dans l'appréciation des dispositions à la phthisie pulmonaire.

La mensuration de la hauteur du thorax, du milieu de la clavicule au bord inférieur de la dernière côte en passant par le mamelon a aussi été proposée, mais elle n'est généralement pas pratiquée. N'y a-t-il pas cependant une étude à poursuivre sur les variations de la hauteur du thorax dans la pleurésie ? Quelques travaux ont déjà été tentés sur ce sujet.

Mensuration à l'aide du compas d'épaisseur.

La mensuration par le ruban métrique fournit le périmètre, ou la hauteur, la mensuration par le compas d'épaisseur donne la mesure des diamètres du thorax. Nous décrirons deux compas, ceux de Chomel et de Baudelocque, le *chest-measurer* de Sibson et le stéthomètre de Richard Quain.

Compas d'épaisseur de Chomel. — Cet instrument ressemble beaucoup au compas dont se servent les cordonniers pour prendre la mesure du pied (podomètre), il en diffère en ce qu'il porte sur chacune de ses tiges une plaque mobile large de $0^m,01$; cette plaque ne peut, comme le ferait une tige étroite, poser alternativement sur un espace intercostal déprimé ou dépressible et sur une côte saillante, condition qui changerait les résultats de la mensuration et pourrait induire en erreur. Cependant le compas de Chomel n'est plus en usage.

Compas de Baudelocque. — C'est un grand compas (fig. 14), d'environ 0m,20 de hauteur, dont chaque

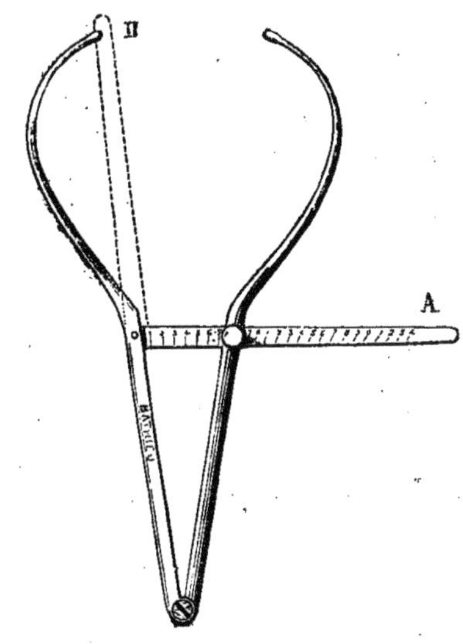

Fig. 14. — Compas d'épaisseur de Baudelocque, modifié par Broca (1).

branche est composée de deux portions : l'une, voisine de l'articulation est droite, l'autre est courbe, de telle sorte que, lorsque le compas est fermé, les deux branches incurvées se touchent par leurs extrémités situées sur l'axe de la portion droite et circonscrivent un cercle. La branche droite est le tiers de la longueur totale de l'instrument. Au point de jonction des deux branches est une règle graduée A, fixée à l'une d'elles et reçue par l'autre dans une rainure. Les graduations de la règle égalent un tiers de centimètre, c'est-à-dire qu'il y a entre l'une de ces graduations et le centimètre le même rapport

(1) Dans le compas de Baudelocque, l'incurvation des branches est plus accentuée.

qu'entre la longueur de la branche droite et la longueur totale de l'instrument.

Pour prendre un diamètre avec cet instrument, on n'a qu'à placer les extrémités des branches courbes aux points aboutissants du diamètre que l'on veut avoir et à lire sur l'arc de cercle le degré d'écartement.

Chest-measurer de Sibson, mesureur de la poitrine (1). — Cet instrument (2) est destiné à apprécier l'étendue des mouvements antéro-postérieurs de la poitrine. Il se compose d'une tige graduée ronde divisée en pouces et en dixièmes de pouce. A l'extrémité inférieure de cette tige est articulée, pouvant s'ouvrir jusqu'à l'horizontale, une plaque de laiton recouverte de soie. Sur cette même tige graduée se meut à frottement un curseur qui peut aussi tourner autour d'elle. Ce curseur est muni d'une branche horizontale pouvant s'allonger ou se raccourcir, à l'extrémité de laquelle est un cadran gradué à aiguille que commande une crémaillère verticale. A l'état de repos de l'instrument l'aiguille est au zéro du cadran et la crémaillère abaissée jusqu'à son dernier cran au-dessous du centre du cadran, position dans laquelle elle est maintenue par un ressort très-doux. Un tour complet du cadran correspond à un pouce ($0^m,0253$) de mouvement exécuté par la poitrine. Chaque division est d'un centième de pouce ($0^m,0025$).

On applique cet instrument sur le malade dans

(1) Fr. Sibson, On the mouvements of respiration in disease, and on the use of chest-measurer, in Medico-chirurgical Transactions. 1848, Vol. The Thirty-First, p. 355.

(2) Walshe, Traité pratique des Maladies des organes respiratoires, traduit par Fonssagrives.

le décubitus horizontal et dépouillé de tous vêtements; on glisse sous son dos la plaque de laiton; on ordonne une expiration forcée ou naturelle. A la fin de cette expiration on abaisse le curseur jusqu'à contact de l'extrémité inférieure de la crémaillère avec la peau du malade et de telle façon que l'aiguille ne dévie pas du zéro. On ordonne l'inspiration et on lit sur le cadran le degré le plus élevé qu'y atteint l'aiguille. Ce degré indique l'amplitude du mouvement. En raison de la possibilité de faire tourner le curseur autour de la tige graduée verticale et d'allonger la branche horizontale qui porte le cadran, on peut diriger celui-ci sur différents points de la poitrine sans changer l'instrument de place ni le malade de position.

Un détail à noter encore et qui fera comprendre comment on calcule avec cet instrument le diamètre antéro postérieur et l'étendue des mouvements antéro-postérieurs de la poitrine : l'instrument étant à l'état de repos, l'extrémité inférieure de la crémaillère et le bord inférieur du curseur sont sur une même ligne horizontale; dès lors la graduation qui correspond au bord inférieur du curseur, lorsque l'instrument est appliqué, indique la distance entre le plan horizontal qui passe par le point où la plaque de laiton inférieure est en contact avec le malade, et le plan horizontal qui passe par le point où touche l'extrémité inférieure de la crémaillère.

Ainsi, en lisant sur la tige graduée verticale, on a la distance dont il vient d'être question ; en lisant sur le cadran, on a l'amplitude des mouvements. Cet appareil ingénieux mérite assurément l'attention des cliniciens. Mais le compas d'épaisseur de Baudeloque peut très-bien le remplacer.

Stéthomètre de Richard Quain (1) — Une boîte de montre ordinaire en tel métal que ce soit présente au milieu du cadran une seule aiguille. La boîte renferme un mouvement très-simple qui met l'aiguille en mouvement. Par un trou percé sur l'un de ses côtés sort un cordonnet de soie assez long pour circonscrire une moitié de la poitrine, enroulé sur un cylindre contenu dans la boîte et qui agit sur l'aiguille. Lorsqu'on tire le cordonnet et qu'on en déroule 0^m,006, l'aiguille parcourt un tour du cadran. Ce dernier est divisé en 50 parties égales. Le tirage de six autres millimètres de la longueur du cordonnet fait encore accomplir une révolution complète à l'aiguille. Donc deux révolutions sont égales à 0^m,012, étendue suffisante pour tous les cas.

On place l'instrument à plat et tenu immobile par deux doigts de la main gauche sur l'épine dorsale entre les omoplates par exemple; on applique le cordonnet de soie sur le contour de la poitrine, et on le maintient immobile sur le sternum au moyen des doigts de la main droite; le sujet soumis à l'expérience communique par l'expansion de la poitrine un mouvement au cordonnet qui agit sur l'aiguille et marque le degré de cette expansion. Cet instrument simple et ingénieux ne vaut pourtant pas le *chest-measurer* de Sibson. Comme le dit très-bien E. Gintrac (2), il traduit moins bien que ce dernier les mouvements partiels des différents points explorés.

(1) Union médicale. 1850, p. 550, ou London Journal of médecine, n° d'octobre 1850.

(2) E. Gintrac, Cours théorique et pratique de Pathologie interne et de Thérapie médicale, t. I, p. 388. Paris, 1853.

Du cyrtomètre.

Le *Cyrtomètre* donne à la fois le dessin du périmètre et les diamètres du thorax. Nous décrirons le *Stéthomètre de Bouvier ;* le *Cyrtomètre de Woillez ;* le *Procédé cyrtométrique dit par les lames de plomb.*

Stéthomètre de Bouvier (1).—En 1836 Bouvier présentait à l'Académie de médecine un stéthomètre et indiquait trois procédés fort simples pour arriver à retracer la périphérie du tronc.

1° On peut obtenir une courbe qui représente la circonférence du thorax, par exemple, en marquant cette circonférence sur la peau par des points assez rapprochés qu'on reporte ensuite sur le papier à l'aide d'une opération géométrique qui n'exige d'autres instruments qu'un compas d'épaisseur et un compas ordinaire (opération plus compliquée, pensons-nous, que ne le prétendait Bouvier.)

2° Le moulage circulaire du trou au moyen de plâtre en reproduit très-exactement la périphérie. (Procédé peu pratique.)

3° Enfin le *Stéthomètre :* c'est un cercle en bois traversé par des chevilles dont les pointes s'appliquent autour de la poitrine et décrivent par leur réunion une courbe semblable à la circonférence de cette dernière ; une charnière placée sur l'un des points de ce cercle permet de l'ouvrir pour y engager ou en dégager la poitrine. Ainsi on engage la poitrine dans le stéthomètre ouvert ; on ferme la charnière, on pousse doucement les chevilles jusqu'au contact de la peau ; puis on ouvre la charnière, on dégage le sujet, et on ferme de nouveau l'instrument. Il

(1) Bulletins de l'Académie de médecine, 1836, t. I, p. 257.

est alors facile de retracer sur le papier la courbe décrite par les pointes des chevilles. Cet instrument a été imité par les chapeliers qui l'appliquent à la mesure exacte de la circonférence de la tête.

Cyrtomètre de Woillez (1). — Il ne mesure qu'un côté à la fois. C'est une chaîne en baleine (fig. 15), longue

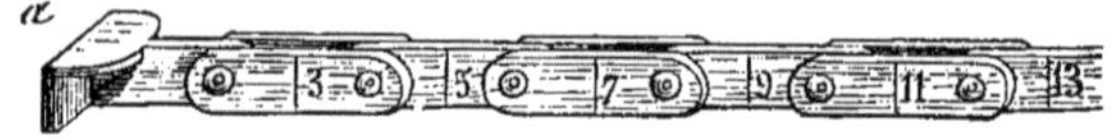

Fig. 15. — Cyrtomètre de Woillez.
Montrant la disposition des chaînons et leur mode d'articulation.

de $0^m,60$ environ, à chaînons aplatis de $0^m,02$ de long sur à peu près, $0^m,005$ de large, articulés à la Vaucanson, c'est-à-dire de telle sorte qu'ils ne jouent les uns sur les autres que dans un sens, celui de leur épaisseur, en d'autres termes autour d'axes perpendiculaires à leur plan. Le jeu des articulations est à frottements très-durs, de sorte que leurs mouvements nécessitent un certain effort. L'instrument s'applique naturellement dans le sens du jeu des articulations.

Si le thorax avait une forme complètement circulaire, la chaîne ainsi articulée se moulerait facilement sur lui et l'on pourrait la dégager sans déformer la courbe qu'elle aurait prise, ses deux extrémités correspondant alors au plus grand diamètre qui serait le sterno-mammaire. Mais il n'en est pas ainsi, la coupe du thorax rappelle un 8 de chiffre et non pas un cercle, le diamètre sterno-vertébral est plus court que le diamètre costo-mammaire. Dès lors les deux extrémités de la chaîne, moulées

(1) Woillez. Recherches cliniques sur l'emploi d'un nouveau procédé de mensuration dans la pleurésie. Paris, 1857. — Dictionnaire de diagnostic médical, 2e édit,, 1869.

d'abord sur le diamètre sterno-vertébral ne manqueraient pas de s'écarter en passant par le diamètre costo-mammaire ; la courbe serait donc déformée. Pour parer à ce grave inconvénient, deux chaînons ont leur mouvement plus libre du côté qui ne s'applique pas sur le thorax et ce mouvement est limité par une goupille à un angle très-obtus du côté qui s'applique sur le thorax ; ils jouent autour de leur articulation comme une porte autour de ses gonds. On va voir quel est le jeu de ses chaînons.

Le cyrtomètre de Woillez s'applique absolument comme le ruban métrique (fig. 16 et 17). Il faut seulement avoir soin d'appliquer le côté où les deux

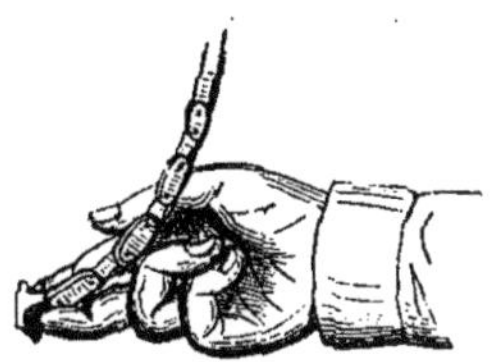

Fig. 16. — Cyrtomètre de Woillez.
Manière de tenir l'instrument pour l'appliquer.

chaînons ont leurs mouvements limités. Il faut encore, en moulant la chaîne sur le thorax, faire jouer jusqu'à sa limite, c'est-à-dire fermer l'articulation de ces deux chaînons. Pendant l'application le sujet doit être en inspiration. Pour enlever l'appareil, on fait faire au sujet une forte expiration, puis on brise la courbe de la chaîne en ouvrant l'articulation des deux chaînons mobiles (fig. 18), on retire l'appareil et on le transporte avec précaution sur une feuille de papier préparée. On a donc volontairement brisé la courbe pour en éviter la déformation; Mais la rétablir est facile en fermant de nouveau

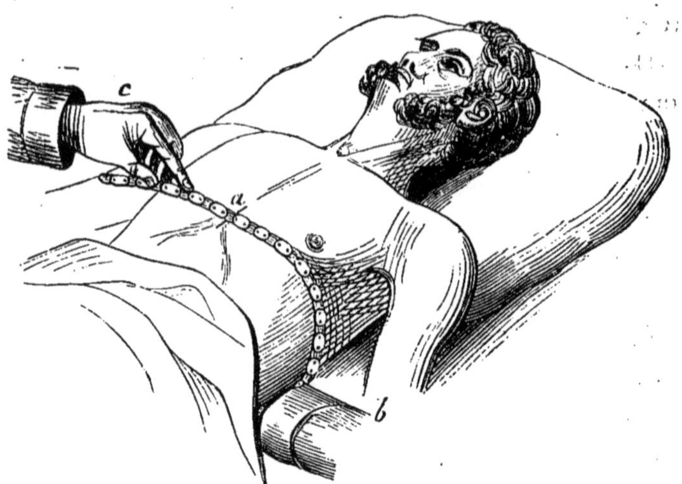

Fig. 17. — Cyrtomètre de Woillez. Instrument appliqué. *a*, point de repère antérieur ; *b*, main droite de l'opérateur au point de repère dorsal ; *c*, main gauche au point de repère antérieur.

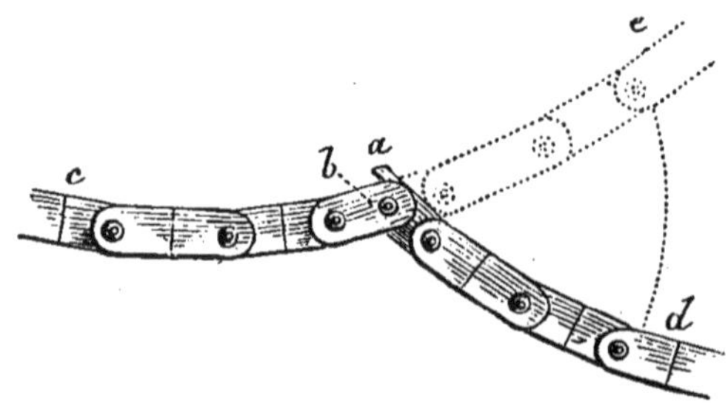

Fig. 18. — Cirtomètre de Woillez. Montrant le jeu des chaînons mobiles. *b*. Articulation du chaînon mobile. *a*. Goupille limitant le jeu de cette articulation. *c*. *b*. *c*. Position de l'instruction. L'articulation du chaînon mobile étant fermée. *c*. *b*. *d*. Position de l'instrument après l'ouverture de cette articulation produisant la brisure de la courbe.

l'articulation des deux chaînons mobiles. Il ne reste plus qu'à tracer au crayon sur le papier la courbe conservée par l'instrument. Une ligne droite tirée entre les deux extrémités de cette courbe représente e plan antéro-postérieur du sujet.

On recommence l'opération de l'autre côté en ayant

soin de faire correspondre sur le papier les extrémités symétriques des deux courbes obtenues.

Cet instrument est simple, mais il faut convenir que l'application en est très-difficile. Woillez, après l'avoir défendu aver ardeur, l'a abandonné, reconnaissant qn'il était avantageusement remplacé par la mensuration périmétrique du thorax à l'aide du ruban métrique.

Procédé cyrtométrique par les lames de plomb. — Ce procédé est fondé sur la malléabilité et le peu d'élasticité du plomb. On prend une lame de plomb de $0^{m},015$ à $0^{m},02$ de large sur environ $0^{m},50$ de long et $0^{m},002$ d'épaisseur. Trois points de repère sont choisis et marqués sur le côté du thorax que l'on veut mesurer : l'un à la base de l'appendice xyphoïde, l'autre en arrière à la vertèbre dorsale correspondante, le troisième sur la ligne verticale passant par le mamelon. La lame de plomb est alors appliquée sur l'espace compris entre les deux jalons extrêmes aussi exactement que possible et de telle façon que son bord inférieur passe par les trois points de repère. L'opérateur la saisit alors par ses deux extrémités avec précaution et fermeté et la dégage ; il la transporte sur une feuille de papier placée sur une planche, la faisant reposer par son bord inférieur et en marque la trace au crayon.

La lame de plomb s'applique sans aucune difficulté, se modèle bien, mais lorsqu'on en dégage le thorax et qu'on la transporte sur la feuille de papier, il est impossible de ne pas la déformer plus ou moins. On a proposé de contrôler les tracés obtenus par la mensuration des diamètres à l'aide du compas d'épaisseur et de rectifier ensuite à la main le tracé sur le papier. Cela est possible, mais le procédé n'en reste pas moins défectueux, ses résultats ayant le plus souvent besoin d'une rectification vulgairement appelée *coup de pouce.*

Un de nos camarades et amis le Dr Fournié tourne la difficulté par la modification suivante du manuel opératoire. Au lieu de prendre le point de repère antérieur à la base de l'appendice xyphoïde, il le prend sur la ligne verticale passant par le mamelon, les deux bras étant préalablement fixés symétriquement. Le diamètre le plus grand, le vertébro-mammaire correspond dès lors aux deux extrémités de la lame de plomb. Lorsque le tracé est pris des deux côtés, on en prend un troisième de l'espace intermammaire. Le dégagement n'est plus ici une source de déformation ; restent seulement les difficultés du transport.

Conclusion. — Prétendre faire pâlir l'auscultation et la percussion devant la mensuration est chimérique. Ces trois procédés d'exploration ont leur valeur, mais la mensuration doit êt e placée en seconde ligne.

La mensuration à l'aide du ruban métrique est difficile, mais donne des renseignem.nts précieux en ce qu'ils sont comparables, les sources d'erreur étant presque toujours les mêmes, et les erreurs oscillant dans des limites assez restreintes.

La mensuration des diamètres du thorax peut être faite exactement à l'aide du compas de Baudelocque.

La mensuration cyrtométrique n'a pas d'instrument fidèle et facile à manier. Le procédé dit par les lames de plomb, modifié comme nous l'avons dit, est le meilleur. Du reste la mensuration cyrtométrique est avantageusement remplacée par la mensuration à l'aide du ruban métrique.

§ IV. Spirométrie.

La spirométrie est la mesure de la capacité respiratoire. C'est un moyen d'exploration très-important mais, il faut en convenir, incapable d'entrer dans la pratique journalière. Nous ne pouvons nous engager dans la description des différents spiromètres sans nous expliquer d'abord sur ce qu'il faut comprendre par capacité respiratoire. Une respiration est composée d'une inspiration et d'une expiration. L'inspiration introduit l'air pur dans le poumon ; l'expiration chasse l'air vicié par l'hématose ; mais le poumon ne se vide pas entièrement à chaque respiration ; il conserve toujours une certaine quantité d'air. Le volume d'air qui, dans les conditions habituelles, entre à chaque inspiration dans les poumons ou en sort à chaque expiration, représente ce que l'on a appelé *la capacité respiratoire* et mesure le débit normal de la pompe thoracique.

Une expiration forcée diminue davantage la capacité pulmonaire et en chasse un nouveau volume d'air qui constitue la *réserve respiratoire*, laissant encore dans le poumon le *résidu respiratoire.*

Une inspiration forcée succède-t-elle à une expiration forcée ? Il pénètre dans le poumon outre la quantité d'air représentant la capacité respiratoire ordinaire et la réserve un troisième volume qui représente la *capacité complémentaire.*

La somme de ces trois volumes constitue la ***capacité vitale*** ou ***capacité inspiratrice extrême***, laquelle ajoutée au résidu donne la *capacité pulmonaire absolue.*

La mesure de ces différentes capacités constitue l'objet de la spirométrie.

Quelles sont donc les applications cliniques de la spirométrie? On a prétendu la faire servir au diagnostic de la tuberculose pulmonaire. Jusqu'à ce jour, les indications qu'elle a données n'ont pas eu toute la précision désirable.

Nous croyons, pour nous, qu'elle pourrait fournir dans les pleurésies des indications précieuses. La capacité respiratoire d'un poumon comprimé par un épanchement varie avec le degré de la compression qu'il supporte, et ce degré avec le volume de l'épanchement. Ne pourrait-on pas dès lors suivre la marche d'un épanchement par l'appréciation journalière de la capacité respiratoire? Cela nous semble possible. Nous ne pouvons cependant appuyer notre opinion sur des faits et des expériences précises.

Schneevoogt a étudié avec soin la spirométrie clinique. De ses études il conclut :

1° Le rapport de la capacité du thorax avec la stature est le plus important au point de vue pratique.

2° Pour les hommes, ce rapport est à peu près le suivant : un homme de la taille de 1m,50 doit avoir une capacité thoracique de 2 litres 35, qui augmente de 52 centilitres par chaque centimètre en plus de la taille indiquée. Pour une femme à stature égale, le chiffre n'est que 2 litres, et l'accroissement par centimètre 30 centilitres.

3° Un écart de 50 centilitres ne permet pas encore de conclure à l'existence d'une maladie pulmonaire.

4° La spirométrie ne se susbtitue pas, mais s'ajoute aux autres méthodes physiques d'investigation.

5° Elle est d'un secours utile pour diagnostiquer les affections organiques du poumon à leur début, et devrait être employée par les conseils de révision, les sociétés d'assurance sur la vie, etc.

6° Elle découvre la tuberculisation à une époque où aucun autre procédé de diagnostic ne la révèle.

7° Elle assure le diagnostic de la phthisie confirmée, et elle sert à en mesurer l'étendue, la marche, le progrès ou l'amélioration.

8° La spirométrie peut rendre des services dans les cas de pleurésie et de pneumonie, d'empyème, d'œdème pulmonaire, d'hydrothorax.

9° Dans les laryngites et les bronchites, lorsque la diminution de la capacité thoracique est considérable, elle témoigne de la coïncidence d'une lésion du tissu pulmonaire.

10° Les affections du cœur, exemptes de complications, ne modifient pas la capacité aérienne du thorax.

11° Les déviations prononcées du rachis la diminuent.

12° Les tumeurs abdominales diminuent le volume d'air expiré ; la grossesse paraît faire exception à cette loi (100 observations).

13° L'influence de la faiblesse générale est insignifiante.

14° La spirométrie rend un grand service quand elle dissipe la crainte de la tuberculisation commençante.

D'un travail important et consciencieux qu'il a publié sur ce sujet, Hecht (1) conclut :

1° La spirométrie convenablement employée fait connaître la capacité respiratoire (ou pulmonaire vitale).

2° La capacité pulmonaire vitale ne varie pas sen-

(1) Thèse de Strasbourg, 1855. Essai sur le spiromètre.

siblement chez les personnes qui se trouvent dans des conditions identiques de taille, d'âge et de sexe.

3° Toute personne qui ne jouit pas de la capacité pulmonaire vitale que comporte sa taille et chez laquelle cette diminution n'est pas expliquée par l'âge, le sexe, ou une obésité trop considérable, peut être considérée comme affectée d'une maladie de poitrine, ou du moins comme infiniment prédisposée à en contracter une.

4° Dans la phthisie pulmonaire, le spiromètre donne des indications précieuses à une époque où les autres modes d'investigation n'apprennent rien.

5° Tout en appréciant à leur juste valeur la percussion, l'auscultation, etc., nous croyons que la spirométrie, adoptée dans le diagnostic des maladies de poitrine, y rendra de véritables services.

Est-il possible d'admettre que les quelques granulations tuberculeuses microscopiques du début de la phthisie pulmonaire puissent modifier la capacité respiratoire ?

D'après Bonnet, de Lyon, on ne peut hésiter à reconnaître un trouble grave dans les fonctions respiratoires, et à présumer des lésions anatomiques, dès que le plus grand volume d'air que puisse rejeter un adulte en une seule expiration tombe à deux litres, un litre et demi, un litre et surtout à un demi-litre, comme on le voit dans les phthisies très-avancées et dans les pneumonies doubles. Alors il n'est plus besoin d'instruments fragiles, couteux, délicats et embarrassants pour asseoir le diagnostic ; il suffit d'avoir une oreille et des doigts. Néanmoins la spirométrie représente un effort considérable dans le sens de la précision de la physiologie pathologique, elle nous paraît mériter à ce titre une place dans notre arsenal.

Hutchinson (1846) (1) est pour ainsi dire l'inventeur du spiromètre. Les travaux qui ont précédé les siens sur ce sujet étaient insignifiants :

1° *Spiromètre de Hutchinson.* — Le spiromètre de Hutchinson (fig. 19 et 20), est construit sur le modèle du gazomètre des usines à gaz. Il consiste en une cloche renversée ou gazomètre, 20, plongeant dans un réservoir d'égale hauteur rempli d'eau. Deux montants, 9 et 10, surmontent ce réservoir, s'élevant à une hauteur égale à la sienne, et supportent chacun à leur extrémité une poulie, 18. Sur chacune de ces poulies repose une corde, 11, qui attachée par l'un de ses bouts au gazomètre, soutient par l'autre un contre-poids, 12. Le gazomètre est ainsi équilibré à tous les moments de l'expérience. Le gazomètre porte une règle graduée, 15, qui se meut devant un index, 3, fixé au bord supérieur du réservoir, et indique par conséquent la hauteur à laquelle le gazomètre s'élève. Un tube en U perce le réservoir à sa base; l'une des branches de ce tube remonte jusqu'au fond du gazomètre; l'autre, munie d'un ajutage en caoutchouc et d'un embout, va à la bouche du sujet en expérience; c'est le tube respiratoire, 14. Un robinet ou une soupape permet l'entrée de l'air dans ce tube et s'oppose à sa sortie. Un manomètre à liquide coloré, 6, 7, indique la différence de pression qui peut exister entre l'extérieur et l'air recueilli par le gazomètre; c'est un tube de verre en U, dont l'une des branches s'ouvre à l'extérieur, et l'autre

(1) Hutchinson. On the capacity of the lungs and on the respiratory fonctions. Med. chir. tran. London, 1846, t. XXIX, p. 137.—Ou voyez l'analyse faite par Lasègue, dans les Archives générales de médecine, 1846.
Béclard. Éléments de physiologie.

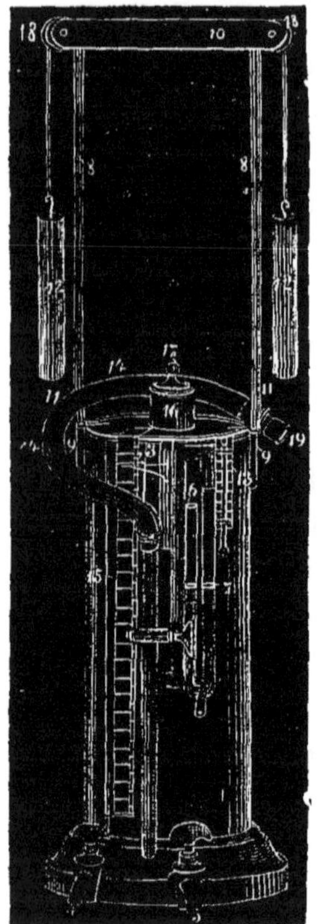

Fig. 19. — Spiromètre de Hutchinson avant l'expérience.

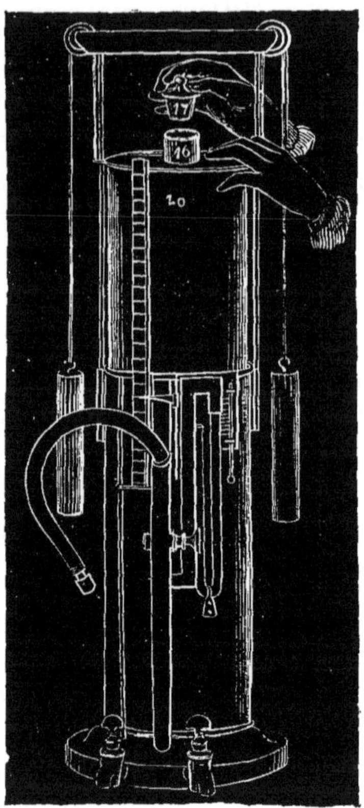

Fig. 20. — Spiromètre de Hutchinson après l'expérience.

La figure 19 représente l'appareil au début de l'expérience.
La figure 20 représente le même appareil à la fin de l'expérience.

3, index fixé au réservoir inférieur et indiquant sur la règle graduée 15, mobile avec le gazomètre 20, le chemin parcouru par ce gazomètre quand il s'élève. Cet index indique, par conséquent, le volume du gaz introduit dans l'appareil.
7, manomètre à liquide coloré indiquant la différence de pression qui peut exister entre l'extérieur et l'air recueilli dans le gazomètre.
8, 8, 9, 9, tiges servant de guides à l'ascension du gazomètre.
10, bâtis sur lequel est fixée une poulie à chaque extrémité.
11, 11, cordes qui soulèvent la cloche en passant sur les poulies 18, 18.
12, 12, contre-poids attachés aux cordes.
13, thermomètre donnant la température intérieure de la cloche.
14, 14, tube respiratoire.
15, règle graduée fixée au gazomètre et mobile avec lui.
16, ouverture supérieure du gazomètre.
17, bouchon qui ferme l'ouverture 16.
18, 18, poulies.
19, embout du tube respiratoire.
20, gazomètre ou cloche.

dans le gazomètre au-dessus du niveau du liquide contenu dans le réservoir. Un thermomètre, 13, donne la température intérieure de l'appareil. Au fond du gazomètre est une ouverture, 16, fermée par un bouchon ou un robinet, 17, qui permet de vider l'instrument une fois l'expérience terminée.

Le maniement est simple : le sujet fait une inspiration, applique l'embout contre sa bouche et expire dans le tube, et par conséquent dans le gazomètre qu'il soulève. Lorsque l'expiration est terminée, la soupape du tube en U enferme l'air expiré dans le gazomètre. L'opérateur lit alors sur l'échelle à quel degré correspond l'index. L'échelle indique des centilitres. L'opérateur devra dans son calcul tenir compte de la pression et de la température. Pour la pression en soulevant ou abaissant un peu à la main le gazomètre on égalise les colonnes liquides du manomètre. Quant à la température, les livres de physique donnent des tables qui permettent de ramener les volumes de gaz aux diverses températures, aux volumes à une température fixe.

2° *Spiromètre de Hutchinson, modifié par lui-même* (1). — Hutchinson s'est encore servi d'un spiromètre dit à cadran. C'est en somme l'instrument que nous venons de décrire, caché dans une cage de bois, ayant la forme d'une pyramide tronquée à quatre faces. L'échelle est remplacée par un cadran dont l'aiguille est mue à l'aide d'un mécanisme simple par les mouvements de la cloche. Une tige métallique traverse la cage en bois et commande le robinet fixé au fond du gazomètre. Le robinet qui règle l'entrée de l'air

(1) Hecht. Essai sur le spiromètre. Thèse de Strasbourg, 1855.

dans le tube respiratoire, le manomètre et le thermomètre sont à l'extérieur.

3° *Spiromètre de Wintrich.* — C'est encore un spiromètre d'Hutchinson modifié. Les deux montants sont remplacés par un seul qui supporte une seule corde attachée au centre du fond du gazomètre et un seul contre-poids. L'échelle est placée sur le gazomètre et l'index, au bord supérieur du réservoir. Enfin, une lame de verre enclavée dans la paroi du réservoir permet d'apprécier le niveau de l'eau dans l'instrument.

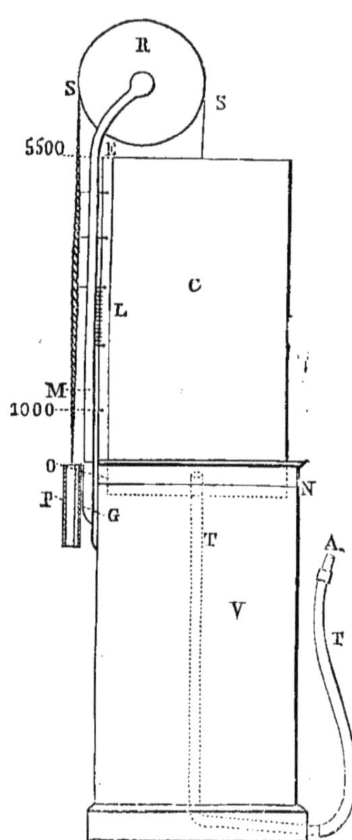

Fig. 21. — Spiromètre de Schnepf. — V, cylindre de laiton. — TT, tube respiratoire. — A, embout du tube respiratoire. — C, cloche ou gazomètre. — P, contre-poids — S, chaîne. — R, poulie. - L, échelle. — M, montant. — G, gaîne qui soutient l'échelle. — N, surface du liquide contenu dans le réservoir. — E, fond du gazomètre. — O, partie inférieure ouverte du gazomètre.

4° *Spiromètre de Schnepf* (1). — Le spiromètre de Schnepf est construit comme ceux d'Hutchinson, de Wintrich, etc., sur le modèle des gazomètres des usines à gaz, mais il présente plusieurs modifications avantageuses. L'auteur le décrit ainsi (fig. 21) : « Un cylindre en laiton V, ayant $0^m,35$ de haut, et $0^m,18$ de diamè-

(1) Comptes rendus de l'Académie des sciences, 1856. Note sur un nouveau spiromètre d'une simplicité et d'une sensibilité extrême.

tre, fermé seulement à sa partie inférieure, à laquelle est soudé un socle également cylindrique, sert de récipient : un tube T de 0m,015 de diamètre s'élève verticalement dans l'axe du récipient, traverse le fond, se coude dans le socle, d'où il sort pour se continuer avec un tube en caoutchouc d'une longueur variable, mais terminé par une embouchure légèrement conique A; c'est le tube respiratoire. Une cloche C cylindrique, en laiton également, de 0m,30 de haut et de 0m,16 de diamètre, est renversée sur le récipient plein d'eau ; elle est maintenue, dans toutes ses positions, dans un équilibre stable, au moyen d'un contre-poids P et d'une chaîne S qui passe sur une poulie R, et dont les anneaux inégaux en poids compensent les variations que subit le poids de la cloche suivant qu'elle plonge plus ou moins dans l'eau du récipient. L'échelle L, dont les divisions de 0 à 5,500 correspondent à des centimètres cubes, est fixée sur le montant M qui soutient la poulie, et qui s'adapte avec précision par la gaîne G sur le récipient. » Le manuel opératoire se comprend facilement.

Les avantages de cet appareil peuvent se résumer en deux mots : simplicité et précision. Le tube respiratoire ne comporte ni robinets ni courbures, et l'air de la cloche avant l'inspiration et après l'expiration se trouve avoir la même tension, sous la même pression, de là l'inutilité d'un manomètre, le rétablissement spontané du niveau de l'eau dans le récipient et la cloche, la possibilité d'avoir une échelle immobile. La disposition de la chaîne est aussi fort remarquable.

Les spiromètres de Hutchinson, de Wintrich et de

Schnepf sont tous les trois passibles du même reproche. Ils sont tous lourds, paresseux et inertes. Ces défauts sont pourtant très-atténués dans l'instrument de Schnepf.

5° *Pnéomètre de J. Maréchal, de Brest* (1) (fig. 22, 23, 24). — Cet instrument consiste essentiellement en un baromètre métallique (fig. 24), formé par un tube aplati et courbe, fermé à ses deux extrémités, dont l'incurvation s'accentue ou s'efface suivant le degré de la pression intérieure qu'il supporte. Au milieu de sa longueur est soudé un petit tube cylindrique, communiquant d'une part avec sa cavité, d'autre part

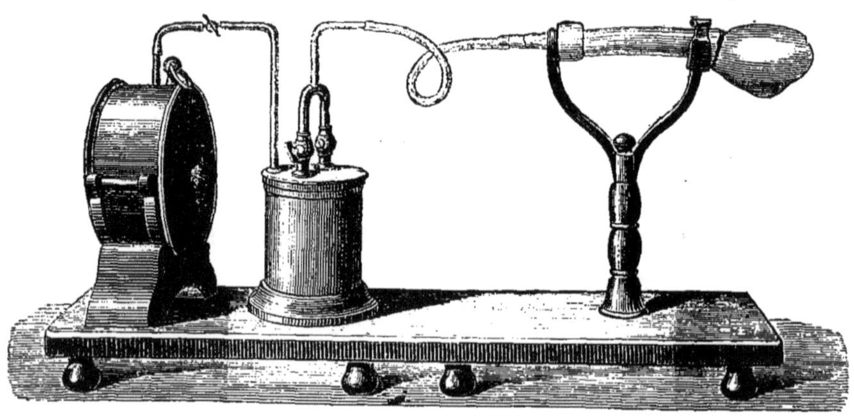

Fig. 22. — Pnéomètre de Maréchal de Brest.
Vue d'ensemble.

avec un récipient de capacité environ deux cents fois supérieure à la sienne.

L'auteur ajoute : « Un tube en caoutchouc muni d'une embouchure assez large communique à son tour avec le récipient; mais avant il se bifurque, et des robinets peuvent à volonté faire passer l'air par

(1) Considérations médicales sur les apprentis canonniers du vaisseau-école le *Louis XIV* (Archives de médecine navale, juin 1868, t. IX, p. 453).

l'une ou l'autre voie, suivant qu'il s'agit de mesurer la force d'inspiration ou celle d'expiration.

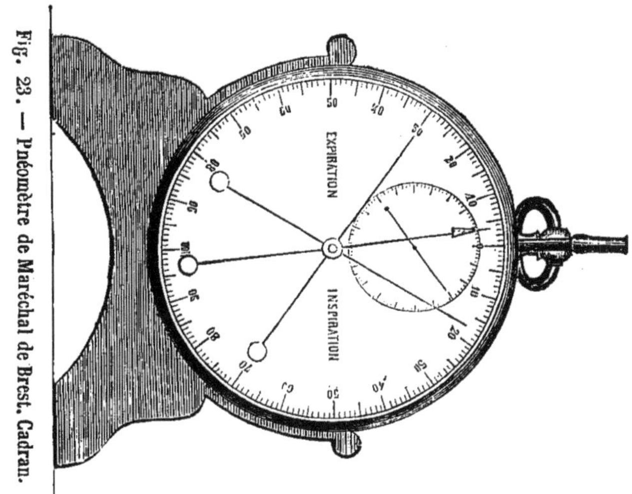

Fig. 23. — Pnéomètre de Maréchal de Brest. Cadran.

« Des soupapes en caoutchouc convenablement disposées au-dessous des robinets ont pour but de re-

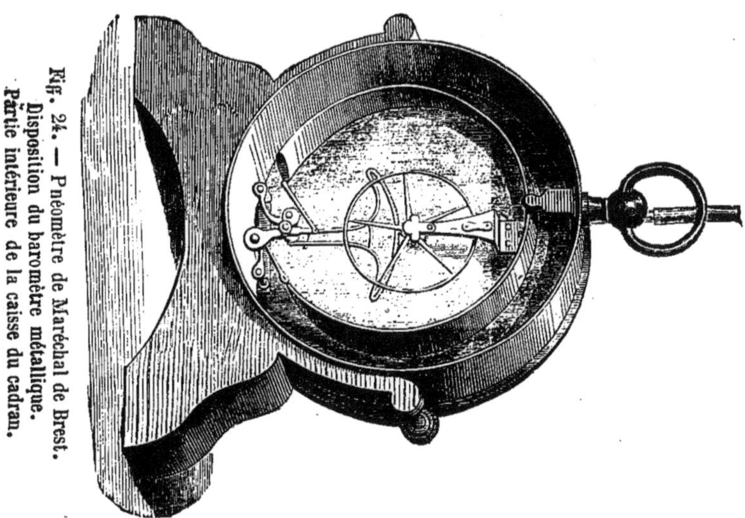

Fig. 24. — Pnéomètre de Maréchal de Brest. Disposition du baromètre métallique. Partie intérieure de la caisse du cadran.

médier à la cessation brusque de l'effort maximum qui pressait sur l'instrument dans un sens ou dans l'autre. Une aiguille indicatrice, relevée aux deux extrémités du tube barométrique, dont elle traduit la course, se meut sur un cadran (fig. 23), en entraînant avec elle des aiguilles à maxima. Celles-ci permettent de lire, même après le retour de l'aiguille principale au zéro de l'instrument, le nombre de degrés qui représentent la force inspiratrice ou expiratrice. Chaque degrés est équivalent au poids de 1 centimètre cube de mercure. »

Nous n'avons pu voir le pnéomètre de Maréchal, et nous sommes réduit à emprunter cette description au travail publié par cet auteur dans les *Archives de médecine navale*. Nous ne doutons pas que J. Maréchal n'ait bien conçu ce qu'il voulait nous expliquer dans le passage que nous citons, mais l'a-t-il énoncé bien clairement? Son explication fait-elle bien voir l'utilité des détails de son appareil?

Le pnéomètre traduit sans doute la valeur exacte des puissances inspiratrices et expiratrices, et c'est bien là tout ce que lui demandait son auteur; mais peut-il servir de spiromètre? Peut-il mesurer ce qeu

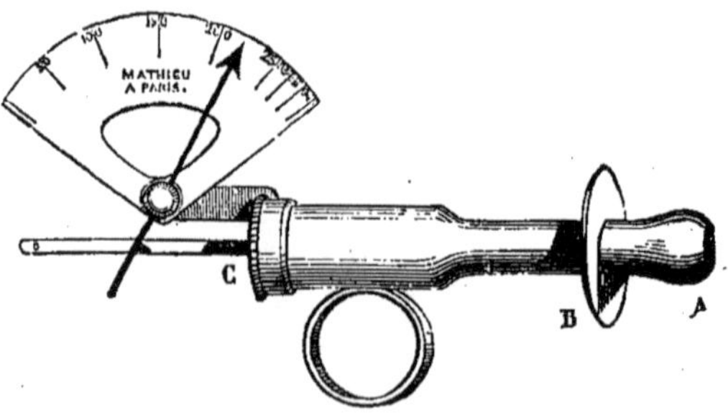

Fig. 25. — Pneumo-dynamomètre de Mathieu.

A. Embout du tube respiratoire.
B. Tube respiratoire.
C. Tige commandant l'aiguille du dynamomètre.

nous avons défini par capacité respiratoire? Évidemment non, car il nécessite des efforts et ne permet pas la satisfaction complète de l'expiration.

6° *Pneumo-dynamomètre de Mathieu.*— Le pneumo-dynamomètre de Mathieu (fig. 25) n'est pas plus un spiromètre que le pnéomètre de Maréchal; il ne donne pas le chiffre de la capacité respiratoire, mais bien la mesure de la force des muscles expirateurs. C'est en somme un dynamomètre vésical adapté à un tube respiratoire A B.

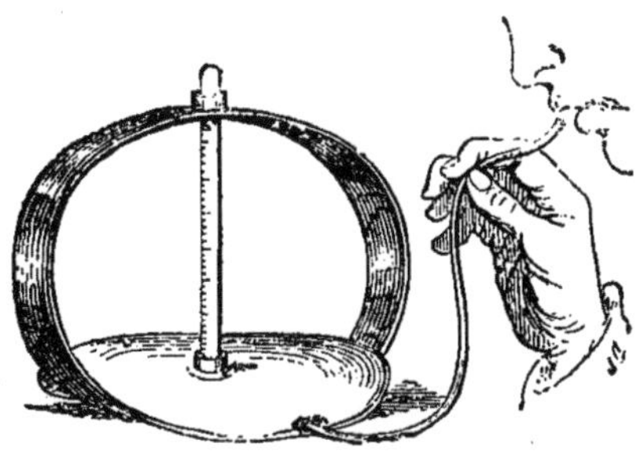

Fig. 26. — Spiromètre de Boudin non gonflé (Modèle Galante).

En soufflant par l'embouchure A, la plaque B étant appliquée sur les lèvres, on fait saillir plus ou moins la tige C hors du tube. Cette tige commande l'aiguille d'un cadran; elle est maintenue dans le tube par un ressort à boudin.

7° *Spiromètre de Boudin.* — Le spiromètre de Boudin (fig. 26 et 27) est une vessie en caoutchouc à parois molles, affaissées et aplaties sur elles-mêmes, lorsque l'air n'y est pas introduit de force. Cette vessie, munie d'un tube respiratoire, est supportée par un cadre d'acier percé d'un trou à sa partie supérieure. Ce trou laisse passer à frottement très-doux une règle graduée en bois fixée au milieu de la paroi supérieure de la vessie.

Le sujet fait une expiration dans le tube, la vessie se gonfle ; mais comme sa paroi inférieure rencontre le cadre d'acier, elle ne peut s'étendre de ce côté; tout le mouvement d'expansion se fait alors vers la partie supérieure et soulève la règle graduée.

Cet appareil est mauvais. En effet, le caoutchouc résistant d'autant plus à la pression et se dilatant d'autant moins qu'il est plus distendu, la pression

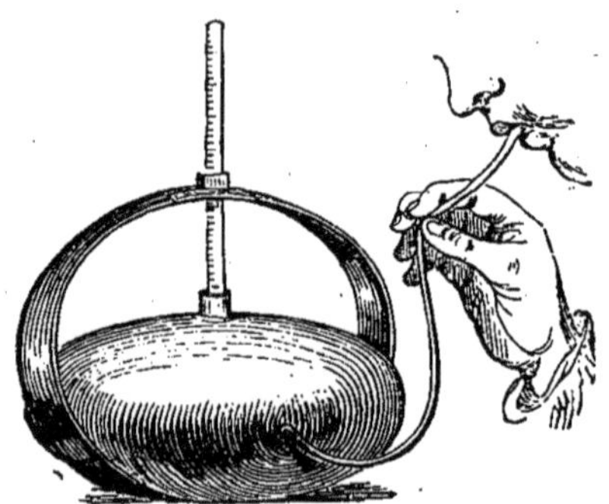

Fig. 27. — Spiromètre de Boudin gonflé. (Modèle Galante.)

intérieure dans la vessie varie à chaque instant de l'expérience. Il en résulte que chaque degré de la règle ne correspond pas à une même capacité. De plus, la vessie peut en se gonflant s'étendre latéralement. Il y a donc un mouvement d'expansion qui n'est pas communiqué à la règle, et par conséquent erreur dans l'indication spirométrique ; erreur qui s'accentue même d'autant plus que le degré d'expansion de la vessie est plus considérable. En outre, cet instrument nécessite un effort de la part du sujet pour vaincre l'élasticité du caoutchouc et ne permet pas la satisfaction complète de l'acte expiratoire.

8° *Spiromètre à soufflet de Mathieu.* — Mathieu a construit un spiromètre très-simple qui se rapproche de l'instrument de Boudin. C'est un soufflet rendu aussi léger que possible, dont l'un des plateaux est fixe et l'autre libre et mobile devant une échelle graduée; au bec est adapté un tube respiratoire muni d'un embout. La légèreté de toutes les pièces du soufflet, l'absence de toute élasticité rendent très-faible l'effort à faire pour amener la dilatation et permettent la satisfaction à peu près complète de l'acte expiratoire.

9° *Pneumatomètre de Bonnet de Lyon* (1). En 1856, Bonnet de Lyon, présentait à l'Académie des sciences, sous le nom de pneumatomètre, un nouveau spiromètre construit sur le principe du compteur à gaz (2).

Un cylindre-enveloppe creux supporte un axe sur lequel se meut une roue à augets. Cette roue à augets se compose de quatre petites boîtes prismatiques triangulaires en communication d'une part avec une loge cylindrique centrale, d'autre part avec le cavité du cylindre-enveloppe. Le gaz arrive dans la loge centrale de la roue à augets et sort par une ouverture pratiquée à la partie supérieure du cylindre-enveloppe. L'appareil est rempli d'eau jusque un peu au-dessus de l'axe, de manière qu'il y ait toujours hors de l'eau une ouverture de communication entre le cylindre

(1) Bonnet (de Lyon). Application du compteur à gaz à la mesure de la respiration. (Comptes rendus de l'Académie des sciences, 1854, t. XLII, p. 519 et XLIII, p. 214).

(2) Voyez : Dictionnaire des Arts et Manufactures de Laboulaye, art. *Eclairage*, une figure schématique du compteur à gaz.

central et l'un des augets, qu'il n'y en ait jamais qu'une, et que cette ouverture soit celle qui communique avec un auget, actuellement sous l'eau.

Le gaz arrive dans le cylindre central, passe par le seul orifice qui lui soit offert, soulève l'auget, et le remplit. Mais dès que l'orifice de communication de l'auget avec la cavité du cylindre extérieur émerge de l'eau, l'orifice de communication du même auget avec le cylindre central rentre sous l'eau, et un autre auget se met en communication avec le cylindre central.

Une aiguille marque sur un cadran le nombre de tours et de fractions de tours, exécutés par les cylindres, par conséquent le nombre de fois que chacun des augets s'est empli et vidé, soit la quantité de gaz qui a passé.

Excellent appareil pour l'industrie le compteur à gaz constitue un médiocre spiromètre qui présente le défaut de bien d'autres, celui d'exiger un effort qui mette le système en mouvement. En donnant à l'appareil le plus de légèreté possible, on peut cependant atténuer ce défaut ; mais on ne peut arriver à supprimer la résistance que l'eau oppose aux ailes des augets pendant leurs mouvements de rotation.

10° *Pneusimètre à hélice de* ***J. Guillet*** (1) En 1856, Guillet a imaginé un spiromètre très-portatif construit sur le modèle de l'anémomètre de Combes, qu'il a appelé *pneusimètre à hélice* (figure 28). Il se compose d'un tube T un peu incurvé, muni d'un embout U, offrant une portion droite UTD, flexible aux environs de l'embout. Dans l'intérieur

(1) J. Guillet. Description d'un nouveau spiromètre (Bulletins de l'Académie de médecine. 1856, t. XXI, p. 953.) Rapport par Bouillaud, (t. XXII, p. 203.)

de la portion droite rigide est un axe AA supporté par une traverse : cet axe rigide se prolonge jusque

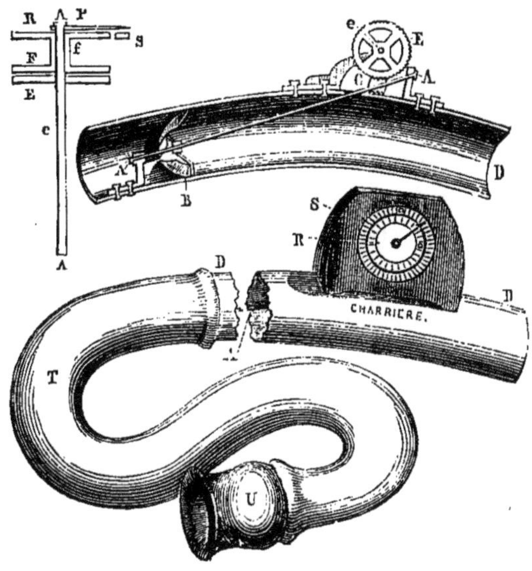

Fig. 28. — Pneusimètre à hélice de Jules Guill t.

U. Embout du tube respiratoire. — U T D. Tube respiratoire. — T D. Portion droite du tube. — D D. Portion incurvée du tube. — A A. Axe central du tube. — B. Hélice. — C. Pas de vis de l'axe. — B et F. Roues dentées. — R. Cadran commandé par la roue F à 48 dents. — F. Axe de la roue F à 48 dents. — S. Cadran devant lequel se meut l'aiguille P. — P. Aiguille commandée par la roue E à 50 dents. — E. Axe de la roue E à 50 dents.

dans la portion courbe, dont il rencontre la paroi concave en C; il traverse cette paroi à frottements très-doux. A l'extrémité intérieure de l'axe est une hélice à ailes délicates en mica; à l'extrémité extérieure un pas de vis C. Cette extrémité extérieure et tous les organes qui suivent sont contenus dans une caisse métallique. Le pas de vis commande deux roues dentées E et F à axes concentriques mais indépendants *c* et *f*. L'une porte l'aiguille P d'un compteur qui marque sur un cadran fixe S, divisé en autant de parties que la roue a de dents, soit 50, les unités du nombre de tours de l'hélice ; l'autre roue dentée n'a que 48 dents ; par conséquent lorsque la première, qui a 50 dents, a fait un tour complet, elle a fait un tour plus 2/48, soit 1/24 ; elle porte un cadran mobile R divisé en 24 parties, et chaque fois que l'hélice fait 50 tours, l'aiguille se déplace, par rapport à ce cadran mobile, d'une division de ce cadran ; le compteur enregistre donc le nombre de tours de l'hélice de 1 à 1200. La construction de ce pneusimètre rappelle à la fois la sirène de Cagniard-Latour et surtout l'anémomètre de Combes.

En supposant, pour plus de simplicité, que les O des deux cadrans coïncident et que l'aiguille soit aussi au O ; pour obtenir le nombre de tours qu'aura faits l'hélice, après avoir soufflé par l'embout de la portion droite du cylindre, on n'a qu'à noter le nombre de divisions qu'a parcouru l'aiguille sur le cadran mobile et sur le cadran fixe. Si le premier de ces nombres égale 21 et le second 14, l'hélice aura fait $21 \times 50 + 14$, c'est-à-dire 1064 tours. Sachant d'ailleurs que l'instrument donne passage à 3 centimètres cubes d'air pour chaque tour d'hélice, il sera passé alors 1064×3 ou 3 litres 192 d'air par le spiromètre. Chaque pneusimètre a d'ailleurs son coefficient déterminé pour le cas d'une vitesse correspondant au moins à un demi-litre par seconde, vitesse inférieure à celle de l'air pendant la respiration.

Cet instrument nécessite bien un effort, mais cet effort égal à une pression inférieure à un demi-millimètre d'eau est insignifiant. Le pneusimètre de J. Guillet peut donc être considéré comme bien supérieur à tous ceux que nous avons décrits jusqu'à présent.

11° *Appareil de Marey pour enregistrer les mouvements de l'air inspiré ou expiré.* —Un grand réservoir de 200 litres de capacité environ est muni de deux tubulures ; à l'une s'adapte un tube respiratcire, à l'autre un tube qui se rend au tambour d'un polygraphe. A chaque inspiration l'air du réservoir se raréfie ; cette raréfaction transmise par le tube au tambour produit une chute du levier ; à chaque expiration la pression augmente dans le réservoir et le tambour, d'où ascension du levier.

Une autre disposition meilleure est la suivante ; Même réservoir avec mêmes embouchures : l'une munie d'un tube respiratoire ; dans le réservoir une ampoule de caoutchouc gonflée mais non distendue ; cette ampoule communique par un tube qui passe par la seconde tubulure du réservoir, à laquelle il s'adapte hermétiquement, avec un tambour de polygraphe. Chaque inspiration raréfiant l'air du réservoir, l'ampoule intérieure se gonfle et le tambour se déprime. Chaque expiration augmentant la pression dans le réservoir, l'ampoule se déprime et le tambour se gonfle.

On obtient ainsi un tracé graphique, véritable tracé spirométrique. Pour en conclure plus exactement le chiffre de la capacité pulmonaire, il faut cependant faire l'expérience complémentaire que voici. Mettez le réservoir en communication avec le tube respiratoire d'un spiromètre de Hutchinson rempli d'air ; pressez avec la main sur la cloche jusqu'à ce que l'air expulsé ait soulevé le levier enregistreur au niveau du maximum de la courbe obtenue. Notez la capacité indiquée alors par l'échelle; soulevez ensuite la cloche jusqu'à ce que le levier soit redescendu au niveau minimum de la courbe et notez de nouveau le degré spirométrique indiqué par l'échelle. De ces deux notations extrêmes se déduit le volume de l'air qui est passé du réservoir dans la cloche pour produire l'écart du levier dont on cherchait la valeur en litres et en centilitres. Le sujet respirait dans le réservoir, on le remplace par le gazomètre.

12° *Tube branché de Marey* (1). — C'est un tube par lequel on respire et qui communique directement avec le tambour d'un enregistreur au moyen d'un tube plus petit branché sur son trajet.

Les mouvements respiratoires établissent dans le tube par lequel respire le sujet en expérience des courants d'air successifs qui augmentent ou diminuent la pression dans l'ampoule du polygraphe.

13° *Anapnographe de Bergeon et Kastus* (2). — L'anapnographe (fig. 29) donne à la fois la durée des mouvements d'inspiration et d'expiration, les variations de pression du courant d'air à tous les instants de la respiration, et le débit de la pompe thoracique, c'est-à-dire la quantité d'air inspiré ou expiré. Nous ne pouvons donner ici que la description générale de cet appareil délicat et renvoyons pour les détails au travail publié par les auteurs.

Au sommet d'une colonne de laiton de 0^m15 à 0^m20 de hauteur, dont le socle est formé par un enregis-

(1) Gazette hebdomadaire, 1868, p. 580, note 3, 2e colonne.

(2) Bergeon et Kastus. Recherches sur la physiologie médicale de la respiration à l'aide d'un nouvel instrument, l'anapnographe, Paris, 1869.

treur à cylindre semblable à celui du cardiographe, est une boîte métallique carrée d'environ 0m, 04 de côté et de 0m, 02 d'épaisseur. Le plafond de cette boîte présente en son milieu une arête vive, de chaque

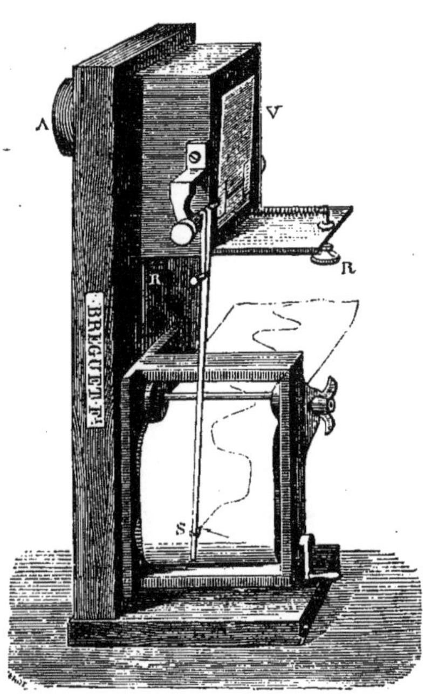

Fig. 29. — Anapnographe de Bergeon et Kastus.
A. Orifice du tube respiratoire. — V. Valve. — R R Boutous de réglage des ressorts. — S. Extrémité du levier écrivant.

côté de laquelle il décrit une courbe parabolique à concavité inférieure. Une valve verticale V, dont le bord supérieur taillé en biseau est placé en regard et aussi près que possible de l'arête, divise la boîte en deux compartiments égaux sans communication l'un avec l'autre lorsque la valve est au repos dans le plan vertical. Cette valve, qui est une mince

(1) Cette figure représente l'appareil primitif ; nous n'avons pu avoir celle de l'appareil modifié et perfectionné, elle donne pourtant une bonne idée de l'anapnographie.

lame d'aluminium d'une légèreté extrême, est mobile avec un axe horizontal auquel elle est fixée près de son bord inférieur. Au repos de l'appareil, elle est équilibrée dans la position verticale, par deux ressorts très doux et par le levier dont il va être question.

Au-dessous et à une certaine distance de l'axe, la valve présente deux petits crochets exactement opposés. Deux ressorts à boudin antagonistes en partent et viennent par leur extrémité se fixer à des boutons de réglage qui permettent de tendre plus ou moins mais toujours également ces ressorts. L'un des ressorts est tendu, de telle sorte qu'il ne puisse jamais permettre à la valve sous l'action d'une respiration même très-forte un écartement de plus de 5 degrés; le second est alors amené au moyen d'un bouton de réglage R, à une tension parfaitement égale au premier, ce dont on s'assure en voyant si la valve est placée exactement dans le plan vertical.

Les extrémités de l'axe, terminées en pointes, traversent à frottement très-doux les parois de la boîte et sont reçues dans deux chapes creusées dans des vis d'acier bien trempé, serrées de façon à obtenir le contact des pointes au fond de leur cavité. Tout mouvement de latéralité est ainsi évité; les frottements sont diminués, car ce sont les extrémités pointues de l'axe qui portent dans le fond des chapes. Partant de l'axe avec lequel il fait corps, reliant ainsi l'indicateur ou la valve à l'enregisteur, se trouve le levier écrivant S parfaitement parallèle à la valve. Ce levier est vertical; cette direction verticale et parallèle à la valve présente, sur la direction horizontale ou perpendiculaire à la valve, l'avantage de supprimer la nécessité d'un contre-poids et par conséquent de diminuer la masse et l'inertie de l'appareil. En second lieu, un levier horizontal équilibré n'aurait repris la position d'équilibre que par une série d'oscillations ; un levier horizontal n'eût été que dans un équilibre instable.

Des deux parois de la boîte parallèles à la valve, l'une est absente, l'autre est perforée d'une large ouverture circulaire à laquelle s'adapte le tube respiratoire.

L'enregistreur n'offre rien de bien particulier, il déroule son papier horizontalement en face de la plume du levier.

L'embout (fig. 30) est appliqué sur le nez, conduit

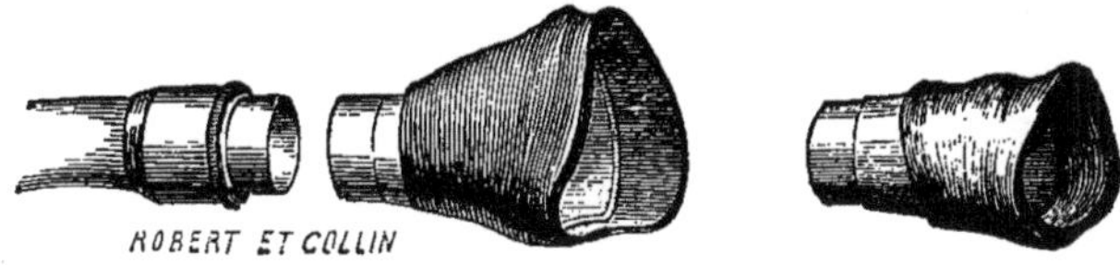

Fig. 30. — Embout de l'anapnographe (Deux modèles).

respiratoire physiologique. Il se compose, comme une sorte de trompe, d'une partie évasée dans laquelle on place le nez et d'un tube inextensible qui va à la boîte métallique.

Nous ne saurions trop recommander cet appareil dont la délicatesse et l'exactitude n'égalent que le facile maniement.

14° *Procédé de Gréhant* (1). — Gréhant reconnaissant que ni les spiromètres ni l'anapnographe, ni aucun autre instrument ne permettent de déterminer la capacité pulmonaire absolue, emploie la méthode suivante :

(1) Gréhant. Recherches physiques sur la respiration de l'homme. Thèse, Paris, 1864.

Il admet d'abord, ce qui cependant n'est pas rigoureusement vrai, Regnault et Reiset (1) l'ont montré, que l'hydrogène n'est pas sensiblement absorbé dans les poumons. Dès lors, il fait inspirer un volume déterminé d'hydrogène et enjoint d'exécuter plusieurs mouvements respiratoires, en ayant soin de faire passer le gaz de l'expiration dans un vase clos sous une cloche renversée sur l'eau et de faire aspirer ces mêmes gaz pendant l'inspiration en évitant soigneusement l'introduction de l'air extérieur dans les poumons ou sous la cloche. Après cinq ou six mouvements respiratoires, le mélange de l'hydrogène et des gaz des poumons est homogène. Il en recueille une certaine quantité et en dose l'hydrogène. Si x est la capacité pulmonaire, v le volume d'hydrogène respiré; V le volume du mélange soumis à l'analyse, v' le volume d'hydrogène contenu dans ce mélange, $\frac{x}{v} = \frac{V}{v'}$, d'où il est aisé de tirer $x = \frac{Vv}{v'}$.

Appareil. — On peut employer pour faire la mesure une cloche à robinet quelconque; mais une cloche à robinet à trois voies permet d'établir facilement la communication entre la bouche et l'atmosphère ou la cloche, et de faire l'inspiration de l'hydrogène aussitôt l'expiration dans l'air terminée. Il faut se garder avec grand soin d'approcher du sujet n'importe quel corps en ignition sous peine de faire détonner dans ses poumons le mélange d'air et d'hydrogène. Ce procédé très-ingénieux est malheureusement plus scientifique que pratique.

15° *Procédé de spirométrie de Bouchut. Spirométrie*

(1) Regnault et Reiset. Recherches chimiques sur la respiration des animaux des diverses classes (Ann. de chimie et de physique, 1849).

automatique (1).— « On peut se passer de tout appareil mécanique pour faire la spirométrie et s'il ne s'agit que de savoir quelle est la capacité approximative des poumons, on pourra employer mon procédé qui est le plus simple de tous. Le médecin met son oreille sur un des côtés de la poitrine d'une personne debout ou assise, puis il lui enjoint de compter à haute voix depuis un jusqu'à 100, pendant que lui-même tient compte du nombre des inspirations qui se produisent dans ce laps de temps. Cela varie de quatre à cinq chez l'homme bien portant, tandis que chez les sujets malades de pleurésie et notamment chez les phthisiques, le nombre des mouvements inspiratoires qui ont lieu est de 8 à 9 et quelquefois 30 à 40. J'ai même vu des cas de pleurésie où les malades étaient obligés de respirer entre chaque chiffre prononcé par eux. C'est ce que j'ai appelé *spirométrie automatique*. Elle n'a rien de rigoureux, mais elle donne la mesure de la gêne respiratoire. »

Nous croyons nécessaire de tenir compte du temps employé par le sujet pour compter jusqu'à 100, le nombre des inspirations devant être évidemment proportionnel à la rapidité avec laquelle se fera l'opération. Nous ne saurions du reste trop recommander ce procédé si simple et si pratique. Au lieu d'appliquer l'oreille sur la poitrine du sujet on peut tout simplement appliquer la main.

Conclusion. La spirométrie ne mérite guère jusqu'à présent de prendre place parmi les moyens d'investigation clinique. Pour la pratique journalière, le procédé de Bouchut suffit amplement. Si l'on veut un

(1) Bouchut. Pathologie générale.

chiffre spirométrique plus exact, on s'adressera au pneusimètre à hélice de Guillet ou au spiromètre à soufflet de Mathieu qui est aussi digne de considération, mais surtout aux deux instruments de Marey et à l'anapnographe de Bergeon et Kastus, dont la supériorité sur tous les autres instruments du même genre est inconstestable. Pour la mesure de la force des muscles expirateurs, le pneumo-dynamomètre de Mathieu rendra les meilleurs services.

§ V. PNEUMOGRAPHIE.

L'étude des tracés graphiques des mouvements respiratoires de la paroi thoracique constitue l'objet de la pneumographie ou spirographie. Marey (1), par ses travaux sur la pneumographie physiologique, a posé les bases de l'étude des tracés respiratoires pathologiques. Mais il n'existe, à notre connaissance au moins, aucun travail sur ce dernier sujet, dont on ne saurait pourtant discuter ni l'intérêt ni l'importance clinique.

Ce serait sortir de notre programme que de nous livrer ici à des considérations théoriques d'où ressortirait peut-être la valeur diagnostique de tracés respiratoires pathologiques, nous nous bornerons donc à la description des instruments proposés pour la pneumographie. Ces instruments sont connus sous le nom de pneumographes ou de spirographes. Nous décrirons le pneumographe de Marey, le spirographe de M'Vail, le tambour pneumographique et un pneumographe de notre invention.

(1) Journal d'anatomie et de physiologie de Robin. 1865, p. 425.

1° *Pneumographe de Marey.* — Cet instrument se compose d'un cylindre de caoutchouc à bases métalliques dont les parois sont maintenues par un ressort à boudin. Au centre de chacune des bases est accrochée une courroie; tout l'instrument est ainsi transformé en une véritable ceinture. La cavité du cylindre est mise en communication avec le tambour du polygraphe.

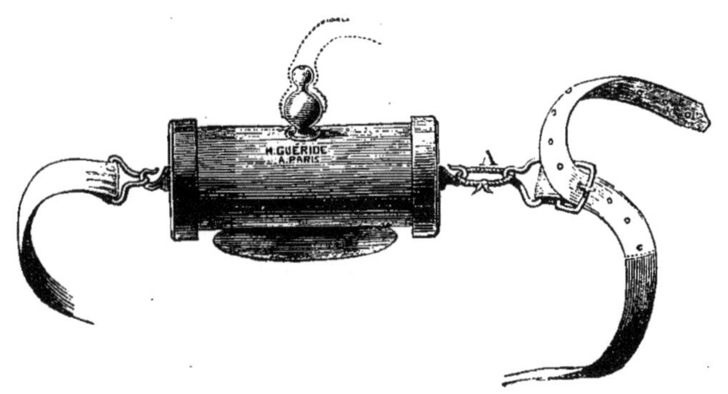

Fig. 31. — Pneumographe de Marey.

On boucle la ceinture autour du thorax à la fin d'une expiration forcée. Chaque mouvement inspiratoire dilatant le thorax en augmente le périmètre et distend la ceinture et le cylindre en caoutchouc. De cette distension résulte une raréfication de l'air dans la cavité du cylindre et du tambour du polygraphe. Ce dernier s'affaisse entraînant avec lui le levier qui trace une ligne descendante sur le papier de l'enregistreur. Lors de l'expiration, au contraire, le cylindre revient sur lui-même; de là, augmentation de pression dans sa cavité, distension du tambour, ascension du levier et de la ligne du tracé.

Cet instrument n'est pas sans défauts :

1° En bouclant ainsi une ceinture autour du thorax, on opère nécessairement une certaine constriction qui gêne jusqu'à un certain point les mouvements respiratoires.

2° les oscillations du tracé sont produites par les variations de pression dans la cavité du cylindre et cette pression ne varie pas uniformément. En effet, plus le cylindre de caoutchouc est distendu, plus il résiste aux forces qui cherchent à exagérer sa distension, si bien qu'il arrive un moment où il ne leur cède plus. Or, dans le mouvement d'inspiration, l'effort inspirateur, la force qui sollicite la distension du cylindre, va toujours s'affaiblissant jusqu'à ce que le mouvement ait cessé ; le mouvement, d'abord rapide et énergique, devient successivement lent et faible. Il est rapide et énergique alors que le cylindre offre le moins de résistance, il est lent et faible alors qu'il en offre le plus. Pour le mouvement d'expiration ou de retrait, c'est l'inverse.

3° Un troisième défaut, moins grave il est vrai, est de ne donner que le mouvement respiratoire général, celui des deux côtés à la fois. Ce n'est pas seulement en effet la portion du thorax située sous le cylindre qui agit, le cylindre seul se distend, mais sa distension est la résultante de l'influence du mouvement de dilatation sur toute la ceinture.

4° Enfin et surtout le pneumographe de Marey n'enregistre pas, croyons-nous, tous les mouvements du thorax. Le mouvement respiratoire n'est pas un simple mouvement de dilatation, de projection en avant de la paroi thoracique semblable à celui que produirait un corps globuleux qui s'appliquerait d'emblée sur la face interne de la paroi; on dirait plutôt une boule roulant de bas en haut derrière cette paroi tout en s'appliquant contre elle. Il y a à la fois projection en avant et élévation de la cage thoracique. Chaque côte en effet, prise séparément, opère, lors de l'inspiration, un double mouvement de rotation autour de deux axes horizontaux distincts : l'un transversal passant par les deux articulations vertébro-costale et transverso-costale, l'autre antéro-postérieur passant par le milieu du col de la cote et son extrémité sternale. La rotation autour de l'axe transversal a pour effet une élévation en totalité dont la conséquence, en raison de l'inclinaison de la côte d'arrière en avant et de haut en bas est une projection en avant de la côte et une augmentation du diamètre antéro-postérieur de la cage thoracique (cet effet est surtout marqué à l'extrémité sternale). La rotation autour de l'axe antéro-postérieur en raison de l'inclinaison de la côte, de dedans en dehors et de haut en bas, engendre de même une élévation et une projection en dehors des parties latérales surtout, d'où résulte l'agrandissement du diamètre transverse. A l'état physiologique, ces deux effets d'élévation et de projection en avant ou en dehors de la paroi thoracique sont simultanés ; l'un est la conséquence de l'autre, chaque point de la côte décrivant un arc de cercle de bas en haut ; le résultat est la dilatation du thorax. Le pneumographe de Marey traduit, en effet, un mouvement de dilatation ; mais on voudrait retrouver et pouvoir analyser sur le tracé les détails et les éléments de ce mouvement complexe.

Il est chimérique, objectera-t-on peut-être, de s'imaginer que l'on puisse faire l'analyse de ces éléments sur des tracés obtenus avec n'importe quel appareil. A notre avis : sur des tracés physiologiques, cette analyse est difficile, il est vrai, mais sur des tracés pathologiques elle devient plus facile ; nous espérons au moins pouvoir le prouver plus tard.

2° *Spirographe de M' Vail* (1). — Cet appareil est un pneumographe (2); l'enregistreur est le même que celui de Marey, c'est-à-dire qu'il consiste en un mouvement d'horlogerie faisant tourner un cylindre sur lequel s'enroule une bande de papier, mais l'amplification des mouvements y est obtenue par un procédé spécial. Sur une plaque de bois ou de laiton est fixé l'enregistreur avec son système de cylindres. Sur cette même plaque de laiton est assujetti un support, seconde plaque de laiton, parallèle à la première, recouvrant le tambour d'alimentation du papier et venant affleurer par l'un de ses bords le cylindre enregistreur proprement dit. Aux deux extrémités de ce bord assez long sont fixées deux roulettes qui maintiennent une crémaillère en contact avec une roue dentée dont il sera question plus loin. Au centre de ce support est un axe supporté par un étrier autour duquel tournent deux roues dentées inégales et concentriques, la plus grande ayant un rayon quatre ou cinq fois plus grand que la plus petite. Entre la plus grande de ces roues et les roulettes dont nous avons parlé, glisse une crémaillère au milieu de laquelle est attachée la plume. Une seconde crémaillère à laquelle est jointe une tige destinée à aller s'appliquer contre la paroi thoracique commande la plus petite roue. Cette tige glisse à frottements très-

(1) The Lancet, vol. I, 1868, n° 10, p. 5.1.
Ou Traité clinique des Maladies de la poitrine par Walter H. Walshe, traduit par Fonssagrives

(2) Voyez Walshe, loco citato.

doux dans une gaîne conductrice et est maintenue abaissée jusqu'à épuisement de la crémaillère qu'elle porte par un ressort circulaire. Cet appareil est fixé à un support dans une position telle que la tige destinée à s'appliquer sur la poitrine soit verticale. Ce support est à segments mobiles qui permettent de l'approcher ou de l'éloigner.

On comprend comment se fait l'amplification des mouvements : les deux roues étant concentriques et leurs axes dépendant l'un de l'autre, les arcs qu'elles décrivent sont dans un rapport constamment égal au rapport des rayons. Il est dès lors facile de voir que la grande roue décrit des arcs égaux à ceux que décrit la petite, multipliés par ce rapport des rayons $\frac{R}{r}$. En effet, A et a étant les arcs, R et r les rayons, on a :

$$\frac{A}{a} = \frac{R}{r}, \text{ d'où l'on tire } A = a\frac{R}{r}$$

Cet instrument a sur le pneumographe de Marey l'avantage de donner le tracé des mouvements d'une portion limitée ou au moins d'un seul côté de la poitrine. Il partage avec lui le défaut de ne pas enregistrer tous les mouvements du thorax ; il n'enregistre que les mouvements de projection en avant et point ceux d'élévation des côtés.

3° Paul Bert (1) s'est servi, pour enregistrer les mouvements respiratoires chez les animaux, d'un appareil qui peut aussi enregistrer les mêmes mouvements chez l'homme (fig. 32 et 33). « C'est, dit-il, une sorte de capsule de cuivre présentant un tube de dégagement C et fermée par une membrane élastique A. Sur

(1) Paul Bert. Leçons sur la Physiologie comparée de la respiration, professées au Muséum d'Histoire naturelle ; Paris 1870, in-8 avec fig.

celle-ci s'élève, avec l'appui d'une légère plaque d'aluminium *a'*, une tige verticale terminée par un

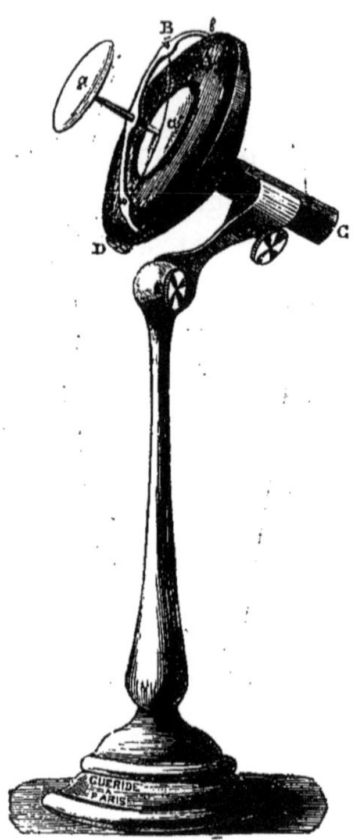

Fig. 32. — Tambour pneumographique.
C. tube qui va au polygraphe. — A. membrane élastique. — a'. plaque d'aluminium. — a. plateau. — B. pont.

petit plateau *a*. Cette tige passe, sans frottement, à travers un pont de cuivre qui la maintient. A ce pont s'attache un fil élastique qui tend à ramener les plateaux *a* et *a'* quand ils ont été enfoncés du côté du tambour.

« On peut monter cet instrument sur un pied articulé. Alors on approche doucement le plateau *a* des parois du thorax, ou plus généralement du point mobile, en appuyant assez pour qu'il y ait toujours un contact suffisant. »

Cet instrument est passible du même reproche que le spirographe de M'Vail. Il a sur ce dernier l'avantage de la simplicité.

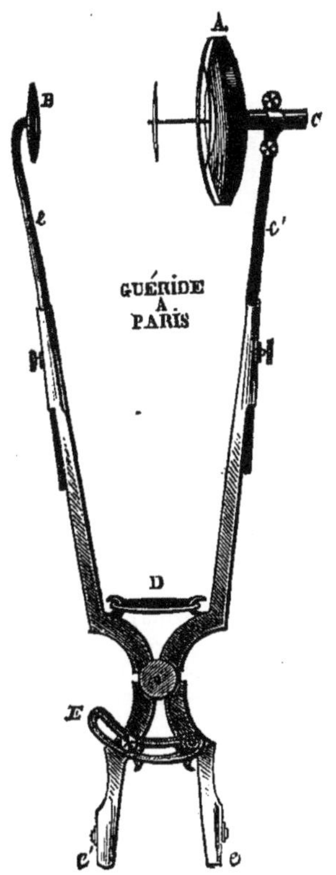

Fig. 33. — Autre disposition du tambour pneumographique.

4° *Pneumographe de l'auteur.* — Nous avons nous-même tenté quelques essais de pneumographie pathologique. Ayant reconnu l'insuffisance du pneumographe de Marey, nous avons cherché un instrument qui répondît à toutes les indications posées par l'analyse physiologique du mouvement que nous voulions étudier, et nous nous sommes arrêté au dispositif suivant (fig. 34) :

A est une tige verticale fixée par le moyen d'un

écrou sur le couvercle de la boîte dans laquelle l'appareil démonté peut être enfermé. Sur cette tige sont deux curseurs C et D pouvant s'assujettir à l'aide d'une vis de pression à différentes hauteurs.

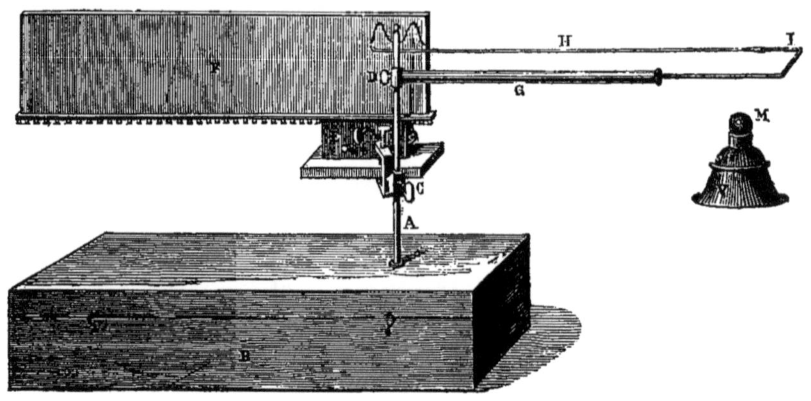

Fig. 34. — Pneumographe de l'auteur.

A. tige verticale fixée dans la boîte B.—B. boîte.—C. et D. curseurs.—E. mouvement d'horlogerie fixé au curseur C. — F. planchette de carton porte-papier. — G. arbre horizontal fixé au curseur D. — H. levier porte-plume. — I. articulation du levier. — V. ventouse. — M. couteau rond destiné à supporter le levier.

Au curseur C est adapté par un écrou un mouvement d'horlogerie E qui fait voyager une planchette porte-papier en carton F de 30 centimètres de long sur 7 ou 8 de haut; ce système est, on le voit, le même que celui de l'enregistreur du sphygmographe de Marey. Le second curseur D, placé au-dessus du premier, porte un arbre horizontal G, muni d'une coulisse qui en permet l'allongement ou le raccourcissement. L'extrémité de l'arbre G est coudée deux fois à angle droit et porte l'articulation I du levier H parallèle à l'arbre G, dont l'extrémité libre pourvue d'une plume vient osciller devant la planchette de l'enregistreur. Une ventouse conique V, qui n'est autre qu'un patère pneumatique, porte à son sommet un couteau M de forme circulaire : c'est un disque de métal, de nacre ou d'ivoire sur lequel doit s'appuyer le levier en un point voisin de son articulation.

Pour se servir de cet appareil : le sujet étant couché horizontalement et préalablement rassuré sur l'innocuité de l'opération à laquelle il va être soumis, appliquez la ventouse V sur le point du thorax dont vous voulez avoir le tracé pneumographique, en prenant soin de mettre le plan du couteau parallèle au plan vertical du sujet; placez sur une table voisine du lit du sujet l'enregistreur et le levier tel que nous l'avons décrit plus haut; par le jeu du curseur D, mettez l'articulation du levier à la hauteur du couteau de la ventouse et de telle façon que le levier soit horizontal; par le jeu de la coulisse de l'arbre horizontal G, mettez en contact avec le couteau le point voisin de l'articulation du levier facilement reconnaissable destiné à reposer sur ce couteau; enfin, élevez l'enregistreur à une hauteur telle que le levier oscille devant la planchettte porte-papier.

Il nous reste à expliquer les avantages que présente la forme particulière que nous avons donnée au couteau sur lequel repose le levier. Pourquoi, en effet, un couteau rond? A propos de la discussion du pneumographe de Marey, nous avons fait remarquer que le mouvement de dilatation du thorax devait être décomposé en deux mouvements élémentaires, l'un de projection en avant, l'autre d'élévation. Il s'agissait donc d'enregistrer ces deux mouvements inséparables. Supposons dès lors que le levier repose sur un couteau droit et voyons ce qui se passe. L'inspiration a lieu, le couteau, de par le mouvement de projection directe en avant, soulève directement le levier, mais en même temps entraîné par le mouvement de translation en haut, il glisse sous ce levier perpendiculairement à sa direction sans lui communiquer son mouvement. Ayons un couteau rond, il est aisé d'y reconnaître deux arcs ou versants dont l'un regarde la clavicule et l'autre l'abdomen, le plan du couteau étant parallèle au plan vertical du sujet. Faisons reposer le levier sur le versant qui regarde la clavicule. Le mouvement de projection en avant soulève directement le levier; mais lors de l'élévation ou de la translation en haut, le couteau, entraîné par ce mouvement, glisse sous le levier perpendiculairement à sa direction, l'oblige par conséquent à remonter sa pente, le soulève et lui communique une oscillation en rapport avec le mouvement dont il est animé. Cette forme ronde du couteau permet donc l'enregistrement des deux mouvements élémentaires qui composent le mouvement de dilatatiou du thorax. Tout cela, qu'on le sache bien, n'est ni de la théorie, ni de la fantaisie, ce sont des faits constatés au lit du malade et les appareils en main.

Notre instrument est-il parfait, nous sommes si loin de le prétendre, que nous avons hésité à en parler ici le regardant comme trop primitif. Nous tenons seulement à prendre date quant au principe que nous croyons nouveau. Ainsi, nous avons jusqu'ici articulé le levier par l'intermédiaire d'un ressort; cette disposition n'a pas d'inconvénient lorsqu'il s'agit d'enregistrer des mouvements lents, mais elle devient défectueuse pour les mouvements tant soit peu brusques, et certains mouvements respiratoires pathologiques sont de ce nombre. La mise en rapport du levier et du couteau est difficile, et le contact de ces deux pièces s'interrompt souvent pendant les expériences. Peut-être aussi un enregistreur à cylindre serait-il meilleur? etc., etc.

Conclusion. — La pneumographie pathologique est une branche de la physiologie pathologique à l'étude. Nous ne saurions encore rien conclure de positif sur les instruments qu'elle emploie, aucun n'ayant encore fait ses preuves, et si nous proposons notre pneumographe ce n'est qu'avec réserve et timidité.

§ VI. Du diagnostic a l'aide de la ponction exploratrice.

L'appareil aspirateur de G. Dieulafoy n'est pas seulement un instrument de traitement, c'est aussi un instrument de diagnostic des plus précieux, qui bien souvent a révélé des erreurs ou confirmé des diagnostics. Les adversaires des appareils aspirateurs, employés comme moyens de traitement, sont nombreux et revêtus d'une autorité et d'une compétence indubitables, mais il ne s'agit ici que de la valeur de ces appareils comme moyens de diagnostic et sur ce terrain-là, il n'est vraiment pas possible d'hésiter un instant. Seuls en effet, ils donnent une preuve palpable et indiscutable de l'existence de collections liquides. L'instrument de G. Dieulafoy (fig. 35), applique le vide préalable, mais ce n'est pas là une innovation. Laugier et Jules Guérin avaient avant G. Dieulafoy imaginé des appareils à vide préalable et ce dernier n'a fait que marcher sur leurs traces. Aujourd'hui plusieurs appareils aspirateurs ont

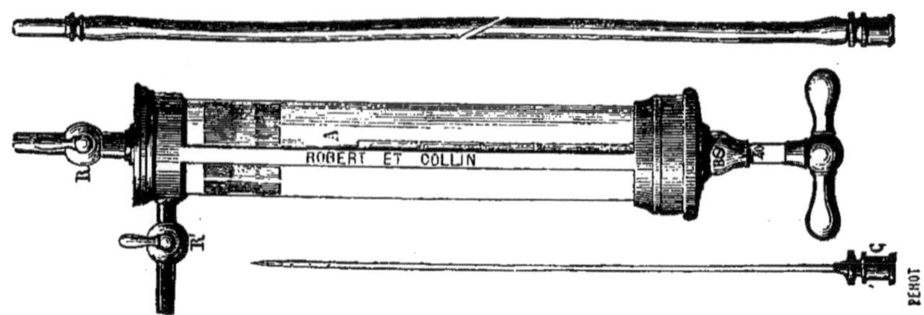

Fig. 35. — Seringue G. Dieulafoy.

été proposés; à chacun doit être annexé le tube en verre fermé par un robinet à chacune de ses extrémités imaginé par Castiaux; l'un de ces robinets reçoit l'aiguille tubulée exploratrice ou le trocart explorateur, l'autre permet de mettre le tube en communication avec une pompe aspirante, ou de l'isoler en y maintenant le vide. Le tube vide d'air isolé et armé d'une aiguille tubulée ou d'un trocart, sert d'explorateur. Supposons le cas où le tube est armé d'une aiguille tubulée; l'opérateur plonge l'aiguille dans la cavité à explorer, ouvre le robinet voisin de cette aiguille lorsque toutes les ouvertures de celle-ci (on sait qu'il y en a de latérales) sont engagées dans les tissus, et enfonce jusqu'à ce qu'il obtienne du liquide ou qu'il juge qu'en poussant plus avant il risquerait de blesser les organes sous-jacents.

Nous avons dit, en parlant de la pointe dont on arme le tube : aiguille exploratrice ou trocart explorateur; c'est qu'en effet on emploie l'une ou l'autre. G. Dieulafoy emploie une aiguille tubulée à pointe acérée et taillée en biseau; mais la pointe de ses aiguilles est généralement un peu recourbée vers l'axe du tube; c'est là un défaut, cette pointe est ainsi rendue flexible. Elle supporte l'effort de l'opérateur et est dans une position telle que toute pression exagérant sa courbure, la rejette hors de l'axe de l'instrument qui dès lors n'a pour ainsi dire plus de pointe acérée pour se frayer un chemin. Pourtant, comme instrument de diagnostic l'aiguille vaut évidemment mieux que le trocart. En effet, le but à atteindre est d'armer l'opérateur d'un vide préalable, selon l'expression de Dieulafoy, qui l'avertisse dès qu'il arrive au liquide cherché. Dès lors, à mesure qu'il enfonce l'instrument, il doit offrir au liquide un orifice par où celui-ci puisse passer dans le tube pour se révéler. Un trocart est meilleur pour porter dans une cavité un orifice par où puisse s'évacuer un liquide contenu, mais lorsqu'il s'agit de diagnostic, l'existence du liquide est douteuse, c'est même justement sur quoi on veut s'éclairer. Il faut donc une pointe en même temps qu'un orifice, et l'aiguille tubulée présente cette double condition.

L'aiguille tubulée a cependant un grave défaut, elle expose à la piqûre des organes sous-jacents, par exemple du poumon, accident dont l'innocuité n'est pas établie.

D'ailleurs, s'il s'agit seulement de reconnaître la nature d'un épanchement pleurétique sur l'existence duquel aucun doute ne s'élève, les trocarts sont sans contredit préférables. Pour adapter un trocart à un aspirateur à vide préalable, le problème à résoudre était d'empêcher le vide de se détruire, ou l'air de pénétrer dans la cavité thoracique, lors du retrait du poinçon hors de la canule et de la substitution du tube explorateur au poinçon. Un trocart à robinet ordinaire était insuffisant, la fermeture du robinet ne pouvant se faire assez rapidement pour empêcher le vide de se détruire. On a alors proposé un trocart à robinet muni de ce que l'on a appelé une boîte à cuir. La boîte à cuir est un cylindre de $0^m,015$ de long pouvant se visser à l'extrémité extérieure de la canule, dont la cavité est remplie de disques de cuir percés en leur centre d'un très-petit trou laissant passer à frottement le poinçon du trocart. La boîte à cuir est vissée sur la canule du trocart, munie elle-même d'un robinet; le poinçon est introduit dans sa canule par le trou central de la boîte à cuir. On fait la ponction, puis on retire le poinçon jusqu'à ce qu'on ait amené à l'extérieur un index dont il est marqué environ à $0^m,015$ de sa pointe. L'apparition de cet index annonce que la pointe du trocart a franchi l'orifice du robinet; on ferme alors ce robinet. Or, pendant tout ce temps, l'air n'a pas pu pénétrer dans la canule du trocart en raison du frottement exercé par les disques de la boîte à cuir contre le poinçon. Une fois le robinet fermé, on dévisse la boîte à cuir on y substitue le tube explorateur vide d'air, et l'on ouvre de nouveau le robinet. L'opération est simple et facile et le problème parfaitement résolu.

CHAPITRE III.

EXPLORATION DE L'APPAREIL CARDIO-VASCULAIRE.

Nous étudierons d'abord les procédés d'exploration du cœur, et en second lieu des vaisseaux, c'est-à-dire du pouls.

§ Ier. — Exploration du Cœur.

L'inspection, *la palpation*, *la percussion*, *l'auscultation et la cardiographie* sont les procédés de diagnostic en usage pour les maladies du cœur.

De l'inspection. — L'inspection révèle les déformations de la région, le siége et l'étendue des mouvements imprimés à la paroi thoracique par le choc précordial. Les signes qu'elle fournit sont contrôlés par la palpation et n'acquièrent de valeur que par la comparaison des deux côtés du thorax.

De la palpation précordiale. — Une main exercée, appliquée sur la région précordiable, peut fournir sur l'état du cœur des indications préliminaires, elle peut permettre même parfois de diagnostiquer, chez un malade atteint d'une maladie du cœur, si la lésion est aortique ou auriculo-ventriculaire ; elle sent presque le souffle comme l'oreille l'entend.

Velpeau prétendait pouvoir apprécier par le toucher vaginal jusqu'à la couleur du col utérin; certains médecins ont poussé l'exagération tout aussi loin pour la palpation précordiale. Non, on ne peut pas par ce mode d'exploration, diagnostiquer toute espèce de lésion valvulaire; c'est là une hardiesse dangereuse ; dangereuse il est vrai surtout pour l'amour-propre du médecin, que d'afficher une telle prétention. Nous avons vu, pour nous, un médecin distingué, consulté par un chirurgien qui se méfiait de son oreille, apposer sa main sur le cœur du malade, et annoncer magistralement un souffle au premier bruit et à la pointe; mais il ne put vérifier ce symptôme par l'auscultation et se trouva compromis par là aux yeux du chirurgien et des assistants. La palpation met l'observateur en éveil, elle lui fait soupçonner ce que l'auscultation seule peut assurer définitivement.

Les règles générales de la palpation s'appliquent à la palpation de la région précordiale ; elles consistent à poser franchement et d'aplomb toute la main à plat, si l'on veut avoir une sensation d'ensemble, puis la pulpe des doigts réunis en palette sur la région correspondant à la base ou à la pointe du cœur, si l'on veut analyser plus complètement la sensation perçue.

Percussion et auscultation du cœur. — Ces deux procédés d'exploration n'ont pas d'instruments spéciaux.

La percussion du cœur doit être modérée à moins que cet organe ne soit profondément enfoncé derrière le poumon.

Les uns donnent le précepte de percuter des parties sonores vers les parties mates, d'autres recommandent une marche contraire. Pour obtenir les limites du cœur (*cardiométrie*), il faut percuter suivant cinq lignes : l'une verticale, longeant le bord droit du sternum ; la seconde oblique, de la pointe, reconnue par la palpation, vers le milieu de la clavicule droite ; une troisième oblique de gauche à droite et enfin la quatrième et la cinquième horizontales.

L'auscultation du cœur réclame le plus souvent l'usage du stéthoscope. On s'est efforcé de désigner des points d'élection sur lesquels doit s'appliquer l'oreille ou le stéthoscope. Nous croyons que pour être complet l'examen doit porter sur toute la région.

De la cardiographie. — La cardiographie a pour objet de représenter en tracés graphiques les mouvements de la pointe du cœur, comme la sphygmographie de représenter les mouvements de la paroi artérielle.

La cardiographie a d'abord été employée aux recherches physiologiques ; l'analogie constatée au moyen du polygraphe entre les tracés obtenus directement sur le cœur mis à nu par la vivisection et les tracés obtenus sur la région précordiale, a naturellement conduit les observateurs à se servir de cet ingénieux instrument, convenablement modifié pour éclairer le diagnostic des maladies du cœur. Marey dont nous aurons tant de fois l'occasion d'invoquer les travaux a attaché son nom à cette branche du diagnostic ; mais il faut reconnaître qu'il avait été précédé par Upham (de Boston) et Ch. Buisson (1).

Nous allons d'abord donner la description du polygraphe, puis des cardiographes d'Upham, de Buisson et de Marey, et enfin de l'appareil dont s'est servi Potain pour étudier les dédoublements des bruits du cœur.

Du polygraphe. — Le polygraphe est un appareil destiné à amplifier et à enregistrer toute espèce de mouvements.

(1) Ch. Buisson, quelques recherches sur la circulation du sang, à l'aide des apprreils enregistreurs. Thèse de doctorat. Paris, 1872.

L'idée mère en est due à Ch. Buisson : si deux ampoules élastiques sont réunies entre elles par un tube, tout changement de pression opéré dans l'une d'elles, se transmettra intégralement à l'autre ; dès lors en appuyant sur l'une on dilatera l'autre et *vice versa.*

Partant de ce principe, Marey après de nombreux essais s'est arrêté au dispositif suivant :

Un tube flexible met en communication deux ampoules élastiques remplies d'air. L'une, appelée tambour (fig. 36) a la forme d'une lentille biconvexe fixée par une de ses faces sur un plateau rigide, elle est recouverte sur l'autre par une rondelle d'aluminium aussi légère que possible. Le plateau qui porte ce tambour est assujetti à un curseur qui se meut le long d'une tige verticale. A la partie supérieure de ce curseur est adaptée horizontalement une plaque en laiton rectangulaire qui vient porter au-dessus du tambour l'articulation d'un levier porte plume. Ce levier, très-léger, s'articule près de son point d'attache à cette plaque horizontale, avec une petite fourchette soudée au milieu de la rondelle d'aluminium qui recouvre le tambour. Pour cela cette fourchette supporte un axe mobile qui traverse une fente longitudinale pratiquée dans le levier.

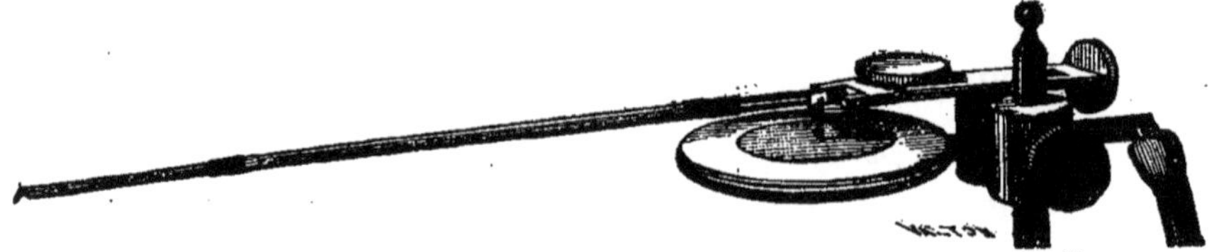

Fig. 36. — Levier du polygraphe de Marey.

Grâce à cet artifice les mouvements du levier sont complètement dépendants des mouvements du tambour, à condition toutefois, qu'il n'y ait aucun jeu entre les différentes pièces de l'appareil dont les frottements doivent être pourtant aussi doux que possible.

A l'extrémité du tube est la seconde ampoule destinée à recevoir le mouvement à enregistrer.

Toute augmentation de pression dans cette seconde ampoule en chasse l'air vers le tambour qui se dilate et soulève le levier; toute diminution de pression produit un effet inverse. Si donc l'on fixe cette seconde ampoule contre une source de mouvement de telle sorte que celui-ci se traduise en variations de pression, l'on verra le levier s'animer d'oscillations, reproduction fidèle du mouvement initial.

Sur la plaque soudée au curseur qui supporte le levier se voient deux têtes de vis, l'une, qui est sur le plat de cette plaque, élève ou abaisse à volonté l'articulation du levier; l'autre, située à l'extrémité de cette plaque opposée à celle qui porte l'articulation, sert à allonger ou à raccourcir le levier en approchant ou éloignant cette articulation du centre du tambour.

Cette faculté d'élever ou d'abaisser le levier, de le rapprocher ou de l'éloigner du centre du tambour, permet de mettre l'appareil au point, c'est-à-dire de mettre le levier de façon qu'il oscille autour de l'horizontale, et d'augmenter ou de diminuer l'amplitude de ses oscillations.

Le levier oscille devant un papier glacé sur lequel il écrit, ou devant un cylindre noirci (fig. 37). Il est à cet effet muni à son extrémité d'une plume fine encrée. Le papier pressé par deux disques d'ivoire contre un cylindre tournant par l'effet d'un mouvement

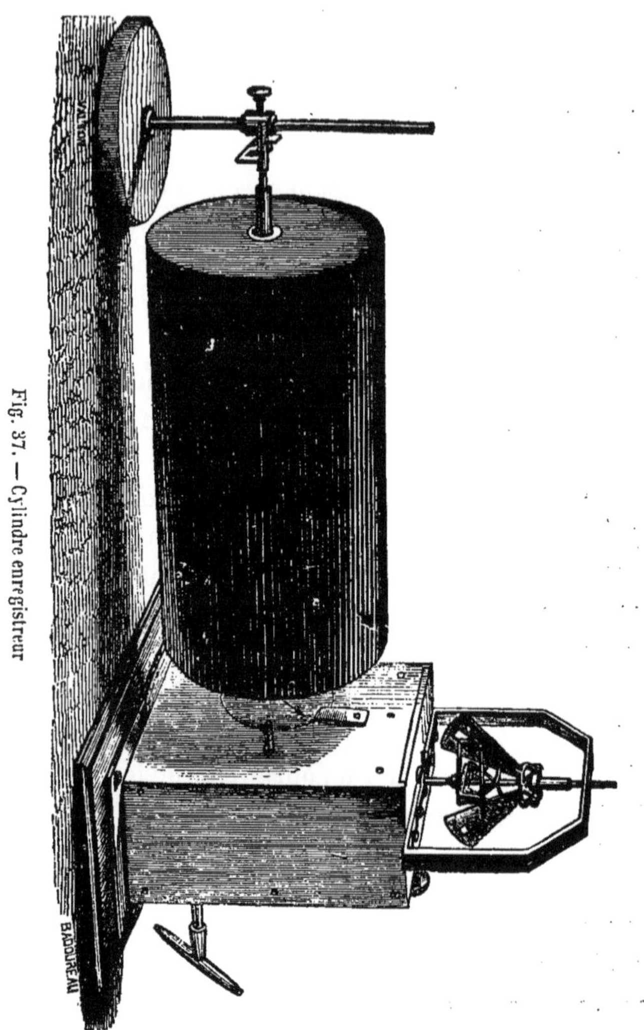

Fig. 37. — Cylindre enregistreur

d'horlogerie se dévide d'une bobine sur lequel il est enroulé.

Chez certains sujets, les battements du cœur sont assez forts pour produire un mouvement visible à l'extérieur. Upham, de Boston, profita de cette remarque. Il prit un entonnoir dont le pavillon se terminait par une membrane, et dont le bec se continuait avec un tube en caoutchouc allant au tambour du polygraphe, et l'appliqua sur le point où il voyait battre la pointe du cœur. Il obtint ainsi un tracé très-satisfaisant. C'est un appareil semblable qu'il employait dans le but de traduire par des sonneries de différents timbres les mouvements de l'oreillette et du ventricule dans ses expériences sur un nommé Groux, qui portait une fissure congénitale du sternum.

Procédé de Ch. Buisson. — Ch. Buisson se servait aussi d'un entonnoir avec ou sans membrane obturatrice sur le pavillon; le tube communiquait avec une ampoule sur laquelle s'appliquait le sphygmographe de Marey.

Marey proposa successivement plusieurs appareils.

Le premier cardiographe qu'il employa était un stéthoscope de Kœnig, muni d'un seul tube communiquant avec le tambour du polygraphe. (Voy. ci-dessus p. 46.)

Plus tard, pour éviter la cause de perte de la sensibilité résultant de la compressibilité de l'air emprisonné entre deux membranes élastiques fortement tendues, le mouvement de la seconde membrane devant, dans ces conditions, être notablement plus faible que celui de la première, Marey substitua à l'air un liquide, l'eau, et obtint ainsi des tracés très-suffisants.

Enfin, il s'est arrêté à l'appareil suivant :

Une capsule de bois (fig. 38), munie d'un tube métallique qui relie sa cavité par l'intermédiaire d'un tube en caoutchouc au tambour d'un polygraphe remplace l'ampoule libre de cet instrument. Sur le bord de cette capsule est fixé un ressort dont la pression est réglée par une vis que l'on voit saillir de la surface convexe de la capsule. A l'extrémité de ce ressort est articulée une plaque d'ivoire dont la largeur est de 0m 01 à 0m 02. Le polygraphe et l'enregistreur sont connus. L'opérateur, pour se servir de cet ap-

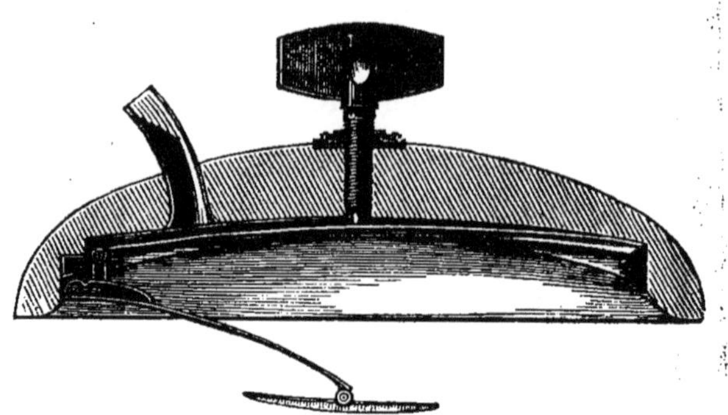

Fig. 38. — Capsule ou transmetteur du cardiographe de Marey.

pareil, cherche d'abord par l'inspection et le palper le point fixe où bat la pointe du cœur. En faisant asseoir le sujet ou le faisant pencher du côté gauche, on arrive souvent à rendre apparents des battements que l'on n'avait pu trouver d'abord.

La pointe du cœur reconnue, il applique sur elle la plaque d'ivoire fixée à l'extrémité du ressort, et appuie exactement la capsule sur la paroi thoracique.

Alors de deux choses l'une, ou bien il voit osciller le levier du polygraphe, ou bien il n'observe pas d'oscillations. Mettant alors la main restée libre sur la vis adaptée à la capsule, il augmente ou diminue par tâtonnement la pression du ressort et de la plaque d'ivoire, jusqu'à ce qu'il ait obtenu des oscillations aussi amples que possible.

Une disposition spéciale permet de n'approcher le

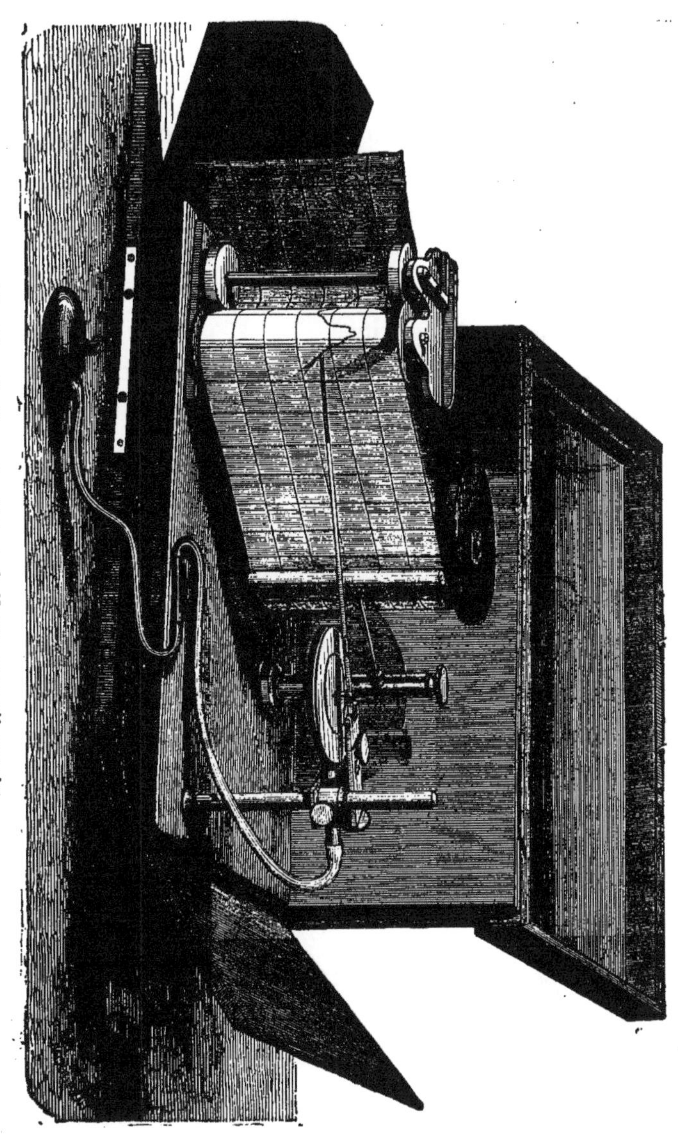

Fig. 39. — Cardiographe clinique de Marey, appareil complet.

cylindre enregistreur du levier que lorsque les tâtonnements ont cessé. L'appareil mis au point, l'opérateur approche donc le papier de l'extrémité du levier, et fait marcher le mouvement d'horlogerie en poussant ou retirant l'arrêtage.

On comprend que les mouvements de la pointe du cœur qui projettent en avant la paroi thoracique, produisent dans la capsule des variations de pression en rapport avec leur rhythme.

Le cardiographe de Marey est le meilleur que nous connaissions. C'est un instrument précieux appelé à rendre de grands services.

Potain s'est servi pour étudier les dédoublements des bruits du cœur d'un cardiographe dont la capsule était remplacée par un stéthoscope muni de deux tubes en caoutchouc, dont l'un allait à l'oreille et l'autre au polygraphe ; il a pu ainsi constater, sur le tracé qu'il obtenait, des oscillations qui étaient l'image de ce qu'il entendait.

Cette disposition, l'auteur le reconnaît lui-même, est au fond très-défectueuse. En raison du tube acoustique qui met la cavité du stéthoscope et du tambour du polygraphe en communication avec l'extérieur, les variations de pression dans l'intérieur de l'appareil devaient être très-atténuées.

§ II. **Exploration du pouls.**

La palpation et l'exploration sphymographique sont les seuls procédés employés pour arriver à la connaissance des signes fournis par le pouls.

De la palpation du pouls. — La palpation du pouls fournit des signes bien autrement précieux que la palpation précordiale. L'étude de ces signes nous éloignerait de notre sujet(1). Qu'il nous suffise de dire où et comment l'on doit tâter le pouls, et ce que l'on doit étudier dans le pouls.

Le pouls s'explore ordinairement à l'artère radiale; mais cela n'est quelquefois pas possible, soit que le malade refuse sa main, soit qu'une fracture, un bandage, une vive douleur locale s'opposent à l'exploration. A défaut de la radiale, on tâte ou la faciale ou la temporale. Pour explorer le pouls radial, il faut appliquer sur l'artère la pulpe des trois doigts index, médius et annulaire, rapprochés et rangés de niveau, le pouce passant sur la face postérieure du membre. On donne le précepte de se servir de la main opposée à celle dont on tâte le pouls, de telle façon que l'index soit toujours du côté du carpe.

Quant aux qualités du pouls qu'il s'agit d'apprécier, ce sont la fréquence, la force ou la tension, la dépressibilité, la mollesse ou la dureté, la régularité.

La fréquence s'estime par le nombre de pulsations comptées dans l'espace d'une minute.

Dans la pratique, on compte ordinairement pendant un quart de minute seulement, en se servant d'une montre à secondes, et l'on multiplie par quatre (2).

Application du métronome à l'exploration du pouls.

(1) Voyez la bibliographie de ce sujet : E. Gintrac, ouvr. cité, t. I, p. 402 (bis).

(2) Floyer. The physicians Pulsewatch, or Essay to explain the art of feeling the pulse and to impart it by the pulsewatch. London, 1707.
— Bordeu. Recherches sur les crises; CVI.
— Double. Séméiotique, t. II, p. 142 et 168.
— Donné. Archives générales de médecine, 2e série, t. IX, p. 132
— Gintrac. Ouvr. cité, t. I, p 407 (bis).

— En 1839, Dubois (d'Amiens(1) proposait de se servir du métronome pour apprécier la fréquence du pouls.

On sait qu'on peut régler cet instrument de manière à donner à ses oscillations la fréquence voulue. Dubois (d'Amiens) réglait l'instrument d'après la fréquence évaluée du pouls.

On avait dès lors des notions exactes sur la régularité du pouls, son égalité, ses intermittences, ses redoublements.

On pouvait, de plus, ce qui est difficile par le toucher, compter au delà de 200 pulsations par minute. On sentait le pouls par le toucher, on voyait ses oscillations, et de plus on les entendait.

Mais on reconnut bientôt que ce procédé d'exploration n'était pas pratique et n'offrait pas les avantages que lui attribuait son auteur.

Le palper renseigne très-bien sur la fréquence du pouls; mais il devient insuffisant pour l'appréciation des autres qualités, surtout en comparaison du sphygmographe.

Sphygmographie. — Un sphygmographe est un instrument d'exploration qui dessine et figure les qualités du pouls. Il fait voir ce que sent le doigt. Grâce à lui, le pouls s'écrit et se décrit lui-même.

A une sensation dont l'analyse est difficile, fugace et incomplète, il substitue un fait permanent, une image.

C'est à Vierordt qu'est dû le premier sphygmographe (2). Sanctorius (3) avait bien son pulsiloge; on

(1) Bulletins de l'Académie de médecine, 1839.

(2) Vierordt, Lehre vom Arterienpuls in gesunden und krankhaften Zustanden, Braunschweig 1855.

(3) Comment. primi libri canonis Avicennæ, Venet. 1600 — Meth. vitand. error., lib. V, ch. VII, f° 709.

connaissait bien le sphygmomètre de Hérisson (1); mais ces appareils n'avaient donné aucun résultat sérieux et pratique. Ils n'ont qu'une importance historique secondaire; nous les passerons sous silence.

En Angleterre, King avait réussi à rendre visibles les pulsations du pouls veineux par l'artifice suivant:

D'un fil de cire à cacheter, ou mieux de verre étiré à la lampe, il faisait un levier rigide et très-léger. Il collait, au moyen d'un peu de suif, l'une des extrémités de ce fil dans le voisinage de la veine à explorer transversalement à celle-ci et en l'appuyant sur elle. Les expansions et les resserrements alternatifs du vaisseau se traduisaient à l'extrémité libre du levier rigide par des mouvements amplifiés et très-appréciables. Vierordt mit ce principe à profit.

Sphygmographe de Vierordt (2). — Le doigt qui reçoit l'effort de la colonne artérielle est alternativement soulevé, de même la jambe et le pied, lorsque le creux poplité d'un côté est appuyé sur le genou de l'autre côté. Ce phénomène a inspiré à Vierordt l'idée du premier sphygmographe clinique qui ait été construit. Son appareil est compliqué mais très-ingénieux (fig. 40).

Une potence ou un support quelconque est muni de deux étriers situés l'un au-dessus de l'autre.

Ces deux étriers supportent chacun un axe horizontal, *hi* et *cc*. Autour de chacun de ces axes oscille, comme un fléau de balance sur son couteau, un levier du premier genre, à bras d'inégale longueur *ab* et *fg*. A l'extrémité du bras le plus court du levier

(1) Séance de l'Académie des Sciences du 1er septembre 1834, — Ou séance de l'Académie de médecine du 7 mars 1835.

(2) Marey. Physiologie de la circulation du sang.

inférieur, est une cupule qui reçoit des poids P. Le bras le plus long de chacun des leviers va s'articuler au milieu d'un axe *mm* et *nn* parallèle à celui qui

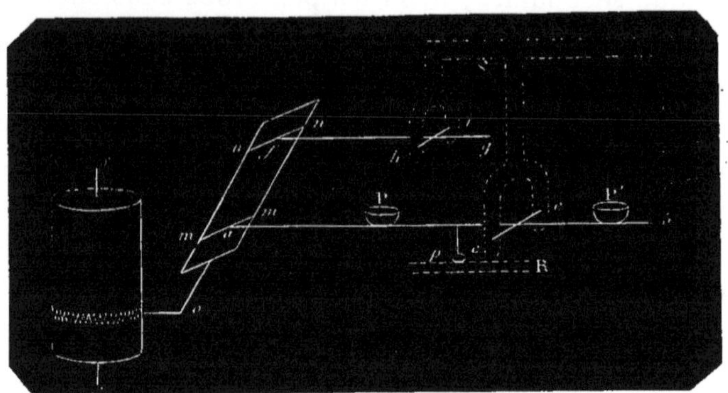

Fig. 40. — Sphygmographe de Vierordt.

ab. et *fg.* deux leviers de longueur inégale. — *hi* et *ec.* axes du mouvement de ces leviers, les axes sont supportés par les étriers représentés par des lignes ponctuées. — *mmnn.* cadre métallique articulé avec les leviers. — P. plaque de laiton qui s'applique sur l'artère. — PP'. cupules qui reçoivent les poids destinés à mettre le système en équilibre. — R. artère. — *s*. cylindre enregistreur. — *o*. pinceau ou plume.

sert de point d'appui au levier, et supporté par un cadre métallique *mmnn*, auquel est attaché un pinceau *o*, le cadre est incliné en raison de ce que les deux leviers sont d'inégale longueur, le supérieur étant le moins long. Il est destiné à transformer en une ligne droite les oscillations du levier inférieur, c'est un véritable parallélogramme de Watt. Les deux leviers sont rendus ainsi solidaires l'un de l'autre; tout mouvement de l'inférieur est communiqué au supérieur.

Supposons le levier inférieur isolé, articulé au cadre : le cadre à chaque mouvement d'ascension du levier resterait vertical, mais changerait de plan passant dans un plan de plus en plus rapproché du point d'appui du levier ; mais combinons au mouvement du levier inférieur, un mouvement de bascule du cadre, autour de l'axe par lequel il reçoit le levier. Le mouvement du levier élève le cadre et tend à le rapprocher du point d'appui *e c*, mais le mouvement de bascule tend au contraire à l'éloigner du point d'appui *e c* ; si donc ce mouvement de bascule est proportionnel au mouvement d'approche vers le point d'appui, il l'annihile et il ne reste plus qu'un mouvement d'ascension du cadre dans un même plan vertical. Ce mouvement de bascule est produit par le levier supérieur qui, comme nous l'avons dit, plus court que le levier inférieur, reçoit bien son mouvement de lui, mais n'exécute pas un arc de cercle aussi grand que lui, il en résulte que la partie inférieure du cadre s'élève plus que la partie supérieure, c'est-à-dire un mouvement de bascule de ce cadre ; et si la différence de longueur entre le levier est calculée de telle façon que le mouvement de bascule qu'elle produit soit proportionnel au mouvement de rapproche vers le point d'appui, qu'engendrerait le levier inférieur isolé ; la correction se fait et la plume fixée au cadre décrit une ligne droite. Cette plume oscille devant un cylindre mu par un mouvement d'horlogerie. Auprès du point d'appui *e c* du levier inférieur sur le bras le plus long, est fixée une tige verticale terminée par une plaque d'ivoire destinée à appuyer sur l'artère que l'on explore. Dans les cupules PP' du même levier, on met des poids qui établissent l'équilibre.

Quelque bien équilibré qu'il soit, cet appareil est lourd, massif et par conséquent inerte. Dès lors il est paresseux, et oscille difficilement. Il conserve en raison de son inertie une vitesse acquise qui introduit dans les tracés qu'il donne des éléments étrangers au mouvement artériel.

Enfin en raison de sa paresse, il reste indifférent aux petits accidents de l'impulsion artérielle et ne les traduit pas.

Sphygmographe de Marey (1). — Marey a fondé sa réputation scientifique en inventant cet ingénieux instrument, au moyen duquel il a su reconnaître, les types si remarquables du pouls dans les maladies du cœur. Le sphygmographe de Marey (fig. 41), se compose d'un support, d'un levier, d'un point d'appui pour ce levier, et d'un mouvement d'horlogerie enregistreur.

Le support est une pièce de laiton coudée, à angle très-obtus, dont les deux branches sont d'inégale longueur; l'une a près de $0^m,15$, l'autre $0^m,05$. La plus courte branche est plate, large de $0^m,015$; sur celle de ses faces qui regarde l'intérieur de l'angle, est fixé le mouvement d'horlogerie; c'est une caisse rectangulaire haute de $0^m,025$ environ, longue de 0^m030.

La plus longue branche pleine d'abord, se termine en cadre rectangulaire RQ portant sur celui de ses pe-

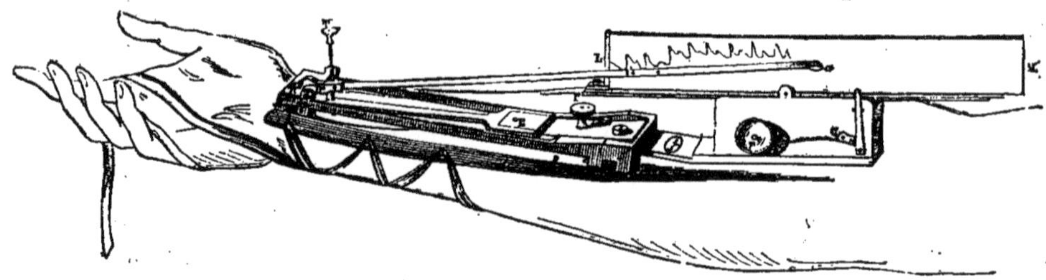

Fig. 41. — Sphygmographe de Marey.

(1) Marey. Physiologie de la circulation du sang. Paris 1863, p. 179-181.

tits côtés le plus éloigné du sommet de l'angle Q, l'articulation C du levier porte-plume, sur lequel presse un petit ressort très-doux, et sur son petit côté le plus rapproché de l'angle E, une autre articulation qui commande le couteau mobile EBD sur lequel repose le levier. (fig. 42). L'on a donc ainsi un système de

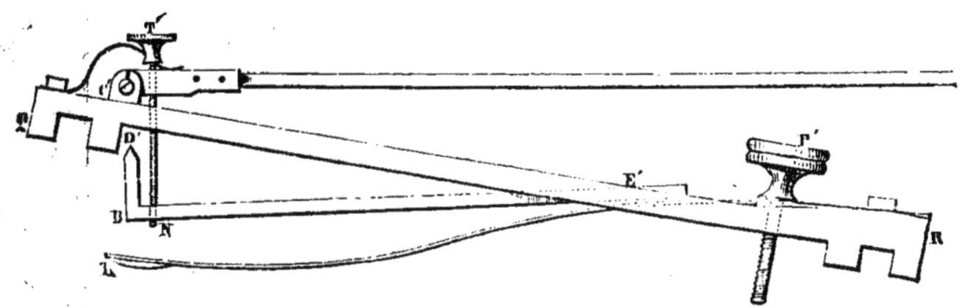

Fig. 42. — RQ longue branche de la monture. — EBD levier porte-couteau. — E articulation de ce levier. — C articulation du levier porte-plume. — K ressort et plaque d'ivoire appuyant sur l'artère. — P vis réglant la pression du ressort K — T vis servant à élever ou à abaisser le levier porte-plume. — N pas de la vis T à travers le levier EB.

deux articulations qui se commandent l'une l'autre. Tout mouvement imprimé à l'articulation du levier EB se transmet par l'intermédiaire du couteau D au levier porte-plume et à l'articulation C. Le levier EB est traversé en N par une vis TN qui appuie elle-même sur le ressort K en contact avec l'artère. Ce ressort est à la partie pleine de la longue branche de la monture par une vis P qui permet d'en régler approximativement la tension. A son extrémité libre, légèrement recourbée, ce ressort est muni d'une petite plaque d'ivoire qui porte sur l'artère.

On comprend le mode de transmission des mouvements. La plaque d'ivoire et le ressort reçoivent les mouvements de l'artère et les communiquent à la vis T qui appuie sur le ressort; cette vis commande la pièce qui porte le couteau et lui imprime tous ses mouvements. Ces mouvements déjà amplifiés en raison du bras de levier qui sépare le couteau du point d'implantation de la vis, sont enfin communiqués par le couteau au levier porte-plume qui les amplifie.

Pour fixer l'appareil au bras du malade (car il est fait pour l'artère radiale), de chaque côté le long de la longue branche de la monture sont fixées par des articulations, deux pièces de métal portant des crochets destinés à servir de points d'attache à un lacet dont on enroule le membre en expérience. Le lacet complète donc, en arrière du poignet, une sorte de bracelet formé en avant par l'instrument tout entier.

Pour manier cet instrument l'opérateur reconnaît d'abord par le palper digital ordinaire, la situation de l'artère qu'il veut explorer; pour plus de sûreté, soit avec un crayon, soit avec n'importe quel instrument dermographique, il en marque la trace sur la peau. Mais l'artère radiale est longue; quel point de son trajet doit-il choisir? La seule réponse à donner à cette question est qu'il doit choisir le point où les battements artériels sont le plus sensibles à son doigt. Ce point sera au poignet et en général près de l'articulation radio-carpienne. Là en effet, l'artère saisie entre le doigt explorateur ou la plaque d'ivoire du ressort d'une part, et de l'autre part la surface osseuse représentée par l'extrémité inférieure du radius, ne peut fuir vers les parties profondes. Sur la trace de l'artère il applique la plaque d'ivoire du ressort, en maintenant l'axe de l'instrument dans la direction de l'axe du membre, le mouvement d'horlogerie dirigé vers la racine du membre. Relevant alors le levier et introduisant la paume de la main entre le levier ainsi soulevé et le corps de l'appareil, il saisit à la fois et l'instrument et le poignet du sujet; puis il soulève tout le système (bras et appareil) et se hâte de fixer l'instrument sur l'avant-bras à l'aide du lacet, puis il repose doucement le membre sur le plan qui doit le supporter (1).

L'appareil est dès lors fixé, reste à le mettre au point. C'est ici qu'entre en jeu la vis P, en la tournant d'un côté ou de l'autre, on met le ressort dans un état de tension plus grand ou plus faible. Les doigts sur la tête de la vis P, l'œil fixé sur la plume, l'opérateur tend ou détend le ressort jusqu'à ce que à la suite de tâtonnements il reconnaisse que les oscillations de la plume sont aussi amples que possible. Le plus souvent alors la plume n'est pas en face du papier. En maniant la vis T il peut élever ou abaisser cette plume, en un mot la mettre au niveau voulu en élevant ou abaissant le couteau.

Lorsque la plume est mise en contact avec le papier, les oscillations s'arrêtent le plus souvent; il ne faut pas s'en inquiéter, dès que le mouvement d'horlogerie est mis en activité et que le papier marche, les oscillations reprennent.

Le mouvement d'horlogerie offre à étudier des pièces situées sur une des faces latérales, et la disposition de sa face supérieure destinée à recevoir le plateau porte-papier.

Les pièces situées sur la face latérale sont la clef et l'arrêtage. La clef est la pièce ordinairement placée au milieu de la face latérale, elle a la forme d'une

(1) Lorain, Etudes de médecine clinique faites avec l'aide de la méthode graphique et des appareils enregistreurs; le Pouls, ses variations et ses formes. Paris, 1870.

virole ordinaire, il faut évidemment avoir soin de la tourner dans le bon sens, de remonter l'appareil à chaque expérience, de le monter toujours avec douceur, en s'arrêtant à la moindre sensation d'obstacle.

L'arrêtage est cette barre verticale située près du bord postérieur de la face latérale; cette pièce articulée à son extrémité inférieure est susceptible d'un mouvement de bascule en arrière; une fois l'appareil monté, on le met en marche en portant la pièce d'arrêtage en arrière, on l'arrête en remettant cette pièce dans sa position verticale primitive.

Sur la face supérieure, on remarque deux bords saillants creusés d'une rainure, et munis, chacun en leur milieu, d'une roulette qui vient affleurer la rainure, et à leurs extrémités de petits ressorts.

Au milieu de cette face supérieure, se voit encore une fente longitudinale laissant saillir de près d'un millimètre hors de la boîte une roue dentée.

Le plateau porte-papier est composé d'une monture et d'un plateau. La monture se compose d'une lame horizontale de métal, destinée à s'adapter aux rainures des bords saillants de la boîte du mouvement, longue de 0^m12 à 0^m15. A la face inférieure de cette lame est soudée une tige de laiton carrée dentée sur sa face libre, en un mot une crémaillère destinée à s'engrener avec la roue dentée qui fait saillie sur la face supérieure du mouvement. Sur la face supérieure de la lame sont vissées deux tiges verticales, l'une à une extrémité, l'autre aux environs de l'autre extrémité, un peu en retrait sur le plan médian vertical de la lame, les deux tiges maintiennent le plateau en aluminium haut de 0^m02, long de 0^m12 à 0^m15. La première présente une rainure qui reçoit l'un des bords du plateau, l'autre un ressort qui coiffe le plateau. Pour fixer le papier, on le pince entre la rainure et le bord du plateau d'une part, et le ressort et le plateau d'autre part.

Critique du sphygmographe de Marey. — Ducheck, reproche au mouvement d'horlogerie de n'être pas régulier. Ce reproche n'est justifié que par la mauvaise construction de l'appareil dont se servait cet auteur.

Rive (*Thèse inaugurale, Utrecht*, 1866) (1) veut pour que l'instrument soit parfait, qu'il réalise les conditions suivantes :

1° Que son mouvement d'horlogerie fonctionne bien; 2° Que le mouvement du ressort équivale à la pression artérielle; 3° Que le mouvement du ressort équivale au soulèvement du ressort ; 4° Que ni le ressort, ni le levier n'aient des mouvements propres; 5° Qu'il n'y ait aucun frottement.

Il constate encore l'impossibilité d'avoir un mouvement d'horlogerie tout à fait régulier.

Sanderson (*Handbook of the Sphygmographe: being a guide to its use in clinical research, by J. Burdon Sanderson F. R. S. physician to the hospital for Consumption, etc. London.* 1867) fait d'abord quelques observations sur le mode d'application de l'instrument. « Le mode d'application employé par Marey est imparfait, l'instrument au lieu d'être fixé solidement assujetti sur le squelette, est seulement maintenu par le lacet pour le temps très-court où il sera possible d'obtenir l'immobilité des muscles du malade. » Pour remédier à cette imperfection, après plusieurs

(1) Rive, De sphygmograaf en de sphygmographische Curve, thèse. Utrecht 1866.

essais, l'auteur s'est arrêté au dispositif suivant : à l'extrémité de l'instrument est ajustée une plaque rectangulaire en cuivre qui s'applique sur le tendon du long fléchisseur propre du pouce, et occupe l'espace compris entre ce tendon et l'épine du radius, cette plaque est fixée solidement à l'aide d'une forte bande de caoutchouc qui entoure le poignet. Par ce moyen, la charpente du sphygmographe est appuyée fermement sur une surface osseuse, et l'axe du levier est maintenant à une distance constante de l'artère. Cette bande de caoutchouc n'est-elle pas douloureuse?

E. Mach a signalé une cause d'erreur (1). Il a montré que la descente du levier déterminée par l'action du petit ressort qui presse sur lui ne reproduit pas fidèlement le retrait artériel, et en est jusqu'à un certain point indépendante. Mach, pour rémédier à ce défaut, articule le levier avec le couteau. Marey a du reste adopté cette articulation du levier avec le couteau dans son polygraphe.

Sphygmographe de Béhier (2).—Le plus parfait qui

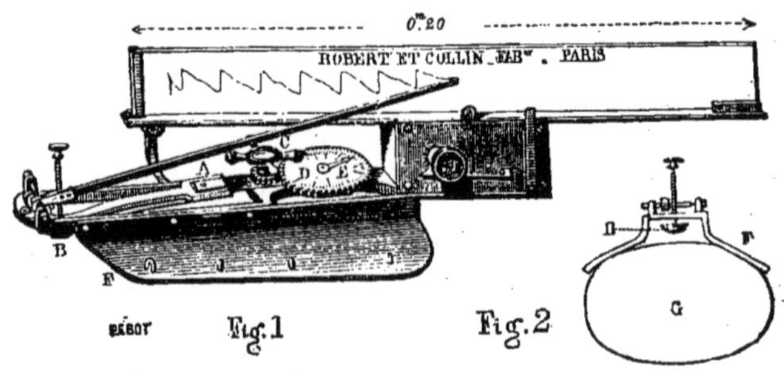

Fig. 43. — Sphygmographe de Béhier.

(1) Mach, Zur theorie der Pulswellenzeichner (Med. Jahrbuc der Zeitschrift der Gesellschaft der Aerzte, 1863, § 47).

(2) Béhier, Description de modifications apportées au sphygmographe. (Bulletin de l'Académie de médecine, 1868, t. XXXIII, p. 176.

ait été proposé ; il est construit sur le modèle de l'instrument de Marey, mais présente sur lui les avantages suivants.

Le levier est articulé avec le couteau suivant l'indication de Mach. Le support F qui s'applique sur le bras n'est plus articulé avec la longue branche de la monture, il lui est soudé et est plus large, mais le perfectionnement principal porte sur le ressort. Les indications de l'instrument de Marey dépendent de la pression que le ressort exerce sur l'artère, pression qui varie d'une expérience à l'autre et que l'on ne peut graduer. Béhier a ajouté à l'instrument un dynamomètre qui permet de mesurer cette pression. Ce dynamomètre est joint à la vis C qui permet dans l'instrument de Marey d'augmenter ou de diminuer la tension du ressort. De plus, grâce au support rigide qui porte sur le bras, ce n'est que lorsque l'instrument est fixé, que le ressort appuie sur l'artère par le jeu de la vis.

La plaque qui porte le papier est plus longue, elle est maintenue dans sa course par une roulette qui empêche les oscillations dans le plan vertical.

Quant au dynamomètre voici comment il est disposé, la vis qui règle la tension du ressort engrène une roue dentée, fixée horizontalement près d'elle, et qui porte des divisions représentant des grammes. Au centre de cette roue est une aiguille indépendante. Dès lors l'appareil une fois appliqué, on tourne la vis jusqu'à contact du ressort avec la peau au niveau de l'artère ; ce simple contact établi, on met l'aiguille au zéro puis on tourne la vis jusqu'à ce que le chiffre qui représente en grammes le degré de la pression que l'on a voulu donner soit devant l'aiguille.

Sphygmographe de Longuet (1). — Cet ingénieux appareil est fondé sur un tout autre principe que l'instrument de Marey.

Il se compose d'un mouvement d'horlogerie **M**,

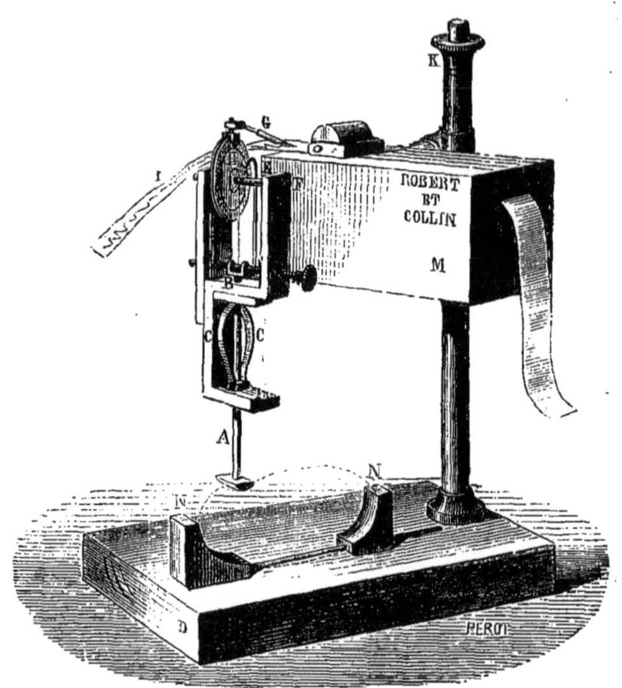

Fig. 44. — Sphygmographe de Longuet.

M. mouvement d'horlogerie. — I. feuille de papier. — K. colonne support de l'instrument. — D. socle. — NN. tasseaux pour le bras. — F. axe autour duque tourne la roue H. — H. roue porte-plume. — G. plume. — A. tige verticale appuyant sur l'artère. — CC. double ressort qui maintient la tige A. — E. potence qui fait suite à la tige A et commande la roue H.

(fig. 44) qui déroule horizontalement une bande de papier I, porté sur une colonne verticale K le long et autour de laquelle on peut le faire mouvoir à l'aide

(1) Longuet, Bulletin de l'Académie de médecine, 1868, t. XXXIII, p. 962.

d'un mouvement rapide (crémaillère) et d'un mouvement lent (vis). Cette colonne est fixée dans un socle D en bois, sur lequel sont deux tasseaux NN pouvant s'écarter plus ou moins en glissant dans des rainures et qui servent à maintenir le bras du sujet en expérimentation. Elle jouit d'un mouvement autour de son axe.

A la caisse du mouvement d'horlogerie est adapté le reste de l'appareil, supporté par deux cadres placés l'un au-dessus de l'autre, le bord supérieur de celui qui est le plus élevé est de niveau avec le plan supérieur de la caisse du mouvement d'horlogerie. Ce bord supérieur est un axe F qui porte une roue H se mouvant autour de lui. A cette roue est adaptée une plume G à l'aide d'une pince à pression et d'une articulation. Cette plume repose sur la bande de papier sur laquelle elle écrit un trait horizontal, à chaque arc de cercle décrit par la roue. Une tige verticale A terminée à sa partie inférieure par une très-petite plaque, destinée à être appliquée sur l'artère, traverse à frottement très-doux le cadre inférieur, où elle est maintenue par un double ressort CC, qui la ramène toujours de haut en bas, quand elle a été soulevée de bas en haut par le choc artériel. Cette tige commande la roue dont dont il a été question, de telle sorte que chacun de ses mouvements d'ascension ou de descente communique à cette roue un mouvement de rotation dans un sens ou dans un autre, et par conséquent à la plume un mouvement de va-et-vient horizontal. Les mouvements sont imprimés à la roue près de son centre de façon que leur amplitude soit augmentée à sa circonférence et par conséquent que les traits de la plume représentent ces mouvements amplifiés.

Ces mouvements de la tige A sont imprimés à la roue H par le mécanisme suivant : La tige A est surmontée d'une potence qui s'élève au-dessus de l'axe de la roue. Cette potence supporte un fil qui s'enroule autour de l'axe F et s'y fixe. Un second fil, qui peut du reste n'être que le prolongement du premier, s'enroule en sens inverse sur l'axe F et va s'attacher inférieurement a la tige A elle-même. On comprend que, lors des mouvements d'ascension, le premier fil se déroule et donne à la roue un mouvement, tandis que le second fil s'enroule davantage; au contraire dans les mouvements de descente, le second fil se déroule tandis que le premier s'enroule et imprime à la roue un mouvement en sens contraire du mouvement produit par l'ascension de la tige A. La tige A communique en même temps ses mouvements à l'aiguille I d'un dynamomètre placé latéralement, qui indique la pression exercée sur l'artère à tous les instants de l'expérience, et de plus la force de la pulsation. Cette transmission de mouvements se fait de la façon suivante : La tige verticale A supporte une branche horizontale B, qui passe dans une rainure pratiquée sur l'un des côtés du cadre supérieur. A côté de cette rainure, sur un pivot, est fixée l'aiguille du dynamomètre, qui n'est autre qu'un levier du premier genre à bras inégaux, coudé à angle très-aigu, dont le sommet est au point d'appui ou articulation. La branche B, fixée à la tige A, butte contre le plus petit bras de levier, qui la reçoit dans une rainure, le soulève en glissant sous elle, lorsque la tige A monte, et l'abaisse lorsque la tige A baisse; le plus long bras, qui est l'aiguille, s'anime de mouvements concordants; un cadran est fixé devant la pointe de cette aiguille.

Nous croyons ne pouvoir mieux faire que de répéter ici les détails que Longuet donne lui-même sur l'application de son instrument. Cet auteur s'exprime ainsi :

« *Mode d'application.* — I. Le mode d'application « de l'instrument consiste à placer le bras dont on « veut explorer l'artère sur la planchette, entre les « deux tasseaux, de façon telle que le bord cubital « du poignet soit toujours le plus rapproché de la « crémaillère, et que le plan osseux du radius, sur « lequel passe le vaisseau artériel, soit placé sous la « plaque d'ivoire. Le poignet est maintenu dans cette « position par le rapprochement des tasseaux.

« Le mouvement d'horlogerie étant monté, il suffit « de tourner la vis engrenée sur la crémaillère pour « abaisser l'instrument sur l'artère dont le trajet est « marqué soit pas une raie faite avec l'ongle, soit par « un trait d'encre, ou seulement reconnu par la pal- « pation. »

« La pression doit s'exercer graduellement et par « saccades légères jusqu'à ce que la roue décrive de « petites oscillations ; alors, en tâtonnant un peu, en « diminuant ou augmentant la pression, il sera facile « d'arriver au maximum d'amplitude des oscilla- « tions. Ce maximum obtenu, l'appareil est en bonne « position. La bande de papier est alors engagée sous « le rouleau et la plume fixée par sa pince sur la roue, « de façon que la pointe soit au milieu du papier.

« Le levier d'échappement (arrêtage du mouvement « d'horlogerie) est abaissé et le papier glisse pen- « dant que la plume décrit un mouvement de va et « vient.

« Quelques précautions doivent être prises pour « assurer la réussite de l'opération :

« 1° *Le patient doit être prévenu de l'innocuité de l'ap-« plication de l'appareil* pour éviter une émotion qui « agit considérablement sur la circulation, et qui peut « modifier complétement un tracé ; 2° Il doit être « placé de manière que sa position soit pour lui la « moins fatigante possible ; 3° On lui recomman-« dera de respirer comme à l'ordinaire et de ne faire « *aucun mouvement;* 4° L'appareil étant placé, si la « roue n'exécute aucun mouvement ou de faibles os-« cillations avec un pouls fort, il faudra faire varier « légèrement la position du bras, soit en dehors ou en « dedans, soit en avant ou en arrière ; car, dans ce « cas, l'artère n'est pas bien comprimée ; 5° L'encre « doit être préparée avant l'application de l'instru-« ment; la plume doit être essayée, puis amorcée ; « 6° Il est nécessaire d'éviter que des mouvements « soient communiqués au bras en expérience, soit « par le malade, soit par l'opérateur lui-même, soit « par les assistants.

« II. Pour prendre le tracé du choc cardiaque, il « suffira de tourner la crémaillère sur son axe jusqu'à « ce que la plaque d'ivoire soit hors de la planchette, « et de fixer la planchette sur la poitrine, parallèle-« ment au sternum, par quelques tours de bande.

« III. Pour prendre le tracé de la fémorale, une « disposition semblable sera prise, et la planchette « sera fixée parallèlement à la cuisse.

« IV. Chez les nouveau-nés, la pulsation produite « par le soulèvement des fontanelles peut être utile à « connaître. Pour en obtenir le tracé, il faut simple-« ment tourner la plaque d'ivoire de telle sorte que

« son grand axe soit parallèle au grand axe de la « fente de la planchette, faire descendre la tige entre « les bords de la fente et appliquer l'instrument sur « la tête de l'enfant de manière que la plaque d'ivoire « touche la fontanelle.

« V. Quand on applique un sphygmographe de Ma- « rey sur la radiale d'un sujet bien portant, il est fa- « cile de remarquer combien la pression de la vis « agissant sur le levier fait facilement varier et la « forme et l'amplitude du tracé.

« La connaissance de la force exacte de cette pres- « sion est très-importante à connaître.

« Voulant savoir, par exemple, quel effet produit « sur la circulation un agent thérapeutique quel- « conque, il est nécessaire de prendre un tracé avant « et un tracé après l'administration du médicament.

« Si l'instrument de Marey est employé, et s'il faut « l'enlever dans l'intervalle de l'inscription du pre- « mier et du deuxième tracé, il sera à peu près impos- « sible, pour le deuxième tracé, de retrouver exacte- « ment les mêmes conditions dans lesquelles le pre- « mier aura été pris, conditions dépendant :

« 1° De la position de l'appareil sur le bras;

« 2° De la force avec laquelle le ruban fixateur aura « été serré;

« 3° De la pression du levier sur l'artère; ce levier, « descendant plus bas que le point d'appui, exerce « déjà une pression qu'il est impossible de connaître « parce qu'elle dépend de la force avec laquelle le « lien est serré, pression qui agit même avant la « fixation définitive de l'appareil.

« Avec le nouvel instrument, les conditions d'ap-

« plication ne peuvent pas varier, et la pression peut « être connue grâce au dynamomètre.

« VI. Un autre avantage qu'offre le nouveau sphyg- « mographe, c'est de n'exercer aucune pression sur « les veines du bras, et, par conséquent, de ne point « modifier les conditions de circulation dans ces « veines, dans les capillaires, d'où elles naissent, et, « par contre, dans les artères. En effet, la région « anti-brachiale, au lieu d'être comprimée circulaire- « ment sur une étendue de plusieurs centimètres, ne « subit de pression qu'en trois points très-limités : « les deux apophyses inférieures des os de l'avant- « bras et l'artère. — La circulation veineuse se fait « donc très-librement.

« VII. Plusieurs autres modifications méritent en- « core d'être signalées : 1° Le bras mobile de la plume « peut s'élever ou s'abaisser sur la tige fixe, et alors « augmenter ou diminuer la hauteur du tracé. Dans « les tracés si peu amples des insuffisances auriculo- « ventriculaires, cette modification a une assez grande « utilité ; 2° la plume elle-même, par sa position ho- « rizontale, est beaucoup plus maniable que celle de « l'appareil Marey, dont la plume verticale est si dé- « favorable à l'inscription, et qui, à cause de sa lon- « gueur, décrit un arc de cercle au lieu d'une ligne « droite dans les tracés très-amples ; 3° la bande de « papier qui reçoit l'inscription étant très-longue, « permet de noter des modifications qui n'apparais- « sent que de loin en loin (intermittences ou irrégu- « larités) ; 4° le mouvement de progression de la « bande est plus rapide, ce qui donne à la ligne de « descente une plus grande amplitude ; 5° la mobilité « des tasseaux sur la planchette facilite la prise de

« tracés chez les enfants très-jeunes tout aussi bien « que chez les adultes ; 6° la mobilité de la crémail- « lère sur son axe permet de porter la plaque d'ivoire « hors de la planchette et de prendre des tracés, soit « de la fémorale, soit de la pointe du cœur, soit des « fontanelles ; 7° la position verticale de la tige prin- « cipale peut être transformée en position horizon- « tale, ce qui peut avoir une certaine utilité par les « expériences physiologiques sur la respiration ou la « circulation. » Cet appareil n'est pas très-répandu, nous croyons qu'il mériterait de l'être. Il est simple, facile à appliquer, s'accommode à l'exploration de toutes les artères accessibles. Peut-être, par exemple, est-ce lui demander plus qu'il ne peut donner, quoi qu'en dise son inventeur, que de lui demander d'exprimer la force de la pulsation artérielle.

Méthode de Czermak (1). — Une méthode sphygmographique tout autre est celle de Czermak.

Cette méthode consiste à enregistrer le pouls avec un levier sans poids qui écrit sans frottements et qui ne change rien à l'état de l'artère sur laquelle on expérimente. Ce levier est un rayon de lumière.

Czermak prend une lentille bi-convexe, au foyer de cette lentille il place l'artère sur laquelle est fixé un très-petit corps opaque qui en subit toutes les oscillations. L'image du corps en mouvement est reproduite amplifiée au second foyer de la lentille dans une chambre noire. Au foyer est un papier sensible sur lequel se reproduit l'image en mouvement. Le papier est mû par un mouvement d'horlogerie.

(1) Sitzungsber. der k. k. Akademie der Wissensch aften, Jahrgang 47, p. 428.

Conclusion. — L'inspection, la palpation, la percussion et l'auscultation du cœur n'offrent aucune difficulté pratique et suffisent aux besoins journaliers de la diagnose. La cardiographie est une branche de physiologie pathologique des plus fructueuses. Le cardiographe de Marey est le meilleur que nous connaissions. Tout clinicien doit savoir le manier.

L'appareil de Potain pour l'étude des dédoublements des bruits du cœur est ingénieux en principe mais demande des perfectionnements.

Le palper fournit des renseignements exacts sur la fréquence et permet d'apprécier vaguement les autres qualités du pouls. La sphygmographie affirme ce que le palper faisait soupçonner des qualités du pouls. Le sphygmographe de Marey, modifié par Béhier, est un instrument excellent. Le sphygmographe de Longuet a des avantages sérieux sur le précédent, mais il a le défaut d'être quelquefois infidèle et rebelle.

CHAPITRE IV.

DES MOYENS PHYSIQUES EN USAGE POUR L'EXPLORATION DU SYSTÈME NERVEUX.

Nous nous occuperons d'abord des moyens d'exploration des centres nerveux : *la cérébroscopie et les divers procédés d'exploration de la moelle épinière.* Nous examinerons en second lieu les moyens en usage pour l'exploration des sens. Un dernier chapitre sera consacré à l'étude des procédés de diagnostic des lésions de la motilité.

De la cérébroscopie (1). — La cérébroscopie est la méthode d'exploration du cerveau par l'examen ophthalmoscopique du fond de l'œil.

Bouchut, par ses études sur la cérébroscopie, a fait faire un progrès réel à la science. Nous croyons cependant que lorsque cet auteur met la cérébroscopie au même niveau pour la pathologie du cerveau que l'auscultation et la percussion pour les maladies des poumons et du cœur, il s'enthousiasme un peu trop pour une étude amoureusement poursuivie, mais dont les résultats sont plus curieux que vraiment utiles. Qui trop embrasse mal étreint. Et Bouchut n'a pas abouti, comme il le prétendait, à faire pour la cavité crânienne ce que Avenbrugger, Laënnec, Piorry ont fait pour la cavité thoracique. Il a bien dû se l'avouer à lui-même du reste : « Il ne faudrait pas

(1) Bouchut. Pathologie générale. — Id. Du diagnostic des maladies nerveuses par l'ophthalmoscope.

croire, dit-il, que les lésions de l'œil observées concurremment avec les maladies du cerveau aient quelque chose de pathognomonique par elles-mêmes, et qu'à la simple inspection de la papille on puisse dire, chez un malade, méningite, ou chez un autre, hémorrhagie cérébrale. »

Malgré ces restrictions nécessaires et ces aveux de l'auteur lui-même, les travaux de Bouchut n'en demeurent pas moins d'une valeur et d'un intérêt incontestables, tant au point de vue de la science pure qu'au point de vue pratique.

La cérébroscopie emploie l'ophthalmoscope. Devons-nous décrire les ophthalmoscopes? Nous ne le pensons pas; d'abord parce qu'ils figurent dans tous les traités d'oculistique, en second lieu parce qu'ils appartiennent surtout au domaine chirurgical. Nous renvoyons donc au *Traité des maladies des yeux* de Galezowski, au beau livre que Perrin vient de publier sur l'ophthalmoscopie, et encore au tome II de l'Arsenal de chirurgie de Gaujot et Spillmann.

Moyens physiques employés pour l'exploration de la moelle épinière.—La pression digitale sur le rachis, la percussion immédiate ou médiate, cette dernière permettant une localisation plus précise, l'application d'une éponge imbibée d'eau chaude ou d'eau froide, l'application d'un morceau de glace sont les moyens physiques d'exploration de la moelle épinière qui ont pour but de provoquer le phénomène douleur.

La pression digitale exercée sur les apophyses épineuses ou même sur les apophyses transverses doit être assez forte et égale dans toute la hauteur du rachis. Il faut prendre garde de confondre la légère sensation de douleur que provoque la pression de la peau avec la véritable douleur médullaire réveillée par la pression.

La percussion vaut mieux que la pression. Elle s'exerce sur le doigt (dactylo-plessisme, Piorry). Les procédés de l'éponge et de la glace sont simples et ne nécessitent d'autre précaution que de ne pas mouiller ni échauder ni refroidir le malade.

Exploration de la sensibilité. — L'analyse physiologique a reconnu plusieurs espèces de sensibilité qui sont : *la sensibilité au contact ou tact proprement dit*, *la sensibilité à la douleur*, *la sensibilité au froid ou au chaud;* et enfin *les diverses sensibilités spéciales.*

Il y a, sans aucun doute, un intérêt réel scientifique, sinon diagnostique, à s'assurer, chez les sujets atteints de maladies nerveuses, de l'état de ces diverses sensibilités et du degré de leur altération.

Au premier abord, le problème semble facile à résoudre. Nous n'oserions dire, en effet, que c'est là une exploration réellement difficile, mais elle est minutieuse et délicate, surtout lorsqu'il s'agit d'apprécier des altérations peu prononcées.

Pour être complète, l'étude de la sensibilité doit être comparative entre les deux côtés du corps ; il faut y mettre le temps, la renouveler dans les cas douteux avant de rien affirmer; il faut encore tenir grand compte de l'intelligence du sujet, de sa bonne foi et de l'état général de la sensibilité dans les parties saines; certains sujets étant, comme chacun sait, beaucoup plus sensibles que d'autres.

1° *Sensibilité au contact ou tact.* — Pour apprécier l'état du tact, le malade étant couché et ayant les yeux bandés, touchez du bout du doigt, sans pression, la partie à explorer et posez la question suivante : Vous touche-t-on ? Si la réponse est affirmative, cessez le contact et réitérez la question. Demandez ensuite au sujet de préciser le point du contact. Souvent, en effet, il se trompe dans l'appréciation du siége de l'impression ; d'autres fois, la transmission de l'impression est tardive ; dans certains cas encore le malade ne signale le contact que lorsqu'il est brusque ou bien au moment où il cesse.

Benedikt (1) a montré que de toutes les sensibilités cutanées, celle qui conserve le mieux son intégrité est la sensibilité au froid et au chaud. Dès lors, pour être sûr que la différence de température entre le doigt qui exerce le contact et la peau du malade ne produise pas une sensation que le malade rapporterait faussement au contact, il est bon de recouvrir d'un linge la région que l'on explore.

Pour apprécier la sensibilité à la pression, qui n'est en somme qu'une variété de la sensibilité au contact, on peut se servir de l'instrument suivant construit par Mathieu :

Une tige en aluminium, de près de $0^m,05$ de longueur et de très-faible diamètre, est terminée en pointe mousse à l'une de ses extrémités et surmontée à l'autre d'un plateau aussi léger que possible également en aluminium. La tige glisse sans frottements dans une étroite coulisse supportée par un manche. L'instrument est saisi par son manche ; la pointe mousse est mise en contact avec la peau. La légèreté de l'instrument est telle qu'il ne détermine alors aucune sensation. L'expérimentateur met alors

(1) Benedikt. Ueber tabes dorsualis. (Oesterreich Zeitschrift für prakt. Heilkunde, 1864).

petit à petit des poids sur le plateau jusqu'à production d'une sensation.

Mais la sensation tactile peut exister, elle peut être exactement localisée, l'impression peut se transmettre sans retard, et pourtant la sensibilité tactile être altérée. Elle existe, mais sa finesse physiologique est plus ou moins émoussée. On comprend que pour apprécier le degré de finesse d'un sens on ne puisse se fier à l'appréciation du malade lui-même, qui ne peut que fort grossièrement indiquer si l'impression qu'il perçoit a les qualités habituelles et normales. Il était donc besoin de rechercher un critérium plus fidèle et plus exact. E. H. Weber a montré que le contact de deux pointes rapprochées donne dans les régions du corps les plus sensibles, l'extrémité libre de la langue, par exemple, une double sensation, tandis qu'il ne donne qu'une sensation simple, c'est-à-dire celle d'une seule pointe dans les régions douées d'une sensibilité moindre. Il a montré ainsi que l'on peut classer les différentes régions du corps, suivant le degré moyen d'écartement de deux pointes nécessaire à la production d'une sensation de double contact; le tact étant d'autant plus délicat sur une région donnée que l'écartement nécessaire à la sensation double est moins considérable. Des tables dressées par cet auteur donnent la mesure physiologique de la finesse du tact aux diverses régions du tégument externe.

Voici un tableau dressé par E. H. Weber(1) donnant les indications nécessaires aux besoins de laclinique :

(1) E. H. Weber. De subtilitate tactus, dans l'ouvrage intitulé : De pulsu, resorptione, auditu et tactu annotationes anat. et physiolog. Lipsiæ 1834, in-4°, analysé in Longet, t. III.

TABLES DE E. H. WEBER (1).

RÉGIONS	DEGRÉ D'ÉCARTEMENT DES POINTES
Bout de langue	0m001 = 1/2 ligne.
Pulpe des doigts de la main	0m002 = 1 ligne.
Surface rouge des lèvres Face palmaire de la deuxième phalange des doigts	0m004 = 2 lignes.
Face dorsale de la 3e phalange Bout du nez Face palmaire au-dessus de la tête des métacarpiens	0m006 = 3 lignes.
Le dos et le bord de la langue La partie non rouge des lèvres Le métacarpe du pouce	0m009 = 4 lignes.
Le bout du gros orteil La face dorsale de la 2e phalange des doigts La paume de la main La peau de la joue La face externe des paupières	0m011 = 5 lignes.
La muqueuse du palais	0m013 = 6 lignes.
La pommette La face plantaire du métatarsien du gros orteil La face dorsale de la 1re phalange des doigts	0m016 = 7 lignes.
La face dorsale des têtes des os métacarpiens	0m018 = 8 lignes.
Les gencives	0m020 = 9 lignes.
La région zygomatique La partie inférieure du front	0m023 = 10 lignes.
La partie inférieure de l'occiput	0m027 = 12 lignes.
Le dos de la main	0m032 = 14 lignes.
La région sus-hyoïdienne	0m034 = 15 lignes.
A la rotule	0m036 = 16 lignes.
Au sacrum A l'acromion A la fesse A l'avant-bras Au genou Au dos du pied près des orteils	0m041 = 18 lignes.
Au sternum	0m045 = 20 lignes.

(1) Longet. Physiologie 3e édit., t. III, p. 66.

Au rachis, le long des cinq vertèbres dorsales supérieures................. Près de l'occiput..................... A la région lombaire.................	0m05	= 24 lignes.
Au rachis, dans le milieu du cou ; dans le milieu du dos................. Au bras........................... A la cuisse........................ A la jambe........................	0m07	= 30 lignes.

E. H. Weber n'a exploré ainsi que la sensibilité physiologique. En 1849, Brown-Séquard eut l'idée de se servir de ce précieux moyen pour mesurer les altérations de la sensibilité tactile dans les affections du système nerveux. L'instrument employé pour cette exploration porte le nom d'*Æsthésiomètre*, et la méthode celui d'*Æsthésiométrie*.

Nous citerons et décrirons l'œsthésiomètre de Brown-Séquard, celui de Sieveking, celui de Ogle qu'il appelle compas aphmétrique, celui de Jaccoud ; enfin nous indiquerons comment ces instruments peuvent être aisément remplacés.

1° *Æsthésiomètre de Brown-Séquard* (1). — C'est simplement le compas de cordonnier ou le podomètre dans lequel les deux tiges perpendiculaires à la règle graduée sont terminées en pointes. Une seule de ces tiges est mobile et peut être fixée par la pression d'une-vis à distance voulue de l'autre tige.

L'æsthésiomètre de Sieveking (2) est construit sur le même modèle, c'est aussi un podomètre.

Collin vient d'en proposer un semblable.

2° *Compas aphmétrique de J.-W. Ogle* (3). — Il se compose d'un compas ordinaire et d'une plaque en

(1) Journal de physiologie, Paris 1858, p. 346.

(2 British and foreign med.-chirurg. Review, 1858, p. 280.

(3) Beale's Archives of medecine, London 1859, vol. I.

forme de cadran sur laquelle se trouve un index; cet index est fixé par une de ses extrémités à l'une des branches du compas. La branche mobile entraîne avec elle l'index lorsqu'on l'écarte de l'autre branche, et le degré d'écartement des deux pointes est indiqué par l'index sur le cadran.

3° *Compas de Jaccoud* (1). — Jaccoud a fait construire un compas qui donne toutes les indications désirables pour les besoins de la clinique. C'est un compas ordinaire long de 0m09 et muni d'un arc de cercle gradué; c'est en somme un compas d'épaisseur de Baudelocque de dimension moindre et dont les branches sont droites. Les divisions de l'arc gradué correspondent à des centimètres et les subdivisions à des quarts de centimètre.

Cet arc de cercle peut se reployer sur les branches du compas qui prend alors un petit volume.

4° *Compas ordinaire. Epingles.* — Un compas ordinaire fait un très-bon æsthésiomètre pourvu que ses pointes ne soient pas trop aiguës. Il faut seulement, une fois l'écartement des pointes amené au degré nécessaire à la production de la sensation double, le mesurer directement à l'aide d'une règle graduée.

A défaut d'instrument spécial, on peut encore se servir de deux épingles et d'une règle de bois ordinaire ou mieux d'une règle graduée. Pour cela, on enfonce l'une des épingles vers l'extrémité de la règle, puis on pique la seconde près de la première, on essaie ce petit appareil au contact de la peau, et par tâtonnement on arrive à donner aux deux épin-

(1) Jaccoud. Des paraplégies et de l'ataxie. Paris, 1866, p. 679.

gles le degré d'écartement qui correspond au degré de sensibilité de la région explorée.

Précautions à prendre pour pratiquer l'æsthésiométrie (1). — Quel que soit l'instrument dont on se serve il faut veiller à ce que les pointes soient mousses ; ce n'est pas, en effet, une piqûre qu'il faut produire, c'est un contact sans pression. Les pointes, condition essentielle, doivent être appliquées simultanément, sous peine de déterminer deux impressions successives donnant lieu à une double sensation pour un écartement moindre que celui qui se trouverait en rapport avec le degré réel de la sensibilité. Peut-être trouvera-t-on là, au contraire, une raison pour n'appliquer les pointes que successivement. Ce serait mal comprendre le but de l'æsthésiométrie. Elle recherche, en effet, à quel écartement des pointes correspond la cessation de la confusion des deux impressions en une seule, et à quelle limite le tégument est susceptible de percevoir la sensation d'écartement, étant donné le degré æsthésiométrique physiologique comme point de comparaison.

Le malade doit être attentif mais ne doit par voir la main qui opère. Ce qui importe, c'est que le sujet réponde d'après ses sensations et non pas d'après l'idée qu'il se fait de l'expérience. Toutes les fois que le malade a accusé une sensation, la sensation de deux pointes par exemple, il faut contrôler son dire en n'appliquant plus qu'une pointe et en variant les applications de manière à constater la sincérité ou l'exactitude des réponses et des sensations.

Brown-Séquard fait observer que dans les cas

(1) Brown-Séquard. Art. Æsthésiomètre du Dictionnaire encyclopédique de Dechambre.

d'anesthésie considérable, les pointes peuvent être appliquées l'une après l'autre et ne donner cependant qu'une seule sensation. La lenteur de la transmission est quelquefois telle, d'après ses observations, que le malade n'accuse qu'une seule sensation bien qu'un intervalle de 40 et même de 50 secondes sépare les applications successives de la première pointe restant appliquée et de la seconde qui s'y ajoute. L'æsthésiomètre peut donc ainsi servir à donner la notion de la vitesse de la transmission des impressions tactiles.

Une précaution importante à prendre est encore de n'appliquer l'appareil que perpendiculairement ou au moins obliquement à l'axe du membre. On ne court pas ainsi le risque de faire porter les pointes sur un même filet nerveux qui, quel que soit son dégré de sensibilité, recevant deux impressions égales et simultanées, les percevrait comme une seule. Nous avons vu souvent appliquer l'æsthésiomètre parallèlement à l'axe du membre et la double sensation ne se produire que pour un très-notable écartement; appliquait-on l'instrument perpendiculairement dans la même région, on trouvait la double sensation pour un écartement beaucoup moindre. Comment expliquer ce fait, si ce n'est en admettant que dans le premier cas les deux pointes portaient sur un même filet nerveux?

2° *Sensibilité à la douleur*. — La sensibilité à la douleur s'explore par des procédés plus simples que la sensibilité tactile.

Deux procédés sont généralement en usage :

La piqûre et la traction des poils.

La *piqûre* s'exerce avec une épingle : les seules

précautions à prendre sont de ne pas blesser le malade sous prétexte qu'il ne sent pas.

La *traction des poils* doit être plus forte qu'on ne le pense, aux membres inférieurs surtout, pour produire une véritable douleur, principalement lorsque l'on tire sur plusieurs poils à la fois.

C'est un moyen d'exploration que nous ne voulons pas rejeter absolument, mais qui pourtant est défectueux : la traction des poils produit en effet deux sortes de sensations : une première engendrée par le redressement des bulbes pileux et la tension de la peau ; c'est la sensation tactile ; une seconde est la sensation de douleur naissant sous l'influence d'une traction plus énergique et d'un commencement de traumatisme.

Bref, tous les moyens capables de produire de la douleur sans nuire au malade peuvent être utilement employés pour explorer ce mode de sensibilité.

Gubler et Onimus ont recours au pincement pratiqué à l'aide d'une pince construite exprès. Cette pince est munie d'un cadran qui indique l'écartement des branches, et par conséquent l'épaisseur du pont de peau qu'il est nécessaire de pincer pour engendrer de la douleur.

3° *Sensibilité thermique.* — La sensibilité au froid et au chaud est, nous l'avons déjà dit, celle qui subsiste le plus longtemps, malgré les altérations des centres nerveux.

Le moyen d'exploration de ce mode de sensibilité est des plus simples ; il consiste dans l'application successive d'un corps chaud et d'un corps froid quelconque. On conçoit qu'il faut prendre garde de brûler le malade en cherchant à lui faire percevoir la sensation de chaleur.

Il suffit que le corps chaud soit à une température de quelques degrés supérieure et le corps froid de quelques degrés inférieure à la température normale. Une éponge humectée dans le premier cas d'eau à + 40° ou + 50°, et dans le second d'eau à + 10° ou + 15° remplit parfaitement le but. Il n'est nullement besoin de prolonger l'application; un simple contact suffit.

L'æsthésiomètre de Liégeois peut donner de précieux renseignements sur la sensibilité thermique.

Æsthésiomètre de Liégeois. — L'æsthésiomètre de Liégeois (fig. 45) ressemble à celui de Brown-Sé-

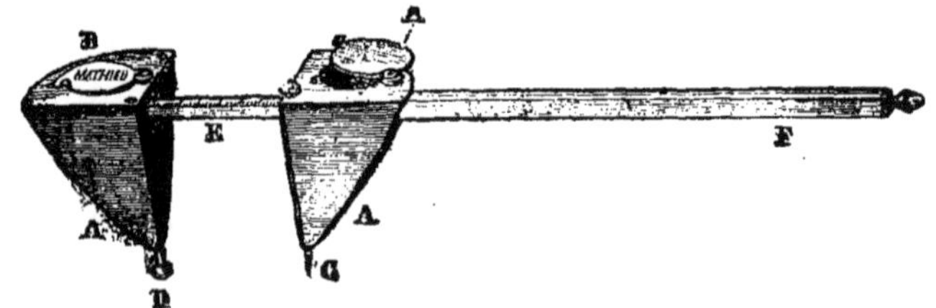

Fig. 45. — Æsthésiomètre de Liégeois.

quard; c'est aussi un podomètre EF. Il en diffère en ce que chacune des tiges est remplacée par un petit réservoir conique ou cylindrique AB et AA' de 0m,02 ou 0m,03 cubes de capacité, du fond duquel on peut faire saillir les pointes D et C. L'instrument ainsi disposé peut servir à deux fins : fait-on saillir les pointes du fond des réservoirs, on a un æsthésiomètre ordinaire servant à l'exploration de la sensibilité au contact. Ne fait-on pas saillir les pointes et remplit-on les deux réservoirs d'eau à une température différente, on a un instrument qui donne la limite de la zone cutanée, incapable de différencier deux impressions calorifiques simultanées; ou, si l'on aime mieux, qui indique à quelle limite deux impressions calorifiques simultanées cessent d'être perçues comme une seule : en un mot, le degré *æsthésiométrique thermique.*

Cette dernière indication, ce second mode d'æsthésiométrie est nouveau et mérite une étude approfondie.

Exploration des sens spéciaux. — Les maladies du système nerveux produisent, on le sait, des troubles, non-seulement de la sensibilité générale, mais aussi des sens spéciaux : vue, ouïe, odorat, g o

Nous n'avons pas à examiner ici les procédés et instruments divers en usage pour le diagnostic des maladies des yeux ou des oreilles, nous en avons déjà dit le motif. Mais il nous appartient sans aucun doute de passer en revue les procédés d'analyse des altérations symptomatiques de ces organes, c'est-à-dire des troubles fonctionnels qui y surviennent sous l'influence des lésions nerveuses centrales. Le lecteur est en droit d'exiger de nous les moyens de répondre à cette question : Dans quel état se trouvent les sens?

I. *Sens de la vue.* — Chez un malade atteint d'une lésion du système nerveux central (hémorrhagie, embolie, tumeur, etc.), on peut rencontrer les troubles suivants du sens de la vue : 1° diminution de la puissance visuelle à tous les degrés, depuis l'amblyopie légère jusqu'à l'amaurose complète ; 2° daltonisme ; 3° le strabisme, la diplopie, la myose et la mydriase sont des symptômes que le médecin doit fréquemment rechercher dans les cas dont il est ici question.

1° L'analyse rigoureuse du symptôme amblyopie, la mesure de l'acuité visuelle constitue un chapitre des plus importants de l'ophthalmologie. La méthode est la suivante (1) :

La finesse de la vue s'évalue par le degré de ténuité des objets vus à une même distance.

Il s'agit de déterminer le degré de la sensibilité rétinienne. Pour cela, il faut connaître l'étendue de l'image la plus petite qui, à une distance donnée, peut être nettement perçue. Dans l'œil normal et adulte, ce minimum d'étendue est $0^{mm}1$ et sous tend à la distance de 1 pied ($0^{m}324$) un angle de 1 minute ($0^{mm}0045$) (2). C'est de cette unité qu'on part pour mesurer le degré d'acuité visuelle.

Des échelles ont été dressées comme il va être dit: l'unité est le caractère d'imprimerie de $0^{mm}1$ de diamètre. Une phrase est composée avec ce caractère et porte le n° 1. Elle doit être lue à la distance de 1 pied ($0^{m}324$). Le n° 2 est égal au double du n° 1 ; le n° 3 est égal au n° 2 plus le n° 1, etc., de telle façon que chaque numéro est égal au numéro qui le précède plus l'unité. Quant à la distance à laquelle chaque numéro doit être lu, elle augmente dans le même rapport, en sorte que le n° 1 devra être lu par un œil adulte et normal à 2 pieds ($0^{m}648$), le n° 3 à 3 pieds ($0^{m}972$), et ainsi de suite.

On fait lire à une distance quelconque des caractères de moins en moins gros, jusqu'à ce qu'on soit arrivé au caractère le plus petit que le sujet puisse

(1) Wecker. Traité théorique et pratique des maladies des yeux. Paris, 1866, t. II, p. 414.

(2) Helmholtz. Optique physiologique, 1866. — Schultze. Sitzungsberichte der niederrh. Gesellsch. in Bonn. 1861, p. 97.

voir distinctement; on lit sur l'échelle le numéro du caractère, soit N; on mesure la distance à laquelle il est lu, soit D; S étant l'acuité visuelle, Donders (1) a montré qu'on avait :

$$S = \frac{D}{N}$$

En pratique, le médecin se contente de faire lire à son malade des caractères d'imprimerie de différents calibre qu'il place à une distance fixe. Il juge de l'acuité visuelle d'après le caractère qui est lu avec facilité; mais il faut pour cela qu'il ait dans l'esprit la valeur, c'est-à-dire le numéro typographique du caractère qu'il soumet à son malade. On comprend qu'au lieu de faire varier le caractère, on puisse faire varier la distance ; la formule subsiste toujours.

2° *Daltonisme;* ce symptôme est la perversion dans l'appréciation des couleurs. La définition, à elle seule, implique le mode de constatation.

3° Le *strabisme* est révélé par la simple inspection attentive et par l'étude des mouvements de l'œil.

La *diplopie* ou vision double est aussi facilement reconnue. Il suffit d'exposer un objet, le doigt, par exemple, aux regards du malade, de le promener devant ses yeux et de lui demander s'il perçoit une ou deux images.

La *myose* et la *mydriase* se constatent par l'étude des mouvements de l'iris sous l'influence de variations de lumière, par la comparaison de l'état des deux pupilles et enfin par la mensuration exacte de la dilatation pupillaire. Pour cette mensuration, notre collègue le Dr Dubujadoux a imaginé l'instrument suivant : c'est un podomètre dont les deux tiges pa-

(1) Donders cité par Perrin, *loco citato.*

rallèles sont remplacées par deux crins tendus au moyen d'un étrier.

Pour faire une mensuration, on approche l'instrument de la cornée et on amène les deux crins chacun à l'extrémité du diamètre de la pupille, de telle sorte que le plan horizontal, par exemple, passant par l'un des crins, passe par l'extrémité correspondante du diamètre vertical de la pupille. On lit ensuite sur l'échelle la valeur de l'écartement des crins.

II. *Sens de l'ouïe.* — Le procédé de la montre est le seul pratique et exact pour l'exploration de l'acuité auditive. On approche plus ou moins une montre de l'oreille du sujet et l'on juge de l'acuité auditive d'après la distance à laquelle on est obligé de la placer pour que le sujet en entende le tic tac. On peut encore, dans les cas de surdité avancée, placer la montre entre les dents du sujet.

III. *Sens du goût et de l'odorat.* — Il suffit, pour explorer ces sens, de faire goûter des corps sapides ou sentir des corps odorants. Mais il est une erreur que l'on commet trop souvent : on offre des corps qui émettent des vapeurs caustiques (ammoniaque, acide acétique) et qui éveillent non pas la sensation gustative ou olfactive, mais la sensation douleur.

Exploration du sens musculaire. — L'impression qui donne au *sensorium* la notion de la contractilité musculaire et de son degré est l'expression du sens musculaire.

La seule méthode précise d'exploration de la sensibilité musculaire est celle de l'estimation pondérale imaginée par Weber. Lorsqu'un corps pesant porte sur l'extrémité d'un membre, il produit plusieurs impressions : une première de contact; une seconde de pression en raison du poids, toutes deux du domaine de la sensibilité tactile; une troisième enfin de l'effort à faire pour soutenir le poids; cette dernière appartient à la sensibilité musculaire. Weber a recherché jusqu'à quelle limite l'homme à l'état physiologique a conscience de la mesure de l'effort qu'il oppose; d'après Jaccoud, il aurait trouvé qu'aux membres supérieurs il n'y avait conscience d'un effort différent que pour des poids « qui sont entre eux comme 39 est à 40. » Nous n'avons rien pu constater de semblable.

Jaccoud a montré que la sensibilité musculaire est beaucoup moins délicate aux membres inférieurs où elle ne sait différencier que des poids entre lesquels existe un écart de 50 à 70 grammes. Il décrit ainsi le procédé qu'il emploie :

« J'ai deux sacs carrés ; le bord ouvert porte à chacun de ses angles un cordon qui sert à fixer le sac au cou-de-pied; la constriction doit être assez forte pour qu'il n'y ait pas ballottement, et pour que le petit appareil ne puisse pas glisser sur la jambe lorsque l'individu la soulève. Je place d'avance dans chacun de ces sacs un poids différent; je fais coucher le sujet de manière que ses membres inférieurs dépassent de toute leur longueur le bord du lit; cela est facile s'il n'y a pas de montant aux extrémités. Dans le cas contraire, je fais coucher le malade en travers, un aide maintient le haut du corps. Les yeux étant alors bandés, je fixe le sac le plus léger à l'un des cous-de-pied, et je prescris l'élévation de la jambe ; je laisse les choses en cet état pendant quelques instants pour que l'impression soit parfaitement perçue, et je fais replacer le malade dans sa position première. Alors, et avec toute la rapidité possible, je substitue le sac plus lourd, et je recommence l'épreuve ; si le sens musculaire est intact, l'individu apprécie la différence de poids par l'effort plus grand qu'il est obligé de faire pour le soulever et le porter avec sa jambe dans l'extension droite. Si, au contraire, la sensibilité musculaire spéciale est diminuée ou perdue, il faut donner aux poids un écart considérable pour qu'ils soient appréciés ; souvent même l'appréciation est faite en sens inverse, et le poids le plus lourd est indiqué comme le plus léger. »

« Un autre procédé plus rapide consiste à fixer aux deux membres inférieurs des poids différents et à faire élever les deux membres simultanément ; en cas d'anesthésie musculaire, le malade n'accuse aucune différence d'un côté à l'autre ; alors même que les poids varient de 100 à 500 grammes et au delà » (1).

Nous proposons la modification suivante : d'après le premier procédé, au moment de la substitution du poids le plus lourd au poids le plus léger, il faut dénouer le premier sac et fixer le second ; c'est cette manœuvre qu'il y a lieu d'abréger et de simplifier : qu'au lieu de deux sacs, on ait un lien soutenant un crochet ; que l'on fixe le crochet avec le lien à la jambe du sujet, et qu'au crochet l'on suspende les poids voulus : les poids ont ordinairement des anneaux ; s'ils n'en avaient pas, il serait facile d'en improviser au moyen d'un bout de ficelle. On comprend combien dès lors la substitution d'un poids à l'autre devient commode.

Exploration de la motilité. — Nous étudions les procédés d'exploration de la motilité au cha-

(1) Jaccoud. Les paraplégies et l'ataxie, p. 672, ou bien Path. interne, Sclérose postérieure, 1870, p. 341.

pitre des maladies nerveuses, bien qu'il semble au premier abord que ces procédés appartiennent plutôt aux maladies du système musculaire. Mais, à notre avis, les altérations de la motilité sont presque toutes secondaires à des lésions nerveuses centrales. Pour les hémiplégies et les paraplégies, pour l'ataxie locomotrice, personne n'en doute ; pour l'atrophie musculaire progressive, la chose est discutée, nous le savons, mais l'étude des faits et le raisonnement nous portent à croire que l'altération nerveuse centrale est la règle; les paralysies consécutives aux blessures ou contusions des nerfs sont du ressort des maladies du système nerveux; les paralysies par intoxication saturnine arsenicale, etc., sont encore d'origine nerveuse, tandis que les paralysies dépendant de lésions musculaires primitives sont extrêmement rares.

En clinique, l'exploration de la motilité se fait soit sans instruments, soit à l'aide d'instruments dynamométriques. Le plus habituellement on se passe d'instruments, et le médecin se rend compte de l'état de la motilité en ordonnant des mouvements tels que l'élévation des bras, la projection du membre inférieur en avant, la marche, ou bien des efforts auxquels il résiste lui-même, faisant ainsi l'office de dynamomètre.

Les mouvements à ordonner sont en somme les mouvements physiologiques : flexion, extension, abduction et adduction ; pour les membres inférieurs, il faudra ajouter la marche les yeux bandés ou non bandés, qui fournit des signes diagnostiques précieux.

Pour la paralysie faciale, l'exploration se fait encore en provoquant la contraction des muscles : le médecin prescrira au malade de souffler, de siffler, de simuler le rire, de froncer le sourcil. La seconde épreuve consiste à demander au malade un serrement de main aussi énergique qu'il lui est possible. L'intensité de la pression permet de juger de la force musculaire; mais s'il ordonne des mouvements de flexion et d'extension, le médecin pourra juger du degré de la paralysie par la mesure de l'effort qu'il devra faire pour leur résister.

L'exploration doit porter encore sur les mouvements réflexes. La manière de les provoquer est variable : une piqûre, un chatouillement sur la plante des pieds ou la paume de la main, et qu'on pratique avec les doigts, ou mieux avec une barbe de plume, un bout de papier roulé sur lui-même.

Examinons maintenant les instruments dont on peut se servir pour explorer la motilité. Nous ne dirons qu'un mot de l'exploration électrique. D'abord l'électrisation est bien plutôt un moyen de traitement que de diagnostic, et l'étude de la contractilité électrique chez un malade atteint de paralysie est surtout intéressante pour le physiologiste ; ensuite, décrire après Duchenne (de Boulogne) (1), les appareils électriques employés en clinique serait pour le moins téméraire.

Nous nous bornerons à citer l'appareil de Trouvé(2), qui par son petit volume, sa simplicité, son facile maniement et l'ingénieux agencement de ses pièces, contenues dans une trousse de volume ordinaire, se recommande à tous les praticiens.

(1) Duchenne. De l'électrisation localisée et de son application à la pathologie et à la thérapeutique par courants induits et par courants galvaniques, 3e édit. Paris 1871.

(2) Trouvé. Bulletin de l'Académie de médecine. Juin 1869, t. XXXIV. Voy. aussi Gaujot et Spillmann, Arsenal de la chirurgie contemporaine. Paris 1872, t. II, p. 266.

Des dynamomètres.— Les dynamomètres médicaux sont des instruments destinés à donner une mesure exacte de la force musculaire.

1° *Dynamomètre de Leroy* (1). — C'est le premier dynamomètre un peu précis qui ait été proposé.

Il consiste en un tube métallique long de 0m,15, contenant un ressort en spirale surmonté d'une tige saillante terminée par un tampon. L'effort exercé sur le ressort par l'intermédiaire du tampon et de la tige est mesuré par un index oscillant devant une échelle. Cet instrument, connu sous le nom de *coup de poing*, peut servir à mesurer un effort quelconque. C'est la tête de turc sur laquelle les gens du peuple s'exercent dans les foires.

2° *Dynamomètre de Graham et Désaguliers* (2). — A une forte charpente était jointe par une charnière une tige de fer graduée sur laquelle on faisait glisser un poids déterminé. Le sujet saisissait l'extrémité libre de la tige, le poids étant maintenu aussi près que possible de la charpente et l'élevait jusqu'à l'horizontale. On rapprochait peu à peu le poids de la main du sujet jusqu'à ce qu'il ne lui fût plus possible de le supporter.

La force musculaire était représentée par le degré de l'échelle auquel correspondait le poids.

Cet instrument n'offrait aucune sensibibilité et n'a pour nous qu'un intérêt historique.

3° *Dynamomètre de Régnier* (3).— Le dynamomètre

(1) Michea; Dictionnaire de médecine et de chirurgie pratiques de Jaccoud, art. Dynamomètre. Paris 1869, t. XI.

(2) Desaguliers, Lectures of experimental Philosophy, London 1719, trad. de l'anglais par le P. Esp. Pezenas, 1751-1752.

(3) Dictionnaire des sciences médicales en 60 vol. Kéraudren, Paris 1814, t. X, art. Dynamomètre.

de Régnier plus satisfaisant laisse pourtant encore beaucoup à désirer.

Il se compose : d'un ressort, de deux cadrans, de deux aiguilles et d'un levier.

Le ressort est elliptique, long de $0^{m},32$. Il est composé de deux branches larges de $0^{m},03$, épaisses de $0^{m},002$ et écartées l'une de l'autre dans le milieu de leur longueur de $0^{m},05$.

Les cadrans sont de dimension inégale. Le plus grand fait à peu près le tiers d'un cercle de $0^{m},12$ de rayon ; de la partie moyenne de son bord droit, naît une sorte de prolongement au moyen duquel il est fixé sur un support d'acier maintenu au milieu d'une des branches du ressort. Ce cadran présente deux échelles, l'une divisée en myriagrammes, l'autre en kilogrammes. Une même aiguille se meut sur les deux échelles. Le second cadran, de la même forme que le premier auquel il est superposé, appartient à un cercle de plus petit rayon, son échelle est divisée en myriagrammes.

Une aiguille en partie couverte par le petit cadran qui ne laisse passer que sa pointe est fixée au centre du grand cadran ; cette aiguille est, au moyen d'un mécanisme spécial, commandée par la seconde branche du ressort ; elle entraîne dans ses mouvements la première aiguille dont nous avons déjà parlé au sujet du grand cadran, aiguille qui est folle et qui une fois l'effort terminé, reste à la place où cet effort l'a amenée.

Utilisé encore pour mesurer les forces considérables, cet instrument a servi de modèle aux dynamomètres de Mathieu, de Robert et Collin, et de Sédillot. Les pressions s'exerçent suivant le petit diamètre et les tractions suivant le grand dyamètre du ressort elliptique; l'effort tend dès lors en tous cas à rapprocher les deux branches de ce ressort.

4° *Dynamomètre de Burq* (1). — En 1859 Burq a imaginé l'instrument dont la description et la figure sont ci-jointes.

L'auteur l'intitule *dynamomètre de poche*. Il sert :

1° A l'exploration facile de la force de pression et de traction dans tous les systèmes de muscle de la vie de relation ;

2° A l'évaluation très-approximative, jusqu'à concurrence de 500 kilogrammes de charge, des forces parfois très-considérables que le chirurgien peut être appelé à employer, comme pour la réduction de certaines luxations.

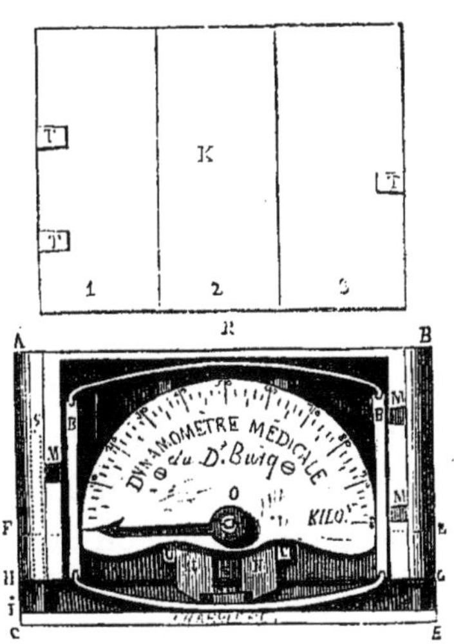

Fig. 46. — Dynamomètre de Burq.

Cet appareil se compose : d'une boîte rectan-

(1) Union médicale, 1859, t. III, p. 464.

gulaire ABCD, offrant à étudier d'une part les deux pans AC et BD, et d'autre part les pans AB et CD. Les deux pans AC et BD plus épais, sont intérieurement percés et soigneusement taraudés pour servir de conducteurs à deux guides fixés au pan CD. Le pan CD est en effet libre, c'est-à-dire qu'il n'est pas soudé aux extrémités C et D, des pans AC et BD, il présente seulement deux guides, tiges calibrés sur les dimensions des conducteurs dont sont percés les pans AC et BD, et qui s'engagent à frottement doux dans ces conducteurs comme un piston dans un corps de pompe. D'après cette disposition on voit que le pan CD peut s'écarter ou se rapprocher du reste de l'appareil. Les pans AB et CD sont arrondis sur leurs angles et disposés en poignées. Ils offrent aussi en leur milieu une échancrure destinée à recevoir l'attache de leviers de tractions. Les leviers de traction représentés dans la figure 47, sont construits de façon à pouvoir quintupler l'expression des chiffres du cadran pour les cas où il s'agit de mesurer des efforts considérables. VV est la pièce qui leur sert de point d'appui. Les leviers LC peuvent s'articuler à cette pièce en deux points : l'un situé en leur milieu, sert dans les cas où l'on mesure des efforts modérés et porte le n° 1 ; l'autre situé plus près du point où s'applique la puissance ou la traction porte le n° 5, il sert pour les cas où l'on mesure des efforts considérables ; ce dernier divise le levier de telle façon que le bras de la résistance soit le cinquième du bras de la puissance.

Il serait facile de prouver que grâce à cette disposition la résistance se trouve multipliée par 5, ou, si l'on veut, la puissance divisée par 5, et que par conséquent les chiffres du cadran doivent être quintuplés pour donner l'expression véritable de l'effort.

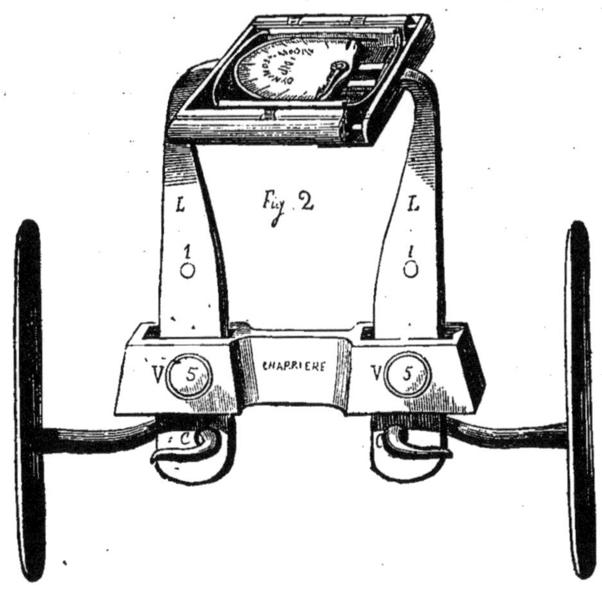

Fig. 49. — Dynanomètre de Burq, muni de ses leviers de traction.

Dans l'intérieur de la boîte ABCD est placé un ressort RR de la force d'environ 100 kilog. Ce ressort est composé de deux arcs de cercle d'acier vissés chacun par leur milieu au milieu des pans AB et CD. Les deux extrémités de ces ressorts sont réunis par deux tiges ou bielles B, dont la longueur est calculée de manière à faire saillir les deux guides du pan CD hors de leurs conducteurs d'une quantité égale et toujours seulement égale à la longueur de la course maximum du ressort. Au ressort est attachée du côté du pan ou de la poignée CD, et fixée par la même vis, une crémaillère N qui conduit à l'attaque des aiguilles deux petites glissières U, ménagées dans l'épaisseur du fond de la boîte. Au centre un cadran O avec deux aiguilles, l'une folle, comme celle du dynamomètre de Régnier, et l'autre toujours sous la dépendance du ressort.

Maniement. — Pour l'évaluation de la pression des mains, on saisit la boîte à pleine main appuyant franchement la poignée CD contre l'éminence thénar et la poignée AB contre les premières phalanges, et l'on presse par un effort brusque en ayant soin que les doigts fléchis respectent les aiguilles.

Pour les mesures de traction on applique les leviers avec leurs poignées sur lesquelles on tire : la traction se convertit en pression sur le ressort grâce à la disposition des leviers. Il ne faut pas oublier d'évaluer l'effort produit en tenant compte du point d'appui que l'on a choisi. Les chiffres conservent leur valeur, lorsque l'on articule les leviers au point d'appui n° 1. Ils doivent être quintuplés lorsque l'on a articulé au point n° 5.

Cet instrument n'est pas passé dans la pratique.

5° *Dynamomètre de Duchenne (de Boulogne)* (1). — Il est composé d'un puissant ressort roulé en spirale (fig. 48 et 49), terminé par deux branches droites parallèles AC dont l'écartement met le ressort en tension. Ces branches portent, sur leur longueur chacune à la même hauteur, deux facettes situées l'une à leur extrémité, l'autre près du point où la branche se continue avec le ressort. Deux poignées B peuvent se fixer à l'aide de vis de pression à l'une ou l'autre de ces facettes, soit en se croisant, lorsque

(1) Bulletin de l'Acad. de médecine, 1863, t. XXVIII, p. 923. — Michéa. Dictionnaire de médecine et de chirurgie pratiques. Art. Dynamomètre, t. XI. Paris, 1869.

l'on veut évaluer des pressions, soit sans se croiser, lorsqu'il s'agit de mesurer des tractions. Dans les

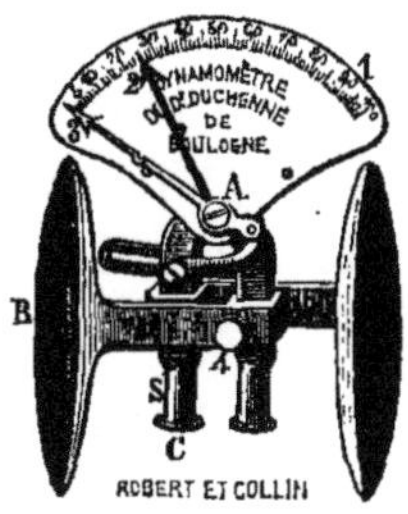

Fig. 48. — Dynamomètre de Duchenne (de Boulogne).
A. centre du ressort. — B. poignée. — C. tiges du ressort.

deux cas en effet, la pression agissant sur les poignées croisées, la traction sur les poignées non croisées, l'effort appliqué aux poignées écarte les branches du ressort.

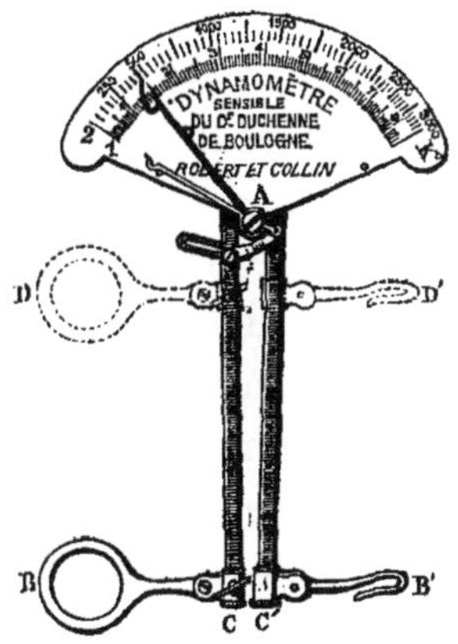

Fig. 49. — Le même instrument pour la mesure des forces de faible intensité.

Un cadran domine le ressort et est fixé en son milieu ; sur ce cadran se voient deux échelles, l'une porte des divisions de 1 à 100 kilogrammes, l'autre de 1 à 40 kilogrammes. L'aiguille fixée au centre du cadran dépasse un peu ce centre. A ce prolongement de l'aiguille est articulée une tige qui s'articule elle-même à celle des branches qui est située du côté du zéro du cadran. Cette tige est de longueur telle que lorsque aucun effort n'agit sur le ressort l'aiguille est au zéro. On comprend dès lors comment les mouvements de l'aiguille sont commandés par l'écartement des branches.

Lorsque les branches s'écartent, la tige, entraînée par la branche à laquelle elle s'articule, entraîne elle-même et fait basculer l'aiguille sur son centre de mouvement d'une quantité proportionnelle à l'écartement des branches ; à cette aiguille est jointe une aiguille folle.

Dans les poignées sont pratiqués deux trous destinés à recevoir le crochet d'une courroie par l'intermédiaire de laquelle se fait la traction.

Les poignées doivent être appliquées sur les facettes situées près du centre du cadran, et l'on doit lire sur l'échelle qui va jusqu'à 100 kilos, si l'effort à mesurer est considérable.

Les poignées doivent être appliquées aux extrémités des branches, et l'on doit lire sur l'échelle qui va jusqu'à 40 kil., si l'effort à mesurer est médiocre.

Pour la mesure des mouvements partiels, les poignées sont appliquées non croisées, et une courroie est attachée à l'extrémté de la partie du membre dont on veut mesurer le mouvement partiel. On fait exécuter ce mouvement et l'on tire sur la poignée restée libre jusqu'à ce qu'on ait surmonté la résistance.

Pour la mesure de ces mouvements Duchenne (de Boulogne) a fait construire un dynamomètre plus sensible, dont la figure ci-jointe explique la disposition (fig. 49). On voit qu'il ne diffère du précédent que par la longueur des branches et la forme des poignées B ou D ; l'une est un crochet qui reçoit la courroie, l'autre un anneau que l'expérimentateur saisit pour exercer la résistance. Le ressort est en outre plus doux.

6° *Dynamomètre de Mathieu.* — Dans l'intérieur d'un ressort elliptique plus arrondi et plus large que celui du dynamomètre de Régnier, à l'une des extrémités du petit diamètre est solidement fixé le sommet d'un cadran demi-circulaire de telle façon que le diamètre du cadran soit parallèle au grand diamètre de l'ellipse *a b* constituée par le ressort (fig. 50).

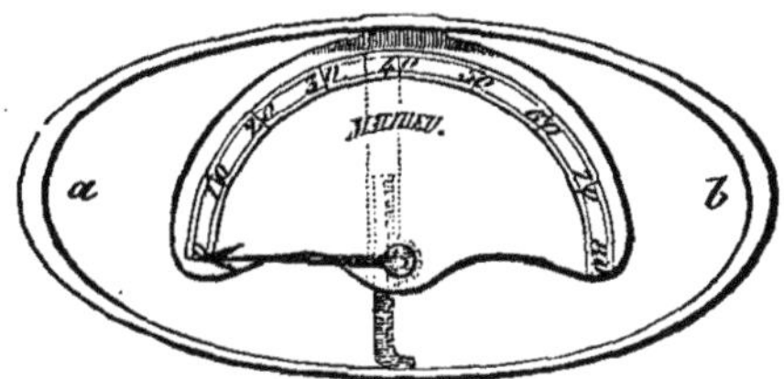

Fig. 50. — Dynamomètre de Mathieu.

L'aiguille placée au centre du cadran porte une roue dentée avec laquelle est engrenée une crémaillère droite. Celle-ci est de telle longueur que le ressort étant au repos, elle puisse venir butter contre celle de ses branches restée libre. On comprend que, lors de la tension, la branche sur laquelle butte la crémaillère se rapprochant de l'autre, pousse cette crémaillère qui à son tour fait tourner la roue dentée qu'elle engrène et par conséquent l'aiguille.

7° *Dynamographe de Bastien.* — Le dynamographe

(fig. 51) est un dynamomètre enregistreur. Entre les deux branches BB ou ressorts du dynamomètre de Mathieu, aux deux extrémités du petit diamètre de l'ellipse sont articulées deux tigettes de fer chacune plus longue que la moitié de ce petit diamètre. Ces deux tigettes s'articulent entre elles par leur extrémité

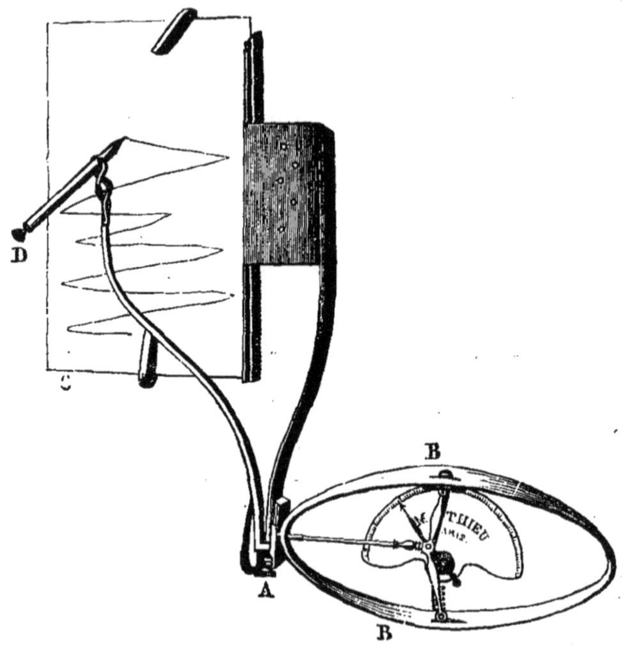

Fig. 51. — Dynamographe de Bastien.

libre, et s'articulent en même temps avec une troisième tige horizontale qui va perforer le ressort à l'une des extrémités de son grand diamètre. L'extrémité libre de cette tige horizontale commande en A un levier porte-plume qui se meut devant un enregistreur semblable à celui du sphygmographe de Marey, C D.

8° *Dynamomètre Robert et Collin.*—Le dynamomètre Robert et Collin (fig. 52) est aussi un ressort elliptique, le cadran a deux aiguilles dont l'une est folle ; de plus au lieu de la crémaillère droite qui commande l'aiguille de l'appareil de Mathieu, on y voit une seconde roue dentée mise en mouvement par une tige qui lui est fixée et est articulée avec le ressort.

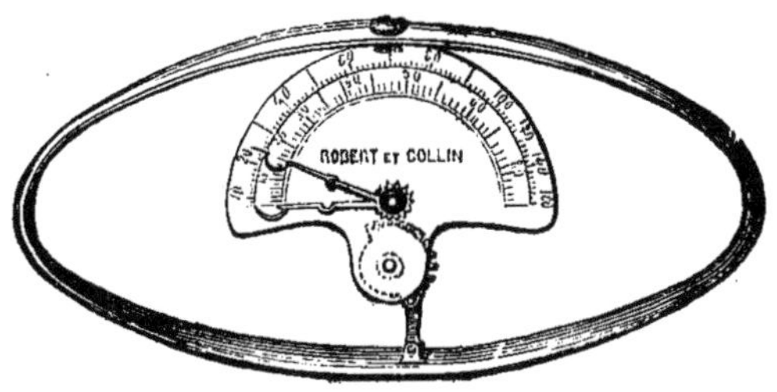

Fig. 52. — Dynamomètre de Robert et Collin.

Les pressions s'exercent suivant le petit et les tractions suivant le grand diamètre de l'ellipse que décrit le ressort. Dans les deux cas l'effort tend à rapprocher les branches.

Le dynamomètre de Sédillot n'est pas employé en médecine, c'est un instrument chirurgical destiné à la mesure des tractions que l'on exerce dans les cas de réduction des luxations à l'aide de moufles (1).

9° *Pince myographique de Marey.* (2).—Cet appareil est fondé sur ce fait qu'un muscle qui se contracte se gonfle d'autant plus que sa contraction est plus énergique. Si un muscle est pris entre les deux branches d'une pince à larges mors, lors de la contraction le

(1) Sédillot. Gazette médicale de Paris, 1834, et Contributions à la chirurgie. Paris, 1868, t. I.

(2) Marey. Du mouvement dans les fonctions de la vie.

gonflement de ce muscle produit l'écartement des mors de la pince. C'est ce mouvement des mors de

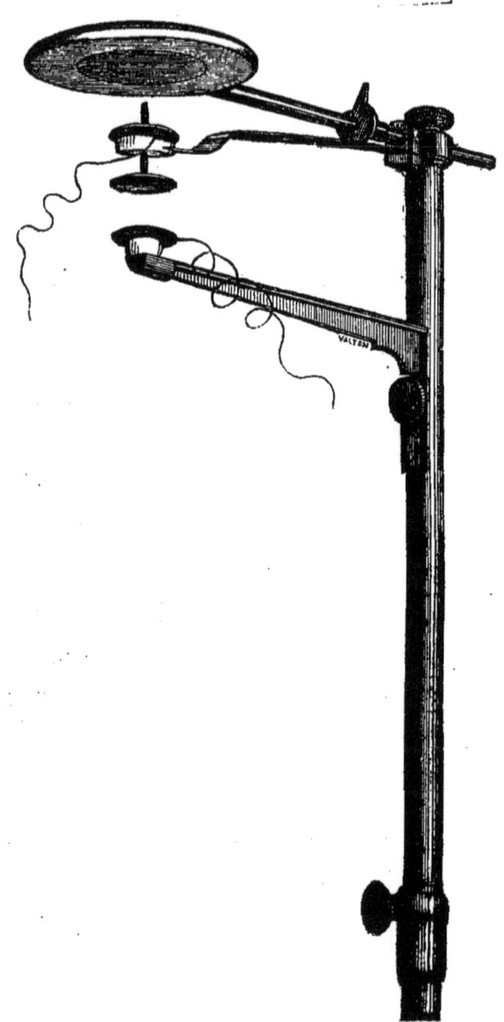

Fig. 53. — Pince myographique de Marey.

la pince que Marey avait d'abord appliqué au premier tambour d'un polygraphe qui l'enregistrait. Cet appareil ne pouvait s'appliquer qu'à la main. Une modification importante en a rendu possible l'application sur un grand nombre de muscles. L'appareil modifié est ainsi construit : une tige verticale (fig. 53) porte à son extrémité une branche horizontale à l'extrémité de laquelle est fixée une ampoule de polygraphe ; cette branche peut s'allonger et se raccourcir en glissant à frottement dans un trou pratiqué à l'extrémité de la tige verticale. Au-dessous de la branche horizontale est un ressort dont on gradue la pression au moyen d'un excentrique de réglage. A l'extrémité de ce ressort est une tige verticale et qui appuie d'une part sous l'ampoule du polygraphe et d'autre part sur le muscle par l'intermédiaire d'un tampon. Une seconde branche horizontale inférieure s'élève et s'abaisse à volonté pour saisir le muscle et le presser contre la branche supérieure. Cet appareil n'est pas employé en clinique, il peut servir cependant à donner une mesure très-frappante de l'état de la contractilité musculaire, il peut enregistrer les mouvements fibrillaires de l'atrophie musculaire progressive, répondant ainsi à une question d'un intérêt incontestable pour la physiologie pathologique.

Conclusion. — La cérébroscopie est plus intéressante qu'utile.

L'exploration du rachis est facile et simple à l'aide de la pression, de la percussion et des procédés de l'éponge chaude et de la glace.

L'exploration de la sensibilité au contact n'exige qu'un peu de finesse dans les questions. La sensibilité à la pression peut être très-exactement appréciée à l'aide du petit instrument de Mathieu. L'æsthésiométrie est une source de renseignements curieux et précieux.

Tous les æsthésiomètres sont bons, il faut savoir en fabriquer un avec ce que l'on a sous la main, une règle et deux épingles par exemple.

La sensibilité à la douleur est facile à explorer. L'appréciation de la sensibilité au froid et au chaud n'offre aucune difficulté. L'æsthésiométrie par le procédé de Liégeois mérite une étude approfondie.

Les procédés d'exploration du sens de la vue sont simples et satisfaisants. Ceux des sens de l'ouïe, du goût et de l'odorat manquent de netteté et de précision.

L'exploration du sens musculaire est difficile ; le procédé de Jaccoud tel que nous l'avons modifié donne de bons résultats. Les dynamomètres cliniques de Duchenne (de Boulogne), de Robert et Collin et de Mathieu sont excellents. Le dynamographe de Bastien est aussi fort estimé.

L'étude des tremblements à l'aide de la pince myographique serait fertile et fructueuse (1).

(1) Ch. Fernet. Des tremblements. Thèse d'agrégation. Paris, 1872.

CHAPITRE V.

DES SPÉCULUMS UTERI.

Les spéculums ou hystéroscopes sont les instruments d'exploration du col de l'utérus et des parois vaginales.

Paul d'Egine (1) connaissait un spéculum; Rhazès, Albucasis (2) signalent l'emploi d'instruments de ce genre, Franco (3) et André de la Croix (4) ont décrit et figuré des spéculums composés de plusieurs branches dont l'écartement ou le rapprochement dépendait du jeu d'une vis. Ambroise Paré (5) les a reproduits. Vernhes (6) dans une thèse remarquable a figuré tous ces instruments.

Les spéculums anciens n'étaient que de simples dilatateurs. En 1814, Récamier les perfectionna et proposa un instrument dont les parois, faisant office de réflecteur, contribuaient à éclairer vivement les parties mises à découvert.

Un spéculum doit remplir deux conditions, il doit

(1) Pauli Æginetæ, Opera edente Joanno Guinterio Andernaco comm., p. 416. Ludg., 1551.

(2) Abulcasis. De chirurg., t. II, section 77, p. 340.

(3) Franco. Traité des hernies, p. 396. Lyon, 1561.

(4) Andréas a Cruce. Biblioth. nat., p. 38 et 39.

(5) A. Paré. Œuvres complètes, édit. Malgaigne, Paris 1840, t. II, p. 788.

(6) Vernhes. Monographie sur le dioptre ou spéculum. Thèse de Paris, 1848. Voyez aussi Gaujot et Spillmann, Arsenal de la chirurgie contemporaine, Paris 1872, t. II, par Spillmann ; Valleix, Guide du médecin praticien. 5e édit., Paris 1866, t. V, P. 97, addition de Larcher; Fleetwood Churchill, Traité pratique des maladies des femmes, trad. par Wieland Dubrisay, Paris 1866; Gallard, Leçons liniques sur les maladies des femmes, Paris 1873.

dilater et éclairer les parties. Le spéculum de Récamier est le premier qui ait résolu ce problème.

Il faut distinguer quatre espèces de spéculums.

Les spéculums pleins ou tubulaires, à valves, en bec de canne, univalve.

Les spéculums pleins se divisent en coniques et en cylindriques.

Parmi les spéculums pleins coniques il y a :

1° Celui de Récamier (fig. 54), garni ou non d'un mandrin.

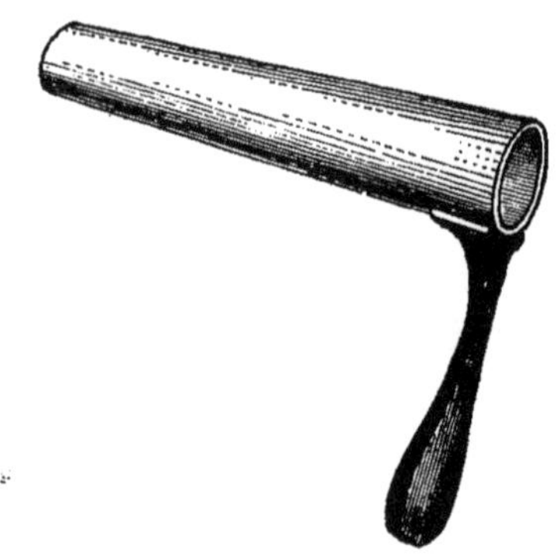

Fig. 54. — Spéculum de Récamier.

2° Celui de Dupuytren (fig. 55) qui n'est qu'une modification du précédent.

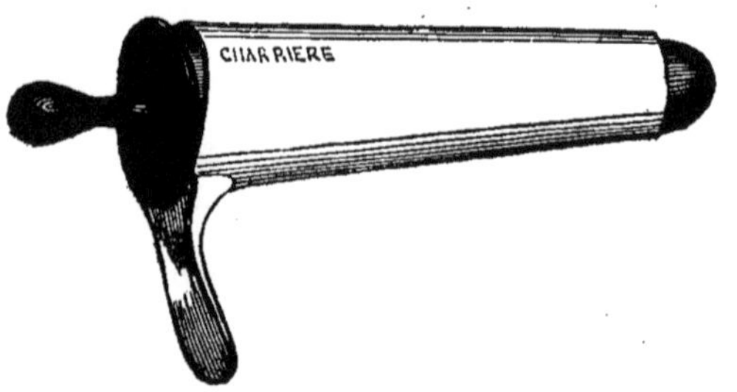

Fig. 55. — Spéculum de Dupuytren.

Tous deux représentent des troncs de cônes creux,

en étain poli. Ils ne diffèrent que par leur longueur. L'extrémité extérieure ou base de cône a $0^{m},022$ de diamètre, l'extrémité intérieure a $0^{m},016$. C'est Mélier (1) qui imagina le premier de remplir la cavité du cône par un mandrin de bois bien adapté à la forme et au calibre de l'instrument, conique à l'extrémité interne, muni d'un boulon à l'extrémité externe. Cette modification rend l'introduction plus facile et plus sûre. Elle est aujourd'hui adoptée pour tous les spéculums pleins ou à valves.

Après les spéculums pleins coniques il faut citer les spéculums pleins cylindriques, c'est-à-dire d'un diamètre égal dans toute leur longueur; le premier a été imaginé par Fumer; d'autres successivement par Churchill, Fergusson, Richard et Protheroe Smith.

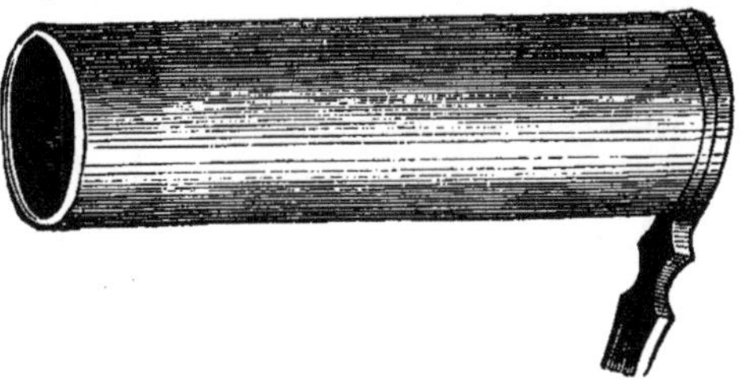

Fig. 56. — Spéculum de Fl. Churchill.

Les deux premiers sont en étain. Fumer employait au lieu de mandrin, un coussin à air ; c'était une vessie qu'il introduisait dans le tube, et dilatait de manière à lui faire faire hernie à l'orifice interne. Une fois l'instrument en place, il vidait et retirait le coussin à air.

Churchill (fig. 56) n'employait pas de mandrin

(1) Mélier. Considérations pratiques sur les maladies de la matrice. (Mém. de l'Acad. de méd., t. II, 1833.)

et se contentait de faire retourner en dedans les bords de son instrument pour éviter de blesser le parties.

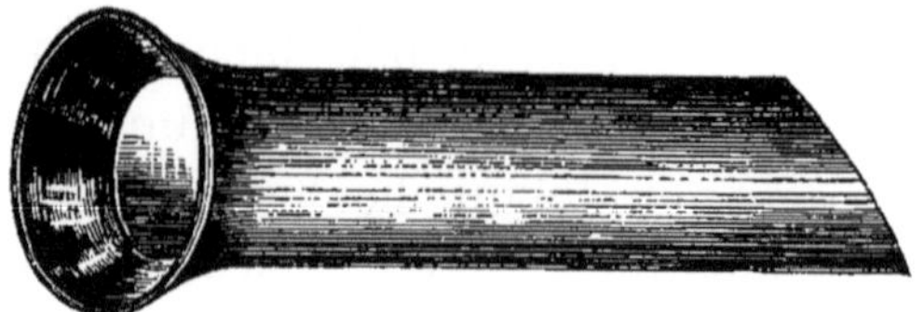

Fig. 57. — Spéculum de Fergusson.

Le spéculum de Fergusson est un cylindre en verre taillé en bec de flûte à son orifice interne, en entonnoir à l'orifice opposé (fig. 57). La surface extérieure est recouverte d'une enveloppe métallique. La coupe en bec de flûte de l'extrémité utérine est des plus heureuses; elle permet de cueillir le col utérin pour le mettre dans l'axe de l'instrument.

Le spéculum de Richard ne diffère de celui de Fergusson qu'en ce qu'il est en maillechort. L'instrument de Protheroe Smith permet à la fois l'examen par la vue et le toucher. Il est formé de deux cylindres engaînés. L'extérieur est en métal et muni d'une fenêtre. L'intérieur est en verre. On retire le cylindre intérieur et l'on explore avec le doigt passé dans la fenêtre du cylindre extérieur. Plusieurs auteurs ont conseillé de construire en bois, en verre ou en porcelaine ces divers instruments.

Les spéculums à valves se divisent ainsi :

Spéculum brisé bivalve de Récamier,
— bivalve de Mme Boivin,
— de Lisfranc,
— de Weiss,
— à trois valves et à développement plein de Charrière,

Spéculum quadrivalve de Ségalas,
— de Jobert (de Lamballe),
— bivalve de Ricord,
— — — modifié par Charrière.
— de Leroy d'Etiolles.

Le *spéculum brisé de Récamier* n'était autre que le spéculum plein conique de cet auteur coupé longitudinalement de manière à former deux valves, s'écartant principalement à leur orifice externe.

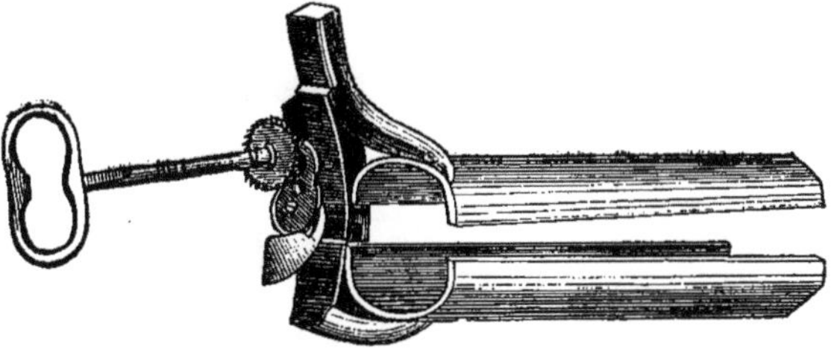

Fig. 58. — Spéculum de madame Boivin.

Le spéculum de Mme Boivin (fig. 58) est formé des deux demi-cylindres unis par leurs extrémités externes et qui s'écartent l'un de l'autre en conservant toujours la forme cylindrique.

Le spéculum de Lisfranc ne diffère du précédent que par le mécanisme qui produit l'écartement des valves.

Le spéculum de Weiss (de Londres) est muni d'un manchon de caoutchouc. Le but de cette addition est d'éviter le contact rude du métal avec les parois vaginales ; l'usage n'en a pas consacré l'utilité. Un instrument métallique bien graissé ne cause pas de douleur lorsqu'il est appliqué convenablement et sans précipitation.

Le spéculum à trois valves de Charrière se compose deux valves latérales et d'une supérieure. Lorsedque l'instrument est fermé pour l'introduction, il paraît n'avoir que deux valves; lorsqu'on l'ouvre par le rapprochement des deux manches dont il est muni, les deux valves latérales s'écartent par leurs bords supérieurs et la valve supérieure comble l'espace vide qui se produit entre elles. Cette dernière peut être enlevée : alors il reste une gouttière et la paroi

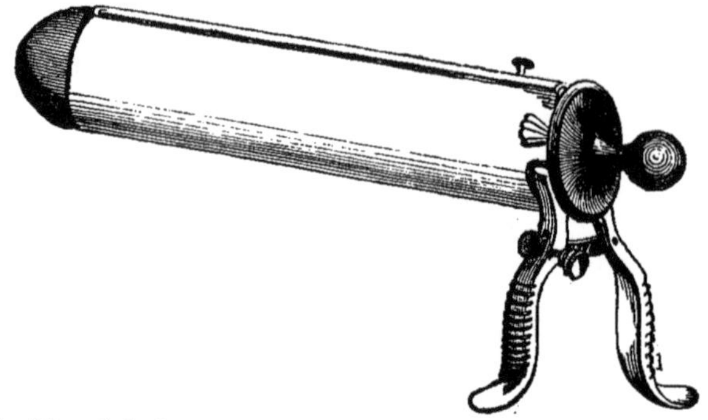

Fig. 59. — Spéculum à trois valves et à développement plein de Charrière.

vaginale est à découvert dans une partie de son étendue. Le spéculum quadrivalve à développement de Ségalas ne diffère du précédent que par le nombre de ses valves.

Guillon en 1831 avait imaginé un spéculum à sept valves.

Le *spéculum de Jobert de Lamballe* (fig. 60) est constitué par deux valves cylindriques incurvées à la ma-

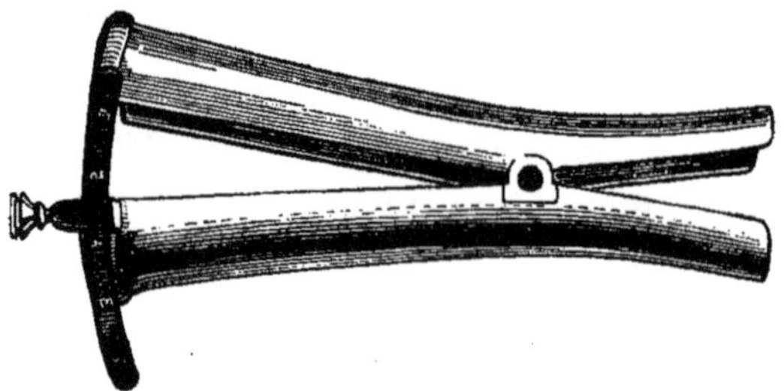

Fig. 60. — Spéculum de Jobert (de Lamballe).

nière d'une selle, longues de $0^m,22$ et articulées au niveau du sommet de la courbe qu'elles décrivent. En pressant sur l'extrémité externe, on écarte l'extrémité opposé et *vice versa.* (1)

Ricord a ajouté des manches au spéculum de Jo-

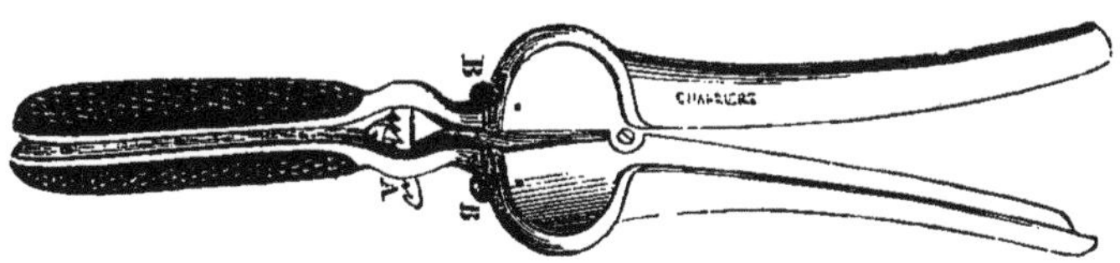

Fig. 61. — Spéculum bivalve de Ricord.

bert de Lamballe (fig. 61, 62 et 63), et entre les

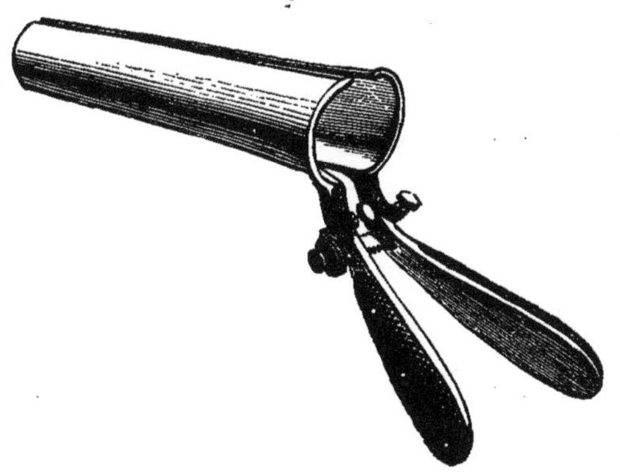

Fig. 62. — Spéculum de Ricord, vu de profil.

manches une charnière qui règle l'écartement, et, modification bien plus importante, il a placé l'articulation des valves à l'orifice externe. Afin de rendre l' nstrument plus portatif on a articulé les manches, afin qu'ils puissent se replier sous les valves.

Charrière a modifié le spéculum de Ricord. Dans le but d'obtenir un plus grand développement, il a

(1) Jobert (de Lamballe), Traité de chirurgie plastique, Paris 1849.

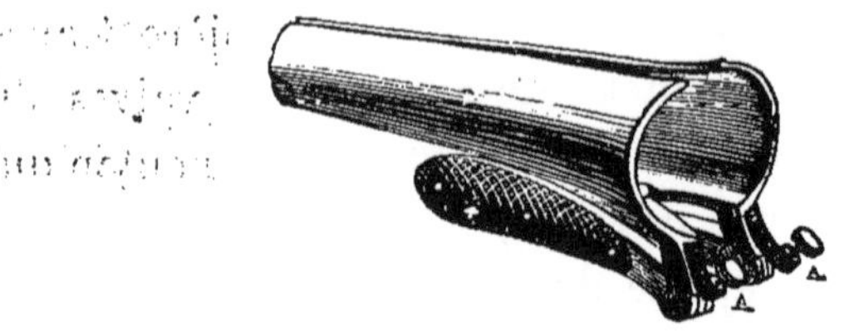

Fig. 63. — Spéculum de Ricord, manches repliés.

ajouté deux valves latérales qui s'enlèvent à volonté (fig. 64).

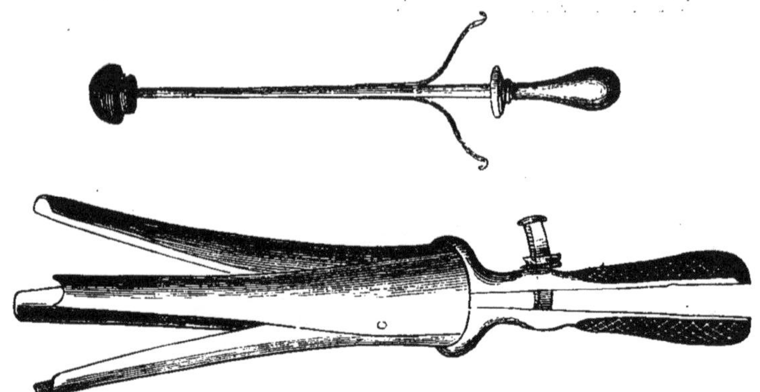

Fig. 64. — Spéculum de Ricord modifié par Charrière.

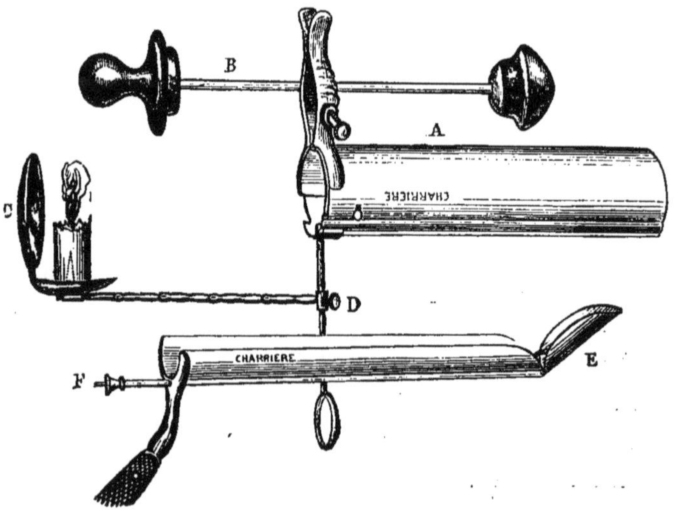

Fig. 65. — Redresseur utérin et utéroscope de Moulin.

Leroy d'Etiolles a articulé par une charnière transversale l'extrémité utérine de l'une des valves du spéculum bivalve de Ricord; une tige à bouton qui vient aboutir près du manche, commande cette charnière et incline à volonté l'extrémité articulée de la valve dans le but de redresser le museau de tanche.

Moulin a imaginé un redresseur qui peut s'adapter à n'importe quel spéculum, c'est une valve dont l'extrémité brisée E (fig. 65) peut être plus ou moins relevée au moyen d'une vis de rappel F. Les spéculums en bec de cane dont nous allons nous occuper remplacent avantageusement ces dispositions compliquées et incommodes.

Les spéculums en bec de canne sont au nombre de deux : celui de *Tyler Smith*, et celui de *Cusco*.

Imaginés et construits en même temps, le premier

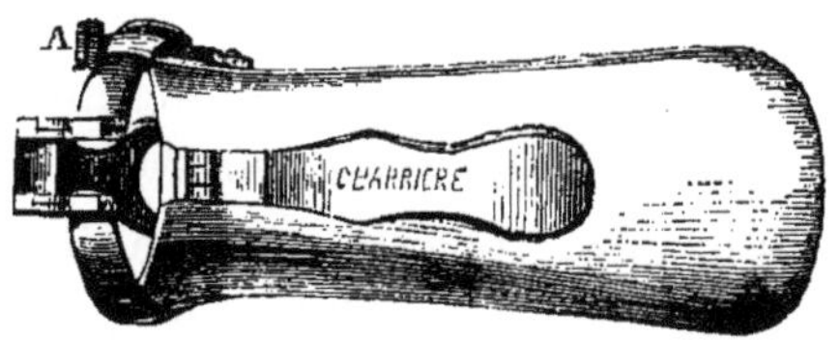

Fig. 66. — Spéculum en bec de canne de Cusco vu de face.

en Angleterre, le second en France, ces deux instruments ne diffèrent que par leur longueur; celui de Tyler-Smith est plus long que celui de Cusco.

L'un et l'autre sont bivalves; les valves réunies ont la forme d'un bec de canne, leurs bords arrondis sont disposés de manière à éviter tout pincement de la muqueuse (fig. 66 et 67). Le rapprochement des manches détermine un écartement plus ou moins considérable de l'extrémité utérine. Une vis de pression maintient les manches; le col utérin parfaitement éclairé se présente de lui-même dans l'axe de l'instrument et les parois vaginales déplissées et dis-

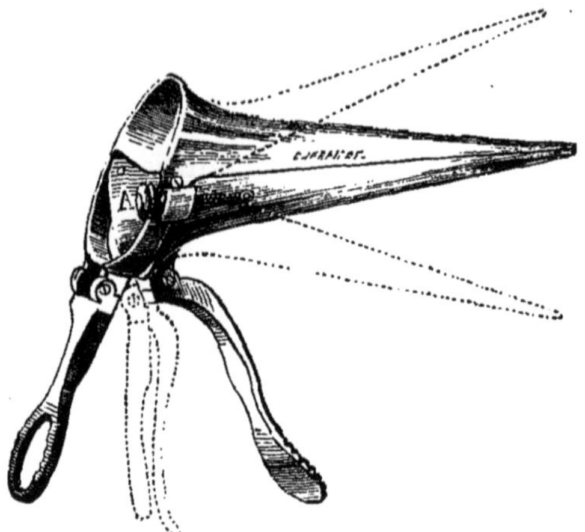

Fig. 67. — Le même vu de profil.

tendues peuvent être minutieusement examinées lorsqu'on retire doucement l'instrument dont on règle l'écartement par la pression de la main sur les manches.

Nous ne citerons qu'un *spéculum univalve*, celui de *Marion Sims*, connu aussi sous le nom de *Bozeman*. C'est une valve en gouttière A (fig. 68) de diamètre plus

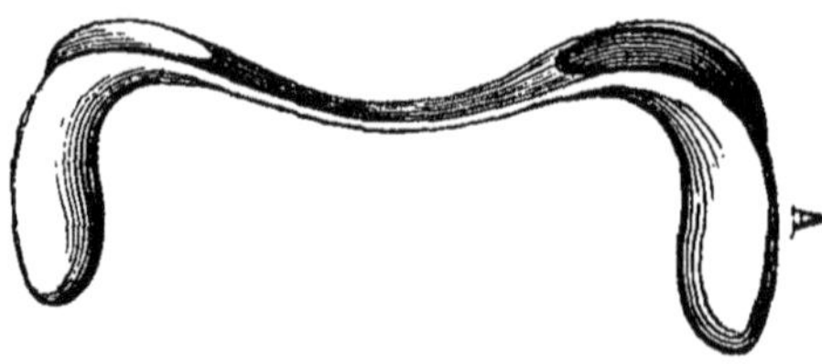

Fig. 68. — Spéculum de Marion Sims ou Bozeman.

ou moins large terminée en cul-de-sac à l'une de ses extrémités et à l'autre munie d'un manche. Deux spéculums de dimensions différentes sont ordinairement fixés chacun à l'extrémité d'un même manche.

Ce spéculum est surtout destiné à mettre à découvert les fistules vésico-vaginales; c'est le seul dont on se serve pour les opérations que ces fistules nécessitent. (1)

Charrière a imaginé de préparer des valves de diverses grandeurs qui peuvent se placer successivement sur une pièce médiane A (fig. 69); les valves sont maintenues par des vis de pression.

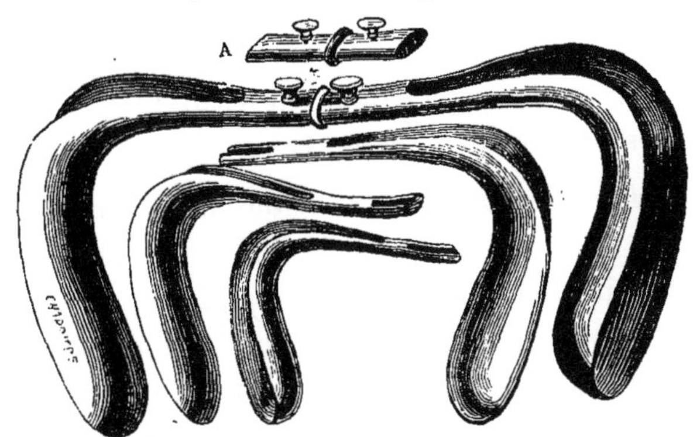

Fig. 69. — Spéculum de Marion Sims modifié par Charrière.

Tels sont les divers modèles de spéculums qui ont été proposés et employés pour l'exploration.

En résumé, les conditions exigibles pour un bon spéculum étant de dilater et d'éclairer suffisamment les parties à explorer, d'être facile à manier et à nettoyer, de ne point provoquer de douleur, le spéculum plein cylindrique de Fergusson peut être employé; le meilleur pour les explorations rapides et complètes est celui de Cusco ou de Tyler-Smith; quant au spéculum univalve de Marion Sims, il ne saurait être remplacé pour les cas spéciaux auxquels il est destiné. La forme des spéculums pleins coniques est anatomiquement illogique, pourtant quel-

(1) Follin, Examen de quelques nouveaux procédés opératoires pour la guérison des fistules vésico-vaginales (Archives générales de médecine, 5e série, Paris, 1860, t. XV).

ques praticiens les conservent à cause de la facilité de leur application, mais ils ont l'inconvénient grave de ne pas toujours permettre de voir le col intérin. Les spéculums à valves sont tous plus ou moins défectueux ; ils sont difficiles à manier ou à nettoyer, ils causent quelquefois de la douleur, ils dilatent irrégulièrement et n'éclairent que fort incomplètement les organes. Enfin à notre avis les spéculums de Cusco ou de Tyler-Smith et celui de Marion Sims ou Bozeman sont incomparablement les meilleurs, ils devraient remplacer tous les autres.

Mode d'application. Eviter la douleur, aller à la rencontre du col utérin, tel est le but à atteindre quel que soit l'instrument que l'on emploie.

On évite la douleur en procédant à l'introduction avec douceur et en faisant usage d'un bon instrument.

Pour aller sûrement à la rencontre du col, il ne suffit pas de connaître sa situation normale et la direction ordinaire du vagin, mais il faut toujours s'assurer au préalable par le toucher de la situation exacte de cet organe dans chaque cas particulier.

Il faut encore avoir soin de chauffer convenablement l'instrument avant de l'introduire, pour éviter les contractions de l'anneau vulvaire, les spasmes du vagin et même quelquefois des coliques assez douloureuses que risque de produire l'impression froide du métal. Cette précaution est surtout indispensable en hiver. Le spéculum doit en outre être enduit d'un corps gras qui en facilite le glissement.

Quant à la position à donner, Courty (1) donne les préceptes suivants : « La malade étant debout sur le

(1) Courty. Traité pratique des maladies de l'utérus et de ses annexes. Paris, 1872.

bord du lit ou devant une table qui se trouve à peu près à la hauteur du siége, on l'engage à se coucher à la renverse pendant qu'on relève les membres inférieurs et qu'on la prie de les laisser fléchir doucement sur le ventre et de les y retenir en plaçant ses mains sous les jarrets. On peut mettre un oreiller sous la tête, il est préférable de la laisser pencher en arrière, ainsi que les épaules, pour amener le col dans l'axe du spéculum ou faire coïncider la direction de cet instrument avec celle de la lumière. Autant qu'on le peut, les tubérosités ischiatiques doivent dépasser le bord du meuble sur lequel la femme est couchée ou du moins l'affleurer. L'expérience m'a prouvé que cette position, dans laquelle la femme peut être entièrement couverte par ses vêtements, est généralement préférée par les malades, comme étant plus décente que la position ordinaire, les pieds posés sur deux chaises suffisamment éloignées l'une de l'autre ; en outre elle se prête seule à l'introduction du spéculum chez les vierges et elle permet de distraire plus aisément la malade qui doit subir cette petite opération, car son attention est toute absorbée par la nécessité de soutenir les jambes avec les mains. »

Dans les dispensaires de salubrité ou dans les hôpitaux spéciaux, on se sert d'un fauteuil-lit suffisamment élevé, dont le dossier incliné et le siége de dimension convenable obligent la femme à prendre naturellement la position voulue pour l'application du spéculum ; deux supports latéraux soutiennent en avant les talons et maintiennent les cuisses relevées et écartées.

Divers fauteuils mécaniques, susceptibles de se

développer pour remplir l'indication du fauteuil-lit des dispensaires, sont offerts aux médecins pour compléter l'ameublement de leur cabinet. Nous donnons ici la figure du fauteuil-lit du Dr Denis, employé au dispensaire de Paris (fig. 70).

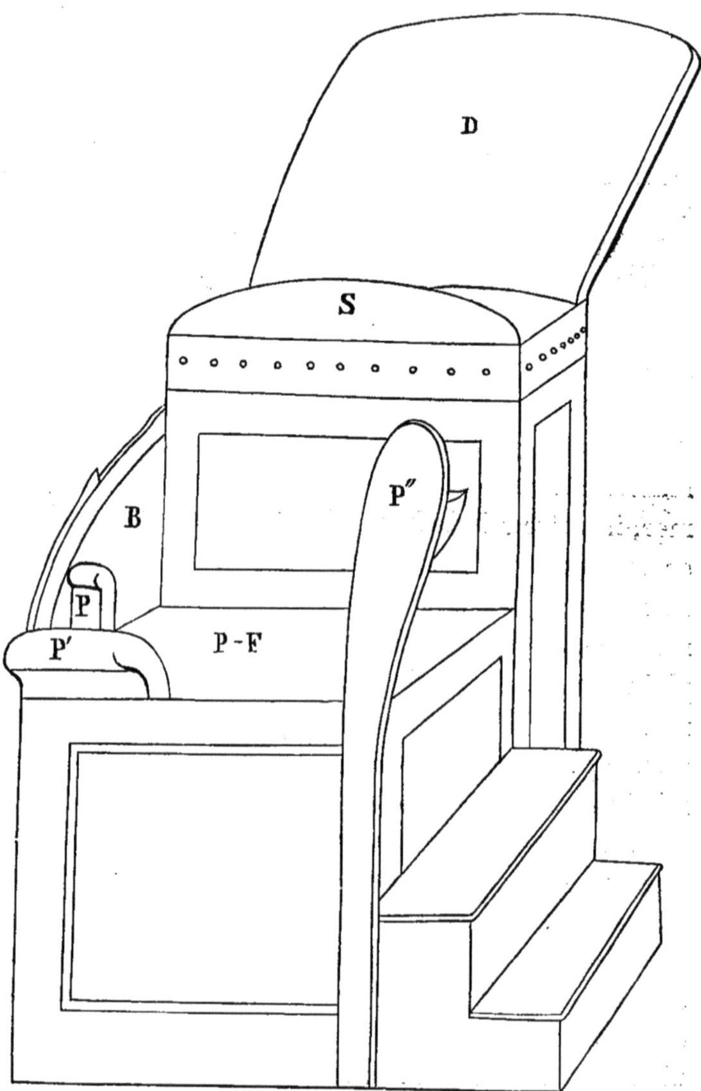

Fig. 70. — Fauteuil-lit pour les visites sanitaires. (Explication p. 200.)

D, Dossier; il est renversé en arrière sur un angle de 50°.

S, siége ; la profondeur du siége est de 0m35 ; le devant est un peu relevé, d sorte que la surface s'incline de 0 05 d'avant en arrière.

PF, plate-forme ; la profondeur de la plate forme est de 0m60.

B, paroi pleine, à droite de la personne assise. Elle offre une encoche vers le milieu de sa courbure pour servir d'appui au pied droit des femmes de petite taille.

P, petite pédale recourbée de 0m03 en avant; elle sert de point d'appui au pied droit des femmes de taille moyenne. Elle est à 0m05 en arrière de la pédale P'.

P', autre pédale bordant la plate-forme et recourbée en avant de 0m03; elle sert de point d'appui au pied droit des femmes de grande taille.

P", grande pédale: elle offre, vers le sommet et sur sa face postérieure, une entaille pour recevoir le talon ou le bout du pied gauche, selon la taille de la femme assise. Son sommet s'élève à 1m05 du sol, au niveau du siége; ce sommet est à la distance de 0m68 de l'angle gauche du siége.

Une fois la malade en bonne position, le médecin, écartant les grandes et petites lèvres avec deux doigts de la main gauche, examine les parties, saisit le spéculum entre le pouce et les trois premiers doigts de la main droite, présente l'extrémité utérine à la vulve, la pose à plat sur la fourchette. Appuyant alors l'instrument sur la fourchette de manière à la déprimer, il l'introduit de bas en haut et d'avant en arrière en appuyant toujours vers le périnée. L'instrument doit pour ainsi dire basculer sur la fourchette à mesure qu'il avance. S'il fait usage d'un spéculum plein, le médecin n'a plus alors qu'à chercher à mettre le col dans l'axe de son instrument, ce qui lui sera le plus souvent facile, s'il a au préalable déterminé par le toucher la position de cet organe.

Quant aux spéculums à valves, est-il besoin de dire qu'on ne doit dilater leurs valves que lorsque l'instrument est introduit ?

Cusco veut que l'on introduise son spéculum en dirigeant d'abord le bord, formé par la réunion des extrémités utérines des deux valves fermées, dans le plan antéro-postérieur et le ramenant pendant l'introduction dans le plan transversal, mais la pratique démontre que cela n'est même pas nécessaire. L'introduction du spéculum de Marion Sims n'offre rien de particulier.

Quant à l'éclairage, la lumière du soleil est toujours préférable à la lumière artificielle.

On peut cependant avoir besoin d'une lumière artificielle. Dans ce cas, une bougie ou une lampe modérateur dont la lumière est réfléchie à l'aide d'une cuiller d'argent ou d'un miroir quelconque rend d'excellents services (fig. 71).

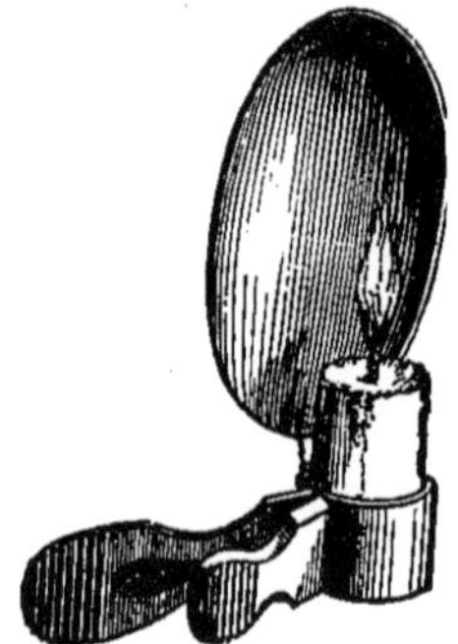

Fig. 71. — Réflecteur.

LARYNGOSCOPIE

Tout le monde sait que la situation profonde du larynx et les rapports anatomiques des portions inférieures et supérieures du pharynx en rendent impossible l'exploration directe. Tout au plus le doigt peut-il atteindre ou l'œil peut-il apercevoir chez quelques sujets une partie de l'épiglotte, lorsque la langue est fortement abaissée. Faire voir, sur l'homme vivant, le larynx et les parties profondes du pharynx, tel est le but de la laryngoscopie.

Le principe sur lequel repose la théorie du laryngoscope est une loi d'optique simple et connue. C'est la loi de réflexion des miroirs. Tout rayon lumineux qui frappe un miroir se réfléchit de telle sorte que l'angle d'incidence est égal à l'angle de réflexion (1).

L'axe du larynx est à peu près vertical, l'axe de la cavité buccale est voisin de l'horizontale ; ces deux axes se rencontrent donc suivant un angle qui est sensiblement droit. Le problème à résoudre est celui-ci : dévier les rayons lumineux verticaux émanés du larynx, de manière à leur faire prendre la direction horizontale de l'axe de la cavité buccale et à leur permettre ainsi de venir frapper l'œil d'un observateur. Or un rayon vertical tombant sur un miroir plan incliné de 120° par rapport à l'horizontale, est réfléchi horizontalement. Il a donc suffi de

(1) Voyez pour plus de détails : Physique médicale de Wundt traduit par Monoyer.

porter dans le fond de la cavité buccale un miroir capable de recevoir et de réfléchir les rayons lumineux émanés du larynx (fig. 72). Mais le larynx n'émet que

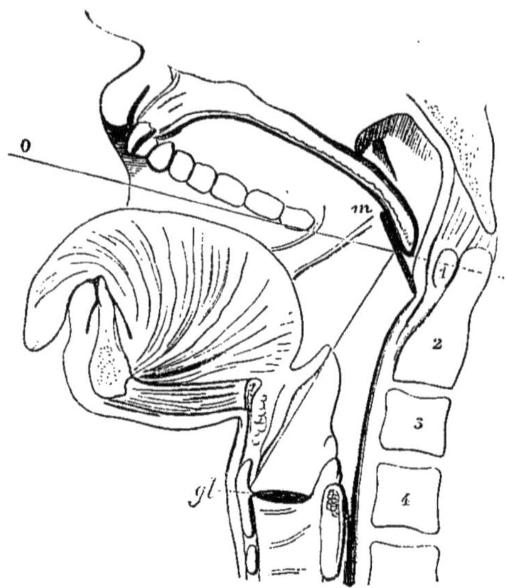

Fig. 72. — Coupe antéro-postérieure de la tête. Les rayons *om* qui arrivent à l'œil ne donnent que la portion antérieure de la glotte par les rayons *mgl* (Mandl).

fort peu de rayons lumineux, il fallait donc encore l'éclairer. Czermak a résolu le problème, en appliquant à l'examen laryngoscopique le réflecteur de Ruete. Les rayons lumineux d'éclairage sont concentrés par le réflecteur, arrivent horizontalement sur le miroir laryngien lui-même, sont réfléchis verticalement par lui et arrivent sur le larynx qui est dès lors illuminé. Tel est le principe de la laryngoscopie.

Bozzini (1) avait essayé l'examen du larynx;

(1) Bozzini. Der Lichtleiter, oder Beschreibung einer einfachen Vorrichtung, und ihrer Anwendung zur Erleuchtung innerer Höhlen. . . Weimar 1807.

Liston (1), puis Garcia (2), vinrent ensuite et firent usage de miroirs éclairés par la lumière solaire. Turck (3) perfectionna les procédés de Garcia, et Czermak (4) fit entrer définitivement la laryngoscopie dans le domaine pratique, en appliquant le réflecteur de Ruete à l'éclairage laryngien.

L'examen laryngoscopique réclame un miroir ou réflecteur laryngoscope proprement dit, et un appareil d'éclairage.

Du laryngoscope. — Le laryngoscope se compose d'un miroir plan monté sous un angle déterminé à l'extrémité d'une tige. Il faut en examiner *la substance, la forme et la dimension.*

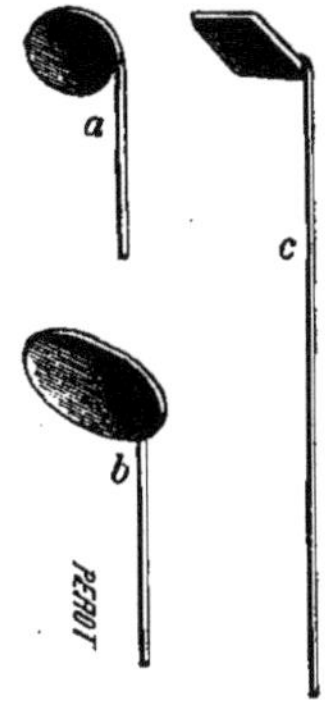

(fig.73)
Miroirs laryngoscopiques. *a*, miroir rond; *b*, ovale; *c*, carré.

Quant à *la substance* le miroir peut être en verre étamé, mais alors, outre l'inconvénient commun à toutes les glaces ordinaires de fournir deux images, il a le défaut grave de s'altérer rapidement par le chauffage auquel on est obligé de le soumettre avant de l'appliquer pour éviter qu'il ne soit terni par l'haleine du sujet. Le miroir peut être en métal, en acier poli, mais alors il se rouille, ou bien il est altéré par le contact de certains médicaments. Les meilleurs sont en verre argenté ou platiné sur la face externe; ne fournissant qu'une seule

(1) Liston. Practical surgery London 1840 (p. 417).
(2) Garcia. Observations physiologiques sur la voix humaine. Paris, 1855.
(3) Turck. Méthode pratique de laryngoscopie. Paris, 1861.
(4) Czermak. Du laryngoscope et de son emploi. Paris, 1860.

image, ces miroirs ont l'avantage de résister parfaitement à la chaleur, et aux causes d'altérations chroniques, ils sont universellement adoptés.

Le miroir devant conserver un certain degré de chaleur pendant l'exploration, doit avoir une épaisseur suffisante, celle de $0^{m},002$ suffit.

La forme varie. Garcia employait un miroir rond (fig. 73 *a*). Turck préconisait la forme ovalaire ou elliptique (*b*), puis il a plus tard adopté la forme ronde. Czermak donne la préférence à un miroir quadrangulaire à angles arrondis (*c*). Mandl (1) déclare que chacune de ses formes a ses avantages et ses inconvénients, mais en somme il préfère généralement les miroirs ronds comme étant d'un plus facile maniement.

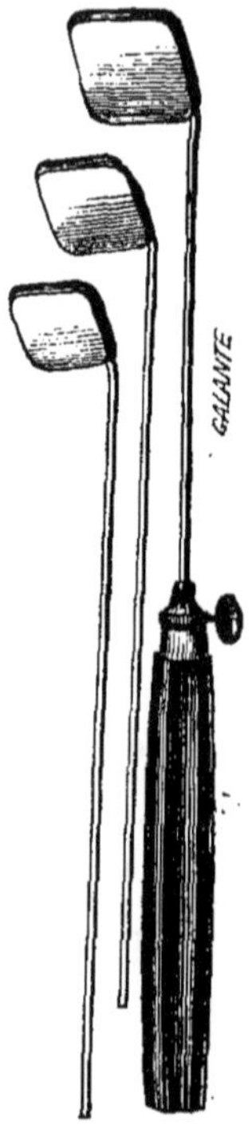

Pour quelques cas exceptionnels, cet auteur a proposé des miroirs ronds tronqués au-dessus ou au-dessous du point d'insertion de la tige (fig. 84). Bruns fait usage de miroirs oblongs, arrondis en haut, à bord droit ou échancré en bas.

Fig. 74. — Un jeu de (trois) miroirs carrés.

Mandl a essayé de remplacer le miroir plan par un prisme, mais il en a complètement abandonné l'emploi; un tel réflecteur prenait en effet un espace considérable et gênait l'introduction des instruments dans la cavité pharyngienne.

(1) Traité pratique des maladies du larynx et du pharynx. Paris, 1872.

Quant à la *dimension* elle doit être variée selon les cas. Trois modèles suffisent: $0^m,013$, $0^m,018$ et $0^m,022$ de diamètre pour les ronds, $0^m,010$, $0^m,020$ ou $0^m,030$ de diagonale pour les carrés sont de bonnes dimensions.

La monture ou cadre du miroir n'est pas sans importance, elle doit être légère, métallique, solide et exactement ajustée.

La tige (fig. 74 et fig. 75, C, *b*), également métal-

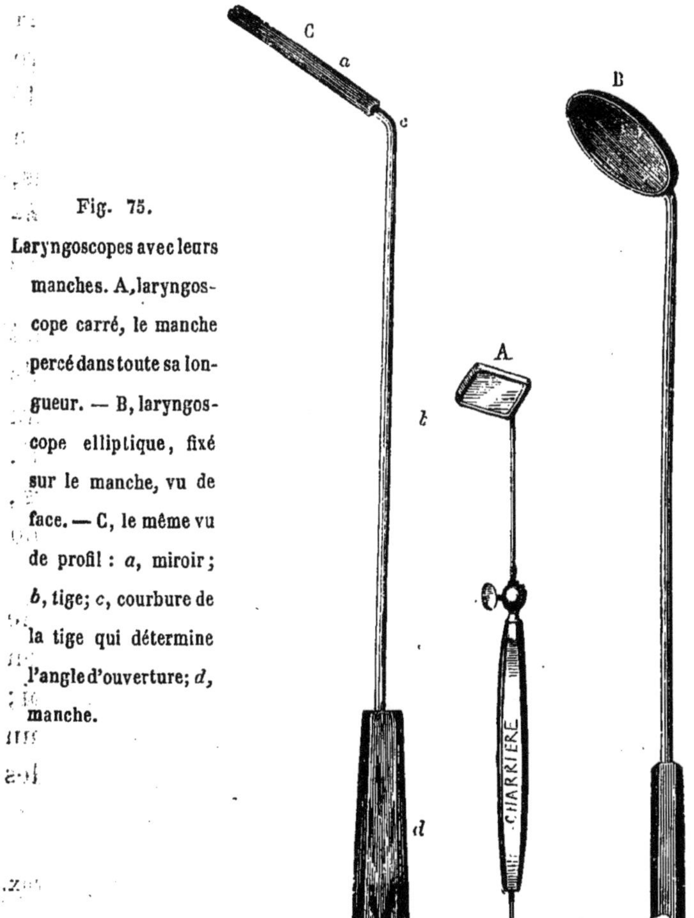

Fig. 75.

Laryngoscopes avec leurs manches. A, laryngoscope carré, le manche percé dans toute sa longueur. — B, laryngoscope elliptique, fixé sur le manche, vu de face. — C, le même vu de profil : *a*, miroir; *b*, tige; *c*, courbure de la tige qui détermine l'angle d'ouverture; *d*, manche.

lique, longue de $0^m,10$ à $0^m,15$, épaisse de $0^m,002$, est flexible. Soudée par l'une de ses extrémités, sous un angle déterminé (fig. 75 C, *d*), à la monture du miroir elle s'engage par l'autre extrémité dans le manche où elle est fixée par une vis de pression. La soudure a lieu en un point quelconque de la circonférence pour les miroirs ronds, à l'un des angles pour les carrés, à l'extrémité d'un des diamètres pour les elliptiques.

Turck (1) a démontré que l'angle sous lequel la tige est soudée au miroir (*angle d'ouverture*) doit être de 120 à 125 degrés. Il est nécessaire parfois de changer l'angle d'ouverture à cause de l'inclinaison de l'épiglotte ou pour d'autres raisons. La flexibilité de la tige permet d'obéir à cette nécessité; mieux vaut cependant faire usage du miroir articulé que Charrière a construit pour Guéneau de Mussy; une vis sans fin permet dans cet instrument de faire varier l'angle d'ouverture.

Czermak, dans le but de faire apercevoir certaines parties profondes de la glotte, avait proposé des miroirs doubles; l'image invisible de l'un était reflétée par le second. Mais ces tentatives de perfectionnements, infructueuses du reste, ont été rendues inutiles par les progrès de la méthode laryngoscopique. De Labordette a proposé un spéculum laryngien qui porte son nom; cet instrument rappelle le spéculum de Cusco (fig. 76); il est seulement plus long et plus étroit, la valve supérieure prolongée et recourbée porte un miroir à son extrémité, la

(1) Turck. Zeitschr. der K. K. Gesellschaft der Aerzte. n° 26. 28 juin 1858.

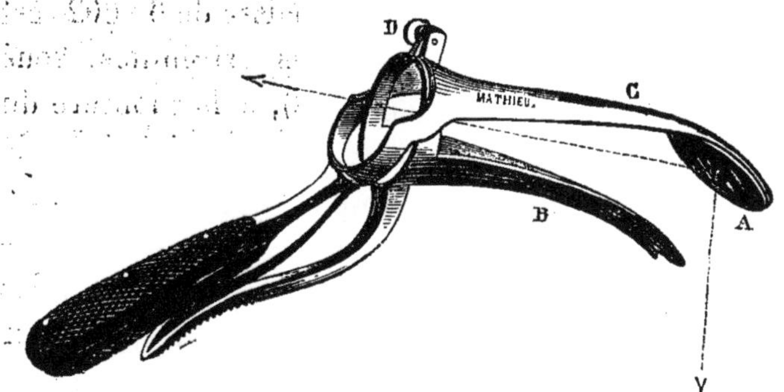

Fig. 76. —Spéculum laryngien de de Labordette.

valve inférieure est aussi légèrement recourbée. Suivant de Labordette, l'éclairage du larynx serait plus complet, la langue abaissée et portée en avant par la valve inférieure ne préoccuperait plus l'observateur. On ne peut méconnaître en effet ces deux qualités au spéculum laryngien ; mais en eût-il d'autres qu'il serait pourtant à rejeter; le patient ne peut en effet en supporter un seul instant l'application.

De l'éclairage. Le laryngoscope ne peut donner une image du larynx qu'à condition que ce dernier soit suffisamment éclairé pour émettre des rayons lumineux. L'intensité de l'éclairage dépend de la *qualité de la source* et des *appareils de concentration.* D'un autre côté l'éclairage peut provenir d'une *lumière directe* ou d'une *lumière réfléchie.*

La lumière peut être naturelle ou artificielle. La lumière naturelle ou lumière solaire est parfaite, mais son inconstance en rend l'usage quotidien impossible.

La source de la lumière artificielle est variable. Une lampe modérateur ordinaire, une lampe à pétrole, une bougie, le gaz d'éclairage, le gaz oxyhydrique, la lumière électrique, la lumière Drummond, la lampe au magnésium ont été proposés. La lampe modérateur est de tous ces procédés d'éclairage le plus pratique et le plus simple, tout en donnant une quantité de lumière très-suffisante pour la plupart des cas. Les substances phosphorescentes appliquées au laryngoscope même, les tubes de Geissler n'ont pas donné les résultats qu'ils promettaient; la lumière qu'ils émettent n'est pas assez vive.

Il est un principe que le médecin laryngoscopiste ne doit jamais oublier : meilleur est l'éclairage, meilleure est l'observation. Les appareils de concentration sont destinés à améliorer l'éclairage. Les miroirs plans, les miroirs concaves, les lentilles, ou la combinaison de miroirs concaves et de lentilles ont été successivement essayés.

Czermak, qui a le premier fait usage d'un réflecteur, employait une feuille de papier blanc pliée en forme de gouttière à trois faces planes, qu'il appliquait contre le verre de la lampe.

Des réflecteurs métalliques (fer-blanc, cuivre argenté, zinc), à surface plane, parabolique ou concave, ont plus tard remplacé le papier. La surface de ces réflecteurs doit être bien décapée, les taches et les éraillures de cette surface se reproduisent en effet dans le miroir laryngien. Stoerk plaçait derrière la lampe un grand miroir concave à rayon de 2 mètres.

La flamme de la lampe doit, dans ce mode d'éclairage, être placée au foyer principal du miroir; les rayons réfléchis sont dès lors parallèles. Turck a proposé le premier l'usage de boules remplies d'eau faisant office de lentilles (fig. 77) suspendues sur un support convenablement disposé ; mais c'est là un appareil trop volumineux et d'un maniement difficile et incommode. Une lentille plane convexe placée audevant de la flamme est un excellent appareil de concentration. La surface plane doit faire face à la source de la lumière, laquelle doit se trouver au foyer de la lentille, les rayons sortent dès lors parallèlement. Il est bon pour certains cas d'éloigner ou de rapprocher la lentille de la lampe afin d'avoir des rayons convergents ou divergents. Mandl a imaginé de combiner l'emploi d'une lentille et d'un miroir concave, et propose les deux appareils dont les figures sont ci-jointes (fig. 78 et 79).

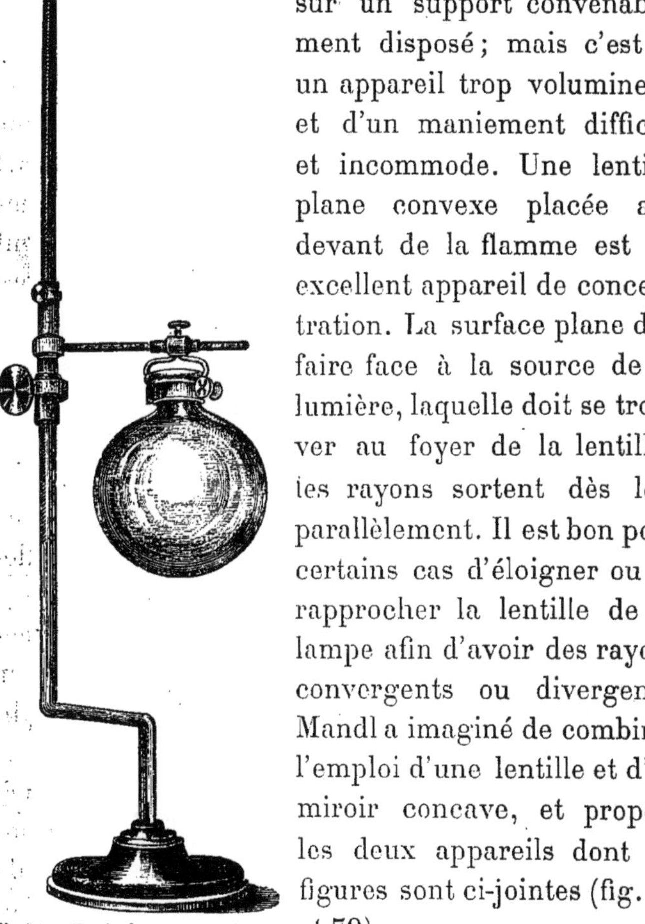

Fig. 77. — Boule de verre employée par Turck comme appareil de concentration.

Tels sont les modes de production et de concentration de la lumière. La lumière ainsi produite peut être dirigée sur le laryngoscope directement ou par réflexion.

Pour l'éclairage par la lumière réfléchie, on fait usage de miroirs concaves qui font converger les rayons sur le laryngoscope. Czermak a inauguré

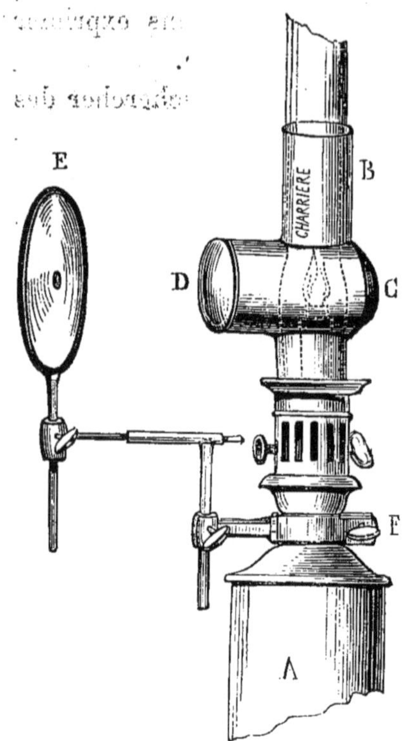

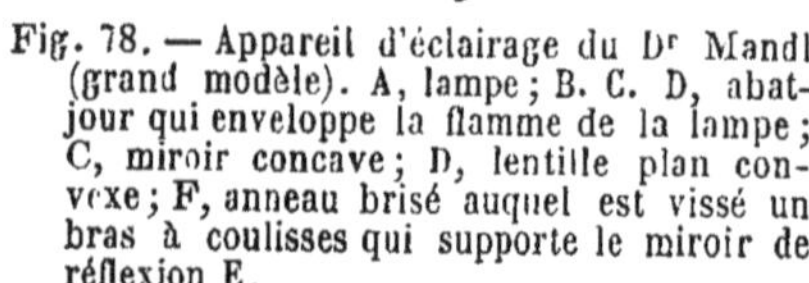
Fig. 78. — Appareil d'éclairage du Dr Mandl (grand modèle). A, lampe; B. C. D, abat-jour qui enveloppe la flamme de la lampe; C, miroir concave; D, lentille plan convexe; F, anneau brisé auquel est vissé un bras à coulisses qui supporte le miroir de réflexion E.

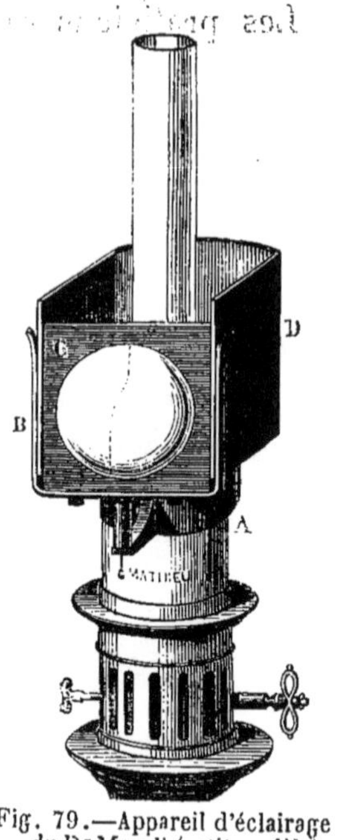

Fig. 79.—Appareil d'éclairage du Dr Mandl (petit modèle). A, anneau brisé ou ressort qui se fixe au verre de la lampe; B, cadre; C, lentille plan convexe; D, réflecteur de carton noir dont une des faces opposée à la lentille C est argenté.

cette méthode en employant pour le laryngoscope le réflecteur de Ruete, usité déjà pour l'ophthalmoscopie.

Deux procédés sont ici en présence : 1° le miroir percé d'un trou à son centre est placé devant l'œil de l'observateur comme pour l'examen ophthalmoscopique; 2° le miroir est placé dans le voisinage de l'œil de l'observateur.

De ces deux procédés Mandl déclare le second

le meilleur. Pour nous, nous ne saurions exprimer de préférence pour l'un ou pour l'autre.

Les praticiens se sont ingéniés à rechercher des porte-miroirs commodes et qui laissent à l'observateur la liberté de ses mains. Nous allons passer rapidement en revue les divers modèles proposés.

Le *miroir réflecteur buccal* (fig. 80), dont le manche

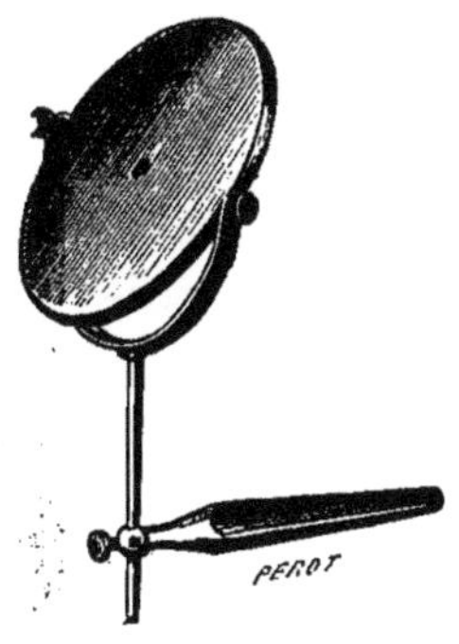

Fig. 80. — Miroir réflectenr buccal.

en bois se place entre les incisives de l'observateur qu'il condamne au mutisme, est fatigant et se salit trop facilement.

Le *bandeau frontal* (fig. 81), auquel est fixé le miroir par une genouillère, exerce sur les tempes une pression bientôt insupportable.

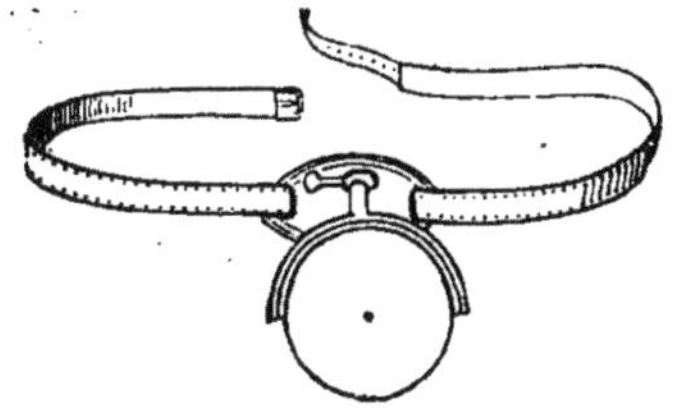

Fig. 81.
Bandeau frontal.

La *tige porte-miroir de Charrière* (fig. 82), dont une

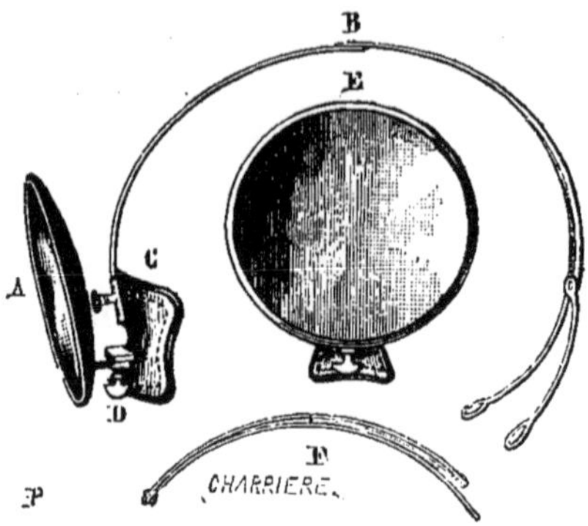

Fig. 82.
Tige porte miroir de Charrière
A, miroir vu de profil; et E, de face; B, tige; C, gouttière; D, vis; F, tige ployée.

extrémité C porte une gouttière rembourrée qu'on applique sur la racine du nez et dont l'autre extrémité vient embrasser l'occiput, est bonne, mais seulement pour les observateurs emmétropes qui ne font pas usage de lunettes.

Semeleder puis Stellweg ont proposé un modèle bien plus commode. C'est une paire de lunettes munie de verres appropriés à la vue de l'observateur et qui porte un miroir articulé en son milieu (fig. 83).

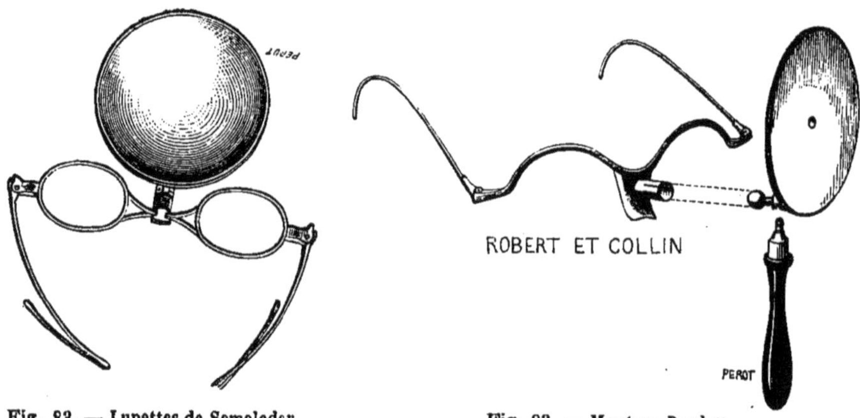

Fig. 83. — Lunettes de Semeleder.

Fig. 83. — Monture Duplay

Duplay a modifié le précédent modèle dans le but de permettre à l'observateur de faire usage des lunettes qu'il porte habituellement. Le miroir détaché peut-être fixé sur un manche et porté à la main.

Turck avait son miroir réflecteur porté sur un pied articulé qu'il plaçait près de lui. D'autres observateurs ont fixé le miroir sur la lampe même. (Tobold, Lewin, Mandl qui condamne pourtant cette disposition.)

Les miroirs doivent avoir une distance focale de $0^m,20$ à $0^m,30$ et un diamètre d'ouverture de $0^m,08$ à $0^m,10$. Les myopes doivent choisir des miroirs dont la distance focale soit moindre que $0^m,25$ et les hypermétropes des miroirs à foyer plus éloigné.

Grossissement. — Divers observateurs ont cru utile de grossir l'image laryngienne. A cet effet, Wertheim (1859) proposa l'emploi de miroirs concaves. Mais ces miroirs déforment l'image, celle-ci n'est régulière que pour les parties du larynx qui sont exactement au foyer.

Turck, après avoir essayé d'un laryngoscope concave, mettait derrière le miroir réflecteur une petite lunette pour obtenir un grossissement de 4 ou 5 diamètres ; Voltolini fait usage de loupes placées devant l'œil de l'observateur.

Mesure. Pour mesurer l'image laryngienne, Mandl propose le laryngoscope dont la figure ci-jointe explique la disposition (fig. 84).

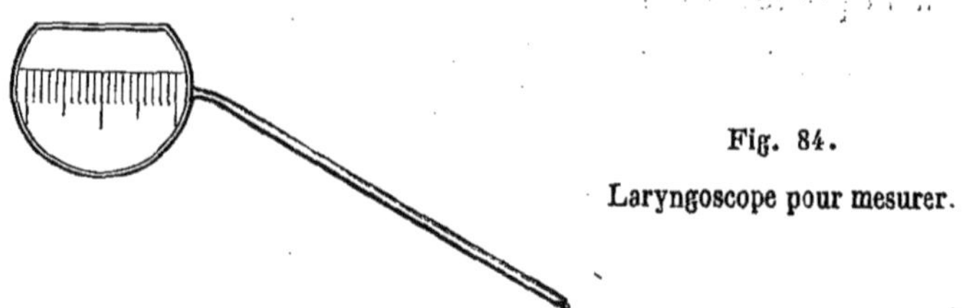

Fig. 84.
Laryngoscope pour mesurer.

De l'examen laryngoscopique. — Le malade, le médecin, l'éclairage, l'instrument nous occuperont d'abord, puis dans un dernier paragraphe nous étudierons la manière de procéder à l'examen.

1° *Le malade.* — Le malade doit, autant que possible, être à jeun, pour éviter les vomissements que pourraient provoquer le chatouillement de la luette par le miroir. La station est assisse ou debout.

Pour la station assise, un tabouret de piano permettant d'élever ou d'abaisser le sujet est d'un usage très-avantageux; en tous cas le siége doit être solide et horizontal. Mandl préfère la station verticale; nous voulons bien qu'elle soit plus commode pour lui, mais à coup sur elle ne l'est pas pour le malade.

La tête doit être fixe, droite, un peu inclinée en arrière. Pour arriver à ce résultat, il n'est besoin ni d'aide, ni de chaise spéciale, il n'y a qu'à appuyer la tête du sujet contre le mur.

La bouche doit être largement ouverte.

La langue doit être fortement tirée en avant et aplatie. Les abaisse-langue quels qu'ils soient abaissent l'épiglotte en déprïmant la langue. La meilleure pratique consiste à saisir la langue à l'aide d'un linge et à la porter au devant du menton (fig. 85).

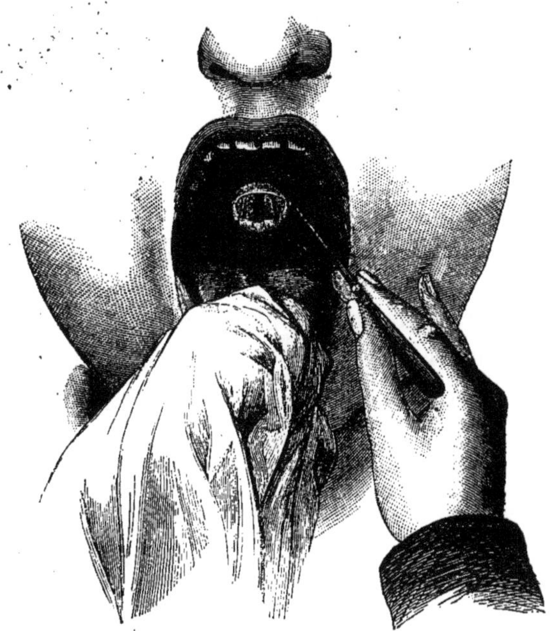

Fig. 85. — Bouche largement ouverte, langue projetée et maintenue au-devan du menton, pour l'application du laryngoscope (Mandl).

Le malade doit lui-même faire cette manipulation.

La respiration doit être fréquente et large.

Pendant l'examen on fait émettre au sujet certaines voyelles dans le but de modifier la position du larynx; la voyelle *eh* donne les meillleurs résultats ainsi que les voyelles à timbre clair. L'*o*, l'*u*, l'*i* ne valent rien. Le malade doit émettre la voyelle convenue en voix de tête.

Le médecin. — Le médecin doit se trouver en face

du malade, assis ou debout, suivant la station choisie pour ce dernier.

La distance qui le sépare du sujet est réglée par l'état de myopie, d'emmétropie ou d'hypermétropie de sa vision.

Il doit être à telle hauteur que son regard puisse embrasser la plus grande partie de la cavité buccale.

L'éclairage. — Une fois le malade en bonne position, le médecin doit s'occuper de l'éclairage; quelle que soit la source lumineuse et l'appareil de concentration auquel il donne la préférence, s'il emploie la lumière directe, il placera l'appareil d'éclairage entre lui et le malade près de son épaule, dirigeant le faisceau lumineux vers l'arrière-bouche du sujet. S'il a recours à l'éclairage par la lumière réfléchie, il place la lampe munie de son appareil de concentration à la droite du malade, ajuste le miroir réflecteur dont il a fait choix, puis en faisant jouer l'articulation de ce miroir, il dirige les rayons lumineux vers la cavité buccale du sujet (fig. 86).

Le Laryngoscope. — Le laryngoscope doit être nettoyé ou tout au moins essuyé devant le malade. Il doit être chauffé afin d'éviter la condensation sur le miroir de la vapeur d'eau contenue dans l'air expiré. Pour cela on promène le laryngoscope au-dessus de la cheminée de la lampe, en exposant à la flamme le miroir et non la monture : c'est en effet le miroir qui a besoin d'être échauffé. En essayant le contact du miroir sur la joue ou sur le dos de la main, on juge si la chaleur est convenable.

Le laryngoscope doit être saisi de la main droite

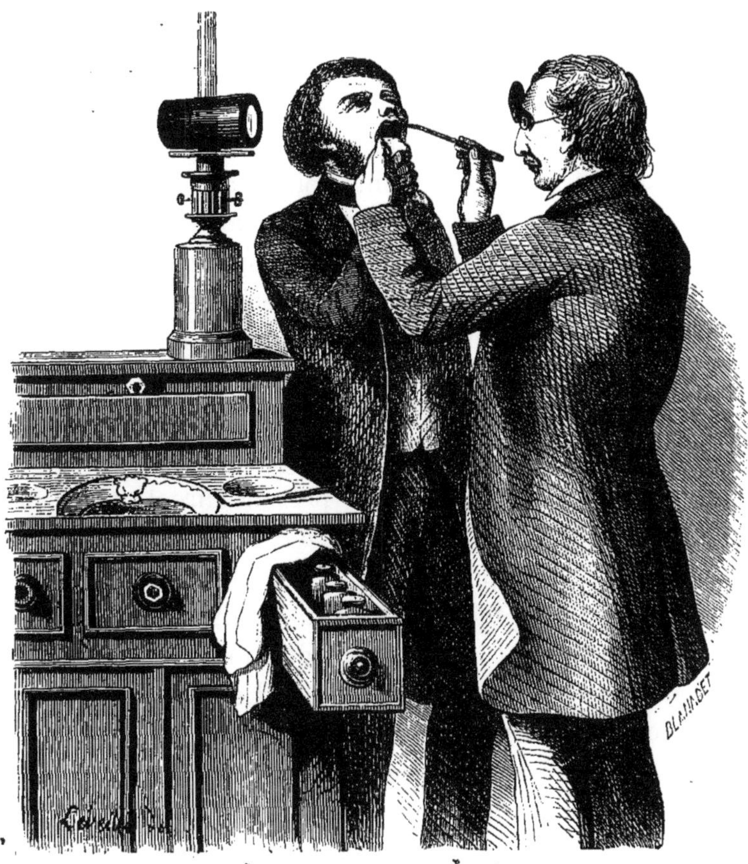

Fig. 86. — Examen laryngoscopique (avec la main gauche) et pansement du larynx (avec la main droite); malade et médecin sont debout. Le malade maintient lui-même sa langue projetée. La lampe est munie de l'appareil de concentration de Mandl. La lumière est réfléchie par le miroir concave placé au-devant du front et fixé sur une monture à lunettes (Mandl).

par son manche comme un pinceau, entre les dernières phalanges de l'index et du médius d'une part et le pouce d'autre part. Les deux autres doigts restent libres et sont disposés de façon à prendre un point d'appui sur le menton ou sur la joue du malade.

Le miroir doit évidemment être tourné en bas. Le médecin l'introduit sans tatonnement dans la cavité buccale, en lui faisant suivre l'axe de cette cavité jusqu'au dessous de la luette, qu'il soulève par un mouvement d'abaissement du manche de l'instrument. Ce mouvement doit être combiné avec un mouvement de déplacement de la main et du manche en dehors qui permet l'accès des rayons lumineux. Puis, par de petits mouvements de rotation, le médecin cherche la position qui donne l'image la meilleure. (Voy. fig. 85, la position du laryngoscope).

Examen. — Mandl (1) résume ainsi les règles à suivre pour l'examen laryngoscopique : « On com-« mence par régler à peu près la direction du fais-« ceau lumineux dont on fera usage, après avoir « placé la lampe, soit au devant de la place que doit « occuper le malade, si l'on éclaire par la lumière « directe, soit à la droite du malade, si l'on fait « usage de la lumière réfléchie. Le médecin se munit « ensuite du miroir réflecteur, ayant sa tête un peu « plus élevée que celle du malade placé en face de « lui. On règle maintenant d'une manière un peu « plus précise la position de la lampe et celle du « miroir réflecteur de façon que le cercle lumineux « tombe sur la bouche mais ne dépasse pas la lèvre « inférieure. On engage alors le malade à ouvrir « la bouche, à incliner la tête en arrière, à saisir sa « langue ; puis on règle sa respiration et sa phona-« tion. Pendant ce temps, on a dirigé le faisceau « lumineux dans la cavité buccale, de haut en bas, « en ayant soin qu'il ne dépasse ni la lèvre inférieure,

(1) Mandl. Ouvr. cité (p. 137).

« car toute cette lumière serait perdue, ni les ailes « du nez, pour ne pas offusquer la vue du malade. On « inspecte ensuite rapidement l'isthme du gosier et « le pharynx, pour connaître la disposition générale « qui peut déterminer le choix d'un laryngoscope « plus ou moins grand. Celui-ci est chauffé, introduit « dans la cavité buccale et appliqué au-dessous de « la luette perpendiculairement au plan médian du « sujet examiné. Après avoir réglé définitivement la « lumière, on verra dans le laryngoscope l'image des « parties sous-jacentes éclairées par la lumière qu'il « renvoie. »

INDEX BIBLIOGRAPHIQUE

TABLE DES MATIÈRES.

CHAPITRE III.

CHAPITRE IV.

CHAPITRE V.

Paris. A. Parent, imprimeur de la Faculté de Médecine, rue M.-le-Prince, 31.

Sous presse pour paraître prochainement:

Clinique chirurgicale de l'hôpital de la Charité, par L. GOSSELIN, professeur de clinique chirurgicale à la Faculté de médecine de Paris, membre de l'Académie de de médecine. 2 vol. in-8 avec figures.

Commentaires thérapeutiques du Codex médicamentarius, Pharmacopée française, par A. GUBLER, professeur à la Faculté de médecine de Paris. *Deuxième édition*, 1 vol. grand in-8.

Anatomie et physiologie cellulaires, basées sur l'étude des cellules animales et végétales, du protoplasma et des éléments normaux et pathologiques qui en dérivent, par Ch. ROBIN, membre de l'Institut (académie des sciences). 1 vol. in-8 d'environ 500 pages avec 60 fig.

Dictionnaire de médecine, de chirurgie, de pharmacie, de l'art vétérinaire et des sciences qui s'y rapportent, par J. B. BAILLIÈRE et FILS. *Treizième édition,* entièrement refondue par E. LITTRÉ et Ch. ROBIN. 1 vol. gr. in-8 de 1800 p. avec 561 figures.

De la fièvre traumatique et de l'infection purulente, par P. E. CHAUFFARD, professeur de pathologie générale à la Faculté de médecine de Paris. 1 vol. in-8.

Chirurgie clinique, *comprenant le diagnostic chirurgical,* les opérations, l'hygiène de la thérapeutique chirurgicales, par Félix GUYON, chirurgien de l'hôpital Necker, professeur agrégé de la Faculté de médecine, avec la collaboration de M. DELENS, professeur agrégé de la Faculté de médecine, et A. HENOCQUE, *ancien interne des hôpitaux.* 1 vol. in-8 de 500 pages avec 60 fig.

Principes d'électrothérapie, par E. CYON, professeur à l'Université de Saint-Pétersbourg. 1 vol. in-8 avec figures.

Traité d'histologie pathologique, par RINDFLEISCH, professeur à l'Université de Bonn, traduit par le docteur GROSS, professeur agrégé à la Faculté de médecine de Strasbourg. Paris, 1871, 1 vol. in-8, avec figures.

Traité pratique des maladies de l'oreille et de l'audition, par J. P. BONNAFONT. *Deuxième édition,* 1 vol. in-8 avec 50 figures.

Iconographie photographique des centres nerveux par J.-B. LUYS, médecin de la Salpêtrière. 1 vol. in-4 d'environ 100 p. de texte avec 72 photographies et 70 schemas lithographiés. Ouvrage publié en livraisons de 18 photographies.

Clinique médicale des maladies des femmes, par le docteur GALLARD, médecin de la Pitié. 1 vol. in-8 avec figures.

Traité de physiologie comparée des animaux domestiques, par G. COLIN, professeur à l'École vétérinaire d'Alfort, membre de l'Académie de médecine. 2e édit., Tome II. In-8, avec 150 figures.

Nouveau Dictionnaire de médecine et de chirurgie pratiques, illustré de figures intercalées dans le texte, rédigé par B. ANGER, E. BAILLY, A. M. BARRALLIER, BERNUTZ, P. BERT, BOECKEL, BUIGNET, CUSCO, DEMARQUAY, DENUCÉ, DESNOS, DESORMEAUX, DEVILLIERS, Alf. FOURNIER, A. FOVILLE fils, GALLARD, H. GINTRAC, GOMBAULT, GOSSELIN, Alphonse GUÉRIN, A. HARDY, HEURTAUX, HIRTZ, JACCOUD, JACQUEMET, JEANNEL, KŒBERLÉ, O. LANNELONGUE, S. LAUGIER, LEDENTU, LIEBREICH, P. LORAIN, LUNIER, LUTON, A. NÉLATON, Aug. OLLIVIER, ORÉ, PANAS, M. RAYNAUD, RICHET, Ph. RICORD, Jules ROCHARD (de Lorient), Z. ROUSSIN, SAINT-GERMAIN, Ch. SARAZIN, Germain SÉE, Jules SIMON, SIREDEY, STOLTZ, Ambroise TARDIEU, S. TARNIER, TROUSSEAU, VALETTE, VERJON, Auguste VOISIN. — Directeur de la rédaction, le docteur JACCOUD.

Le *Nouveau Dictionnaire de médecine et de chirurgie pratiques,* illustré de figures intercalées dans le texte, se composera d'environ 30 volumes grand in-8 cavalier de 800 pages. Prix de chaque volume de 800 pages, avec figures dans le texte. 10 fr.

En vente les tomes I à XVI.

Le Tome XVII comprendra 800 pages avec 150 figures. Les principaux articles sont **Hanche,** par VALETTE; **Hectique** (fièvre), par HIRTZ; **Hématocèle,** par BERNUTZ LANNELONGUE; **Hémorrhoïdes,** par GOSSELIN; **Hernie,** par LEDENTU; **Histologie:** RANVIER; **Hydrothérapie,** par BENIBARDE; **Hystérie,** par BERNUTZ.

Les volumes sont envoyés *franco* par la poste, aussitôt leur publication aux souscripteurs des départements, sans augmentation sur le prix fixé.

LIVRES DE FONDS.

ACADÉMIE DE MÉDECINE (ANNUAIRE DE L'). Paris, 1862, 1 vol. in-12 de 204 pages. 1 fr. 50

Première partie : Ordonnances constitutives de l'Académie impériale de médecine, arrêtés ministériels, règlements, legs faits à l'Académie, prix décernés et à décerner, lauréats de l'Académie, publications, etc. — Deuxième partie : Tableau général des nominations, des promotions et des extinctions qui ont eu lieu dans le sein de l'Académie, depuis sa fondation jusqu'à ce jour. État actuel du personnel de l'Académie.

† **ACADÉMIE DE MÉDECINE (BULLETIN DE L')**, rédigé sous la direction de MM. F. DUBOIS, secrétaire perpétuel, et J. BÉCLARD, secrétaire annuel. — *Collection complète*, formant 36 forts volumes in-8 de chacun 1100 pages.

La collection des 36 volumes pris ensemble, au lieu de 525 fr. 100 fr.

Chaque année séparée in-8 de 1100 pages. 5 fr.

Ce *Bulletin officiel* rendait un compte exact et impartial des séances de l'Académie de médecine, et, présentant le tableau fidèle de ses travaux, il offrait l'ensemble de toutes les questions importantes que les progrès de la médecine peuvent faire naître ; l'Académie étant devenue le centre d'une correspondance presque universelle, c'est par les documents qui lui sont transmis que tous les médecins peuvent suivre les mouvements de la science dans tous les lieux où elle peut être cultivée, en connaître, presque au moment où elles naissent, les inventions et les découvertes. — L'ordre du *Bulletin* est celui des séances : on inscrit d'abord la correspondance soit officielle, soit manuscrite, soit imprimée ; à côté de chaque pièce, on lit les noms des commissaires chargés d'en rendre compte à la Compagnie. Le rapport est-il lu, approuvé, les rédacteurs le donnent en totalité, quelles que soient son importance et son étendue : est-il suivi de discussion, ils s'appliquent avec la même impartialité à les reproduire dans ce qu'elles offrent d'essentiel, principalement sous le rapport pratique. C'est dans le *Bulletin* seulement que sont reproduites dans tous leurs détails les discussions relatives à l'*Empyème*, l'*Introduction de l'air dans les veines*, au *Système nerveux*, l'*Empoisonnement par l'arsenic*, l'*Organisation de la pharmacie*, la *Ténotomie*, le *Cancer des mamelles*, l'*Ophthalmie*, les *Injections iodées*, la *Peste et les Quarantaines*, la *Taille et la Lithotritie*, les *Fièvres intermittentes*, les *Maladies de la matrice*, le *Cretinisme*, la *Syphilisation*, la *Surdi-mutité*, les *Kystes de l'ovaire*, la *Méthode sous-cutanée*, la *Fièvre puerpérale*, les *Eaux potables*, la *Syphilis vaccinale*, les *Troubles du langage*, la *Thoracentèse*, la *Mortalité des enfants*, la *Tuberculose*, la *gravité des lésions traumatiques chez les alcooliques*, l'*infection purulente*, etc. Ainsi, tout correspondant, tout médecin, tout savant qui transmettra un écrit quelconque à l'Académie en pourra suivre les discussions et connaître exactement le jugement qui en est porté.

† **ACADÉMIE DE MÉDECINE (MÉMOIRES DE L').** Tome I, Paris, 1828. — Tome II, 1832. — Tome III, 1833. — Tome IV, 1835. — Tome V, 1836. — Tome VI, 1837. — Tome VII, 1838. — Tome VIII, 1840. — Tome IX, 1841. — Tome X, 1843. — Tome XI, 1845. — Tome XII, 1846. — Tome XIII, 1848. — Tome XIV, 1849. — Tome XV, 1850. — Tome XVI, 1852. — Tome XVII, 1853. — Tome XVIII, 1854. — Tome XIX, 1855. — Tome XX, 1856. — Tome XXI, 1857. — Tome XXII, 1858. — Tome XXIII, 1859. — Tome XXIV, 1860. — Tome XXV, 1861. — Tome XXVI, 1863. — Tome XXVII, 1865-1866. — Tome XXVIII, 1867-68. — Tome XXIX, 1869-70. — *Collection complète* formant 29 forts vol. in-4, avec planches.

La collection des 29 vol. *pris ensemble*, au lieu de 580 fr. : 200 fr.

Chaque volume séparément : 10 fr.

Cette nouvelle Collection peut être considérée comme la suite et le complément des *Mémoires de la Société royale de médecine et de l'Académie royale de chirurgie*. Ces deux sociétés célèbres sont représentées dans la nouvelle Académie par ce que la science a de médecins et de chirurgiens distingués, soit à Paris, dans les départements ou à l'étranger. Par cette publication, l'Académie a répondu à l'attente de tous les médecins jaloux de suivre les progrès de la science.

Le tome Ier comprend : Ordonnances et règlements de l'Académie, mémoires de MM. Pariset, Double, Itard, Esquirol, Villermé, Léveillé, Larrey, Dupuytren, Dugès, Vauquelin, Laugier, Virey, Chomel, Orfila, Boullay, Lemaire.

Le tome II contient des mémoires de MM. Pariset, Breschet, Lisfranc, Ricord, Itard, Husson, Duval, Duchesne, P. Dubois, Dubois (d'Amiens), Mêlier, Hervez de Chégoin, Prioa, Toulmouche.

Le tome III contient des mémoires de MM. Pariset, Breschet, Marc, Velpeau, Planche, Pravaz, Chevallier, Lisfranc, Bonnastre, Cullerier, Soubeiran, Paul Dubois, Reveillé-Parise, Roux, Chomel, Dugès, Dizé, Henry, Villeneuve, Dupuy, Fodéré, Ollivier, André, Goyrand, Sanson, Fleury.

Le tome IV contient des mémoires de MM. Pariset, Bourgeois, Hamont, Girard, Mirault, Lauht, Reynaud, Salmade, Roux, Lepelletier, Pravaz, Ségalas, Civiale, Bouley, Bourdois, Delmotte, Ravin, Silvy, Larrey, P. Dubois, Kæmpfen, Blanchard.

Le tome V contient des mémoires de MM. Pariset, Gérardin, Goyrand, Pinel, Kéraudren, Macartney, Amussat, Stoltz, Martin-Solon, Malgaigne, Henry, Boutron-Charlard, Leroy (d'Etiolles), Breschet, Itard, Dubois (d'Amiens), Bousquet.

Le tome VI contient des mémoires de MM. Piorry, Trousseau et Belloc, Risueno d'Amador, C. Saucerotte, Planche et P. Rayer.

Le tome VII contient des mémoires de MM. Pariset, Husson, Mérat, Piorry, Gaultier de Claubry, Montault, Bouvier, Malgaigne, Dupuy, Duval, Gontier Saint-Martin, Leuret, Mirault, Mulle, Froriep.

Le tome VIII contient des mémoires de MM. Bousquet, Pariset, Prus, Thorstensen, Souberbielle, Cornuel, Baillarger, J. Pelletan, Orfila, J. Sédillot, Lecanu, Jobert.

Le tome IX contient des mémoires de MM. Pariset, Bricheteau, Bégin, Orfila, Jobert, A. Colson, Deguise, Gaetani-Bey, Brierre de Boismont, Cerise, Raciborski, Leuret, Foville, Aubert, Gaillard.

Le tome X contient des mémoires par MM. Pariset, Arnal et Martin, Robert, Bégin, Poilroux, Royer-Collard, Mêlier, A. Devergie, Rufz, Foville, Parrot, Rollet, Gibert, Michéa, R. Prus.

Le tome XI contient des mémoires de MM. Bousquet, Pariset, Dubois (d'Amiens), Ségalas, Prus, Valleix, Gintrac, Ch. Baron, Brierre de Boismont, Payan, Delafond, H. Larrey.

Le tome XII contient des mémoires de MM. Pariset, Dubois (d'Amiens), de Castelnau et Ducrest, Bally, Michéa, Baillarger, Jobert (de Lamballe), Kéraudren, H. Larrey, Jolly, Mêlier.

Le tome XIII contient des mémoires de MM. Bousquet, Fr. Dubois (d'Amiens), Malgaigne, Fauconneau-Dufresne, A. Robert, J. Roux, Fleury, Brierre de Boismont, Trousseau, Mélier, Baillarger.

Le tome XIV contient des mémoires de MM. Fr. Dubois, Gaultier de Claubry, Bally, Royer-Collard, Murville, Joret, Arnal, Huguier, Lebert.

Le tome XV (1850) contient des mémoires de MM. Fr. Dubois, Gaultier de Claubry, Patissier, Guisard, Second, Piedvache, Germain Sée, Huguier.

Le tome XVI (1852) contient des mémoires de MM. Dubois (d'Amiens), Gibert, Gaultier de Claubry, Bouchardat, Henot, H. Larrey, Gosselin, Hutin, Broca.

Le tome XVII (1853) contient des mémoires de MM. Dubois (d'Amiens), Michel Lévy, Gaultier de Claubry, J. Guérin, A. Richet, Bouvier, Lereboullet, Depaul.

Le tome XVIII (1854) contient des mémoires de MM. Dubois, Gibert, Cap, Gaultier de Claubry, J. Moreau, Aug. Millet, Patissier, Collineau, Bousquet.

Le tome XIX (1855) contient des mémoires de MM. Dubois, Gibert, Gaultier de Claubry, Notta, Peixoto, Aubergier, Carrière, E. Marchand, Delioux, Bach, Hutin, Blache.

Le tome XX (1856) contient des mémoires de MM. Fr. Dubois, Depaul, Guérard, Barth, Imbert-Gourbeyre, Jules Rochard, Chapel, Dutroulau, Pinel, Puel.

Le tome XXI (1857) contient des mémoires de MM. Fr. Dubois, A. Guérard, Barth, Bayle, P. Silbert, d'Aix, Michel, Poterin du Motel, Hecquet.

Le tome XXII (1858) contient des mémoires, de MM. Fr. Dubois, A. Trousseau, A. Guérard, Max Simon, Mordret, Dutroulau, Reynal, Gubler, Blondlot, Borie, Zurkowski.

Le tome XXIII (1859) contient des mémoires de MM. Fr. Dubois, A. Trousseau, Guérard, Laugier, A. Devergie, Bouchut, Gaillard, J. Rochard, Sappey, Huguier (avec 15 planches).

Le tome XXIV (1860) contient des mémoires de MM. Fr. Dubois, A. Trousseau, A. Guérard, Marcé, H. Roger, Duchaussoy, Ch. Robin, Moutard-Martin, Depaul, Jules Roux (avec 6 pl.)

Le tome XXV (1861) contient des mémoires de MM. F. Dubois, Jolly, A. Tardieu, Imbert-Gourbeyre, Ch. Robin, Semelaigne, Hipp. Bourdon, Bourgeois, Léon Lefort.

Le tome XXVI (1863-1864) contient des mémoires de MM. Fr. Dubois (d'Amiens), J. Béclard, A. Tardieu, P. Jolly, Mêlier, J. Lefort, J. Reynal et Lanquetin, A. Chauveau et Marey, Bouchardat, Kergaradec, Chalvet, A. Ollivier et Ranvier.

Le tome XXVII (1865-66) contient des mémoires de MM. Jules Béclard, Dubois (d'Amiens), Bouchardat, Kergaradec, Joulin, Decaisne, U. Trélat, L. Legouest, E. Bourguet, V. Legros, Pidoux, Cornil, Marmy.

Le tome XXVIII (1867-68) contient des Mémoires de MM. Jules Béclard, Dubois (d'Amiens), E. Bergeron, Guérard, Depaul, Briquet, Bébier, Martial Lanelongue, V. Cornil et Trasbot, J. N. Demarquay.

Le tome XXIX (1869-70) contient : Éloge de Velpeau, par M. Jules Béclard; Rapport sur les prix, par M. Dubois (d'Amiens); Rapport sur les épidémies, par M. Briquet; Rapport sur les eaux minérales, par M. Devergie; Des phénomènes psychologiques, avant, pendant et après l'anesthésie provoquée, par M. Lacassagne; Des fractures indirectes de la colonne vertébrale, par M. Chedevergne; De l'uranoplastie, par M. Ehrmann; Éloge de Trousseau, par M. J. Béclard; Rapport sur les prix, par M. Dubois; Répartition géographique de quelques infirmités en France, par G. Lagneau, avec 4 pl.; Étude clinique sur la folie avec prédominance du délire des grandeurs, par Ach. Foville fils.

AMETTE. Code médical, ou Recueil des Lois, Décrets et Règlements sur l'étude, l'enseignement et l'exercice de la médecine civile et militaire en France, par AMÉDÉE AMETTE, secrétaire de la Faculté de médecine de Paris. *Troisième édition*, augmentée. Paris, 1859. 1 vol. in-12 de 560 pages. 4 fr.

ANDRAL ET GAVARRET. Recherches sur la composition du sang de quelques animaux domestiques dans l'état de santé et de maladie. Paris, 1842, in-8, 36 pages. 1 fr.

ANDRAL ET **GAVARRET. Recherches sur la quantité d'acide carbonique** exhalé par les poumons dans l'espèce humaine. Paris, 1843, in-8, 30 pages avec 1 planche. 1 fr.

ANGER. Nouveaux éléments d'anatomie chirurgicale, par Benjamin ANGER, chirurgien de la Maternité, professeur agrégé de la Faculté de médecine de Paris, lauréat de l'Institut (Académie des sciences). Paris, 1869, ouvrage complet, 1 vol. in-8 de 1055 pages, avec 1079 figures et Atlas in-4, de 12 planches dessinées d'après nature, gravées sur acier et imprimées en couleur, et représentant les régions de la tête, du cou, de la poitrine, de l'abdomen, de la fosse iliaque interne, du périnée et du bassin, avec texte explicatif, cartonné. 40 fr.

— *Séparément*, le texte, 1 vol. in-18. 20 fr.

— *Séparément*, l'atlas, 1 vol. in-4. 25 fr.

ANGLADA (Ch.). **Études sur les maladies éteintes et les maladies nouvelles**, pour servir à l'histoire des évolutions séculaires de la pathologie, par Charles ANGLADA, professeur à la Faculté de Montpellier. Paris, 1869, 1 vol. de 700 pages. 8 fr.

† **ANNALES D'HYGIÈNE PUBLIQUE ET DE MÉDECINE LÉGALE**, par MM. ANDRAL, BEAUGRAND, J. BERGERON, BRIERRE DE BOISMONT, CHEVALLIER, DELPECH, DEVERGIE, FONSSAGRIVES, GALLARD, GAULTIER DE CLAUBRY, DE PIETRA SANTA, Z. ROUSSIN, Ambr. TARDIEU, VERNOIS, avec une revue des travaux français et étrangers, par MM. O. DUMESNIL et STROHL.

La **seconde série**, commencée avec le cahier de janvier 1854, paraît régulièrement tous les trois mois par cahiers de 15 feuilles in-8 (240 pages), avec des planches gravées.

Prix de l'abonnement annuel pour Paris : 20 fr.

Pour les départements : 22 fr. — Pour l'étranger, d'après les tarifs de la convention postale.

Première série, collection complète (1829 à 1853), dont il ne reste que peu d'exemplaires, 50 vol. in-8, avec figures et planches. 450 fr.

Chacune des dernières années jusques et y compris 1871 séparément : 18 fr.

Chacune des dernières années, à partir de 1872. 20 fr.

Tables alphabétiques par ordre des matières et des noms d'auteurs des tomes I à L (1829 à 1853). Paris, 1855, in-8 de 136 pages à 2 colonnes. 3 fr. 50

† **ANNUAIRE DE L'ASSOCIATION GÉNÉRALE DE PRÉVOYANCE** et de secours mutuels des médecins de France, publié par le conseil général de l'association. Première année, 1858-1861. Paris, 1862. — 2e année, 1862. Paris, 1863. — 3e année, 1863. Paris, 1864. — 4e année, 1864. Paris, 1865. — 5e année, 1865. Paris, 1866.— 6e année, 1866. Paris, 1867.— 7e année, 1867. Paris, 1868.— 8e année, 1868. Paris, 1869. — 9e année, 1869. Paris, 1870. — 10e année. — 11e année, 1870-71. Paris, 1872. Prix de chaque année formant 1 vol. in-18 jésus de 700 p. 1 fr.

— Chaque année, franco par la poste. 1 fr. 50

ANNUAIRE DE CHIMIE, comprenant les applications de cette science à la médecine et à la pharmacie, par MM. E. MILLON et J. REISET. Paris, 1845-1851, 7 vol. in-8 de chacun 700 à 800 pages. 7 fr.

Séparément, années 1845, 1846, 1847, chaque volume. 1 fr. 50

ANNUAIRE PHARMACEUTIQUE, fondé par O. REVEIL et L. PARISEL, ou Exposé analytique des travaux de pharmacie, physique, histoire naturelle médicale, thérapeutique, hygiène, toxicologie, pharmacie et chimie légales, eaux minérales, intérêts professionnels, par le docteur C. MÉHU, pharmacien de l'hôpital Necker. Paris, 1863-1872, 9 v. in-18 jésus de chacun 400 p. avec figures. Pr. de chaque vol. : 1 fr. 50

† **ARCHIVES DE MÉDECINE NAVALE**, rédigées sous la surveillance de l'inspection générale du service de santé de la marine. Directeur de la rédaction, M. le docteur LE ROY DE MÉRICOURT.

Les *Archives de médecine navale* paraissent depuis le 1er janvier 1864, mensuellement, par numéro de 80 pages, avec planches et figures, et forment chaque année 2 vol. in-8 de chacun 500 pages. Prix de l'abonnement annuel pour Paris. 12 fr.

— Pour les départements. 14 fr.

— Pour l'étranger, d'après les tarifs de la convention postale.

Les tomes I à XVIII (1864-72) sont en vente.

ARCHIVES ET JOURNAL DE LA MÉDECINE HOMOEOPATHIQUE, publiés par une société de médecins de Paris. *Collection complète*. Paris, 1834-1837. 6 vol. in-8. 30 fr.

BACH (J. A.). **De l'anatomie pathologique des différentes espèces de goîtres,** du traitement préservatif et curatif, par J. A. BACH, professeur à la Faculté de médecine de Strasbourg. Paris, 1855, in-4 avec 1 planche. 2 fr. 50

BACHELIER (JULES). **Exposé critique et méthodique de l'hydrothérapie,** ou Traitement des maladies par l'eau froide, avec la traduction de l'ouvrage allemand qui a pour titre : *Die Wasserkur zu Grœfenberg*, par Jules Frisch. Pont-à-Mousson, 1843, in-8-VIII, 254 pages. 3 fr. 50

BAER. Histoire du développement des animaux, traduit par G. BRESCHET. Paris, 1826, in-4. 1 fr.

BAILLARGER (J.). **Recherches sur la structure de la couche corticale des circonvolutions du cerveau,** par M. J. BAILLARGER, médecin de la Salpêtrière, membre de l'Académie de médecine. Paris, 1840, in-4, 33 pages, avec 2 planches. 1 fr. 50

BAILLARGER (J.). **Des hallucinations,** des causes qui les produisent et des maladies qu'elles caractérisent. Paris, 1846, 1 vol. in-4 de 400 pages. 5 fr.

BAILLY. Traitement des ovariotomisées. Considérations physiologiques sur la castration de la femme, par le docteur Ch. BAILLY. Paris, 1872, in-8 de 116 p. 3 fr.

BALDOU. Instruction pratique sur l'hydrothérapie, étudiée au point de vue : 1° de l'analyse clinique ; 2° de la thérapeutique générale ; 3° de la thérapeutique comparée ; 4° de ses indications et contre-indications. *Nouvelle édition*, Paris, 1857, in-8 de 691 pages. 5 fr.

BARRAULT (E.). **Parallèle des eaux minérales de France et d'Allemagne.** Guide pratique du médecin et du malade, avec une introduction par le docteur DURAND-FARDEL. Paris, 1872, in-18 de XXII-372 pages................ 3 fr. 50

BARRESWILL. Documents académiques et scientifiques, pratiques et administratifs sur le tannate de quinine. Paris, 1852, in-8. 75 c.

BAUCHET (J. L.). **Histoire anatomo-pathologique des kystes,** par J. L. BAUCHET, professeur agrégé de la Faculté de médecine. Paris, 1857, 1 vol. in-4. 3 fr.

BAUCHET (J. L.). **Anatomie pathologique des kystes de l'ovaire,** et de ses conséquences pour le diagnostic et le traitement de ces affections. Paris, 1859, 1 vol. in-4. 5 fr.

BAYARD. Mémoire sur la topographie médicale des Xe, XIe et XIIe arrondissements de Paris. Recherches historiques et statistiques sur les conditions hygiéniques, etc. Paris, 1844, in-8, avec 5 cartes. 1 fr. 50

BAZIN. Du système nerveux, de la vie animale et de la vie végétative, de leurs connexions anatomiques et des rapports physiologiques, psychologiques et zoologiques qui existent entre eux, par A. BAZIN, professeur à la Faculté des sciences de Bordeaux, etc. Paris, 1841, in-4, avec 5 planches lithographiées. 3 fr.

BEALE. De l'urine, des dépôts urinaires et des calculs, de leur composition chimique, de leurs caractères physiologiques et pathologiques et des indications thérapeutiques qu'ils fournissent dans le traitement des maladies, par Lionel BEALE, médecin et professeur au King's College Hospital. Traduit de l'anglais sur la seconde édition et annoté par MM. Auguste Ollivier, médecin des hôpitaux, et Georges Bergeron, agrégé de la Faculté de médecine. Paris, 1865. 1 vol. in-18 jésus, de XXX-540 pages avec 163 figures. 7 fr.

BEAU. Traité expérimental et clinique d'auscultation appliquée à l'étude des maladies du poumon et du cœur, par le docteur J. H. S. BEAU, médecin de l'hôpital de la Charité. Paris, 1856, 1 vol. in-8 de XII-626 pages. 7 fr. 50

BEAUNIS (H.). **Programme du cours complémentaire de physiologie** fait à la Faculté de médecine de Strasbourg. Paris, 1872, 1 vol. in-18 de 112 pages. 2 fr. 50

BEAUNIS et BOUCHARD. Nouveaux éléments d'anatomie descriptive, et d'embryologie, par H. BEAUNIS et H. BOUCHARD, professeurs agrégés à la Faculté de médecine de Strasbourg. Paris, 1868, 1 vol. grand in-8 de XVI-1050 pages avec 404 figures dessinées d'après nature, cartonné. 18 fr.

BEAUVAIS. Effets toxiques et pathogénétiques de plusieurs médicaments sur l'économie animale dans l'état de santé, par le docteur BEAUVAIS (de Saint-Gratien). Paris, 1845, in-8 de 420 pages. Avec huit tableaux in-folio. 7 fr.

BEAUVAIS. **Clinique homœopathique**, ou Recueil de toutes les observations pratiques publiées jusqu'à nos jours, et traitées par la méthode homœopathique. *Ouvrage complet*. Paris, 1836–1840, 9 forts vol. in-8. 45 fr.

BECLU. **Nouveau manuel de l'herboriste**, ou Traité des propriétés médicinales des plantes exotiques et indigènes du commerce, suivi d'un Dictionnaire pathologique, thérapeutique et pharmaceutique, par H. BECLU, herboriste praticien. Paris, 1872. 1 vol. in-12 de XIV–256 pages, avec 55 fig. 2 fr. 50

BECQUEREL. **Recherches cliniques sur la méningite des enfants**, par Alfred BECQUEREL, médecin des hôpitaux. Paris, 1838, in-8, 128 pages. 1 fr.

BÉGIN. **Études sur le service de santé militaire en France**, son passé, son présent et son avenir, par le docteur L. J. BÉGIN, chirurgien-inspecteur, membre du Conseil de santé des armées. Paris, 1849, in-8 de 370 pages. 4 fr. 50

BÉGIN. **Nouveaux éléments de chirurgie** et de médecine opératoire. 2e édition. Paris, 1838, 3 vol. in-8. 20 fr.

BELMAS. **Traité de la cystotomie sus-pubienne**. Paris, 1827, in-8. fig. 2 fr.

BENECH. **Pathologie naturelle générale**. Paris, 1851, tome I, in-8. 7 fr.

BERGERET (L. F. L.). **Des fraudes dans l'accomplissement des fonctions génératrices**, dangers et inconvénients pour les individus, la famille et la société, par L. F. BERGERET, médecin en chef de l'hôpital d'Arbois (Jura). *Troisième édition*, revue et augmentée. Paris, 1870, in-18 jésus de 225 pages. 2 fr.

BERGERET (L. F. E.). **De l'abus des boissons alcooliques**, dangers et inconvénients pour les individus, la famille et la société. Moyens de modérer les ravages de l'ivrognerie. Paris. 1870, in-18 jésus de VIII-380 pages. 3 fr.

BERGERON. (Henri). **Sur les tumeurs ganglionaires du cou**. Paris, 1872, in-8 de 150 pages. 3 fr.

BERNARD (Cl.). **Leçons de physiologie expérimentale appliquée à la médecine**, faites au Collège de France, par Cl. BERNARD, membre de l'Institut de France (Académie des sciences et Académie française), professeur au Collège de France, professeur de physiologie générale au Muséum d'histoire naturelle. Paris, 1855-1856, 2 vol. in-8, avec fig. 14 fr.

BERNARD (Cl.). **Leçons sur les effets des substances toxiques et médicamenteuses**. Paris, 1857, 1 vol. in-8, avec figures. 7 fr.

BERNARD (Cl.). **Leçons sur la physiologie et la pathologie du système nerveux**. Paris, 1858. 2 vol. in-8, avec figures. 14 fr.

BERNARD (Cl.). **Leçons sur les propriétés physiologiques et les altérations pathologiques des liquides de l'organisme**. Paris, 1859, 2 vol. in-8 avec 32 fig. 14 fr.

BERNARD (Cl.). **Introduction à l'étude de la médecine expérimentale**. Paris, 1865, in-8, 400 pages. 7 fr.

BERNARD (Cl.). **Leçons de pathologie expérimentale**. Paris, 1871, 1 vol. in-8 de 600 pages. 7 fr.

Ces leçons forment la suite et le complément du Cours du Collège de France.

BERNARD (Cl.) et HUETTE. **Précis iconographique de médecine opératoire et d'anatomie chirurgicale**. Paris, 1866, 1 vol. in-18 jésus, 495 pages, avec 113 pl., figures noires. Cartonné. 24 fr.

Le même, figures coloriées, cart. 48 fr.

BERNARD (H.). **Premiers secours aux blessés** sur le champ de bataille et dans les ambulances, par le docteur H. BERNARD, ancien chirurgien des armées, précédé d'une introduction par J. N. DEMARQUAY, chirurgien de la Maison municipale de santé, chirurgien des ambulances de la presse. Paris, 1870, in-18 de 164 p. avec 79 fig. 2 fr.

BERT (Paul). **Leçons sur la physiologie comparée de la respiration**, par Paul BERT, professeur de physiologie à la Faculté des sciences. Paris, 1870, 1 vol. in-8 de 500 pages avec 150 fig.

BERTHOLDI. **Conseils d'un médecin homœopathe**, ou Moyen de se traiter soi-même homœopathiquement dans les affections ordinaires, et premiers secours à administrer dans les cas graves. Traduit de l'allemand par SARRAZIN. Paris, 1837, in-18 de 180 pages. 2 fr. 25

BILLET (Léon). **De la fièvre puerpérale** et de la réforme des maternités. Paris, 1872, in-8 de 89 pages. 2 fr.

BISCHOFF (T. L. G.). **Traité du développement de l'homme et des mammifères,** suivi d'une Histoire du développement de l'œuf du lapin. Paris, 1843, in-8 avec un atlas in-4 de 16 planches. 7 fr. 50

BLANDIN. Anatomie du système dentaire, considérée dans l'homme et les animaux. Paris, 1836, in-8, avec une planche. 2 fr. 50

BOENNINGHAUSEN (C. de). **Manuel de thérapeutique médicale homœopathique,** pour servir de guide au lit des malades et à l'étude de la matière médicale pure. Traduit de l'allemand par le docteur D. ROTH. Paris, 1846, in-12 de 600 p. 7 fr.

BOENNINGHAUSEN (C. de). **Tableau de la principale sphère d'action et des propriétés caractéristiques des remèdes antipsoriques,** traduit de l'allemand par T. de BACHMETEFF et le docteur RAPOU, précédé d'un mémoire sur la Répétition des doses du docteur HERING (de Philadelphie). Paris, 1834, in-8, 352 p. 5 fr.

BOENNINGHAUSEN (C. de). **Les côtés du corps, ainsi que les affinités des médicaments.** Études homœopathiques, traduit de l'allemand par Ph. DE MOLINARI. Bruxelles, 1857, in-8, 24 pages. 1 fr. 50

BOISSEAU. Des maladies simulées et des moyens de les reconnaître, par le docteur Edm. BOISSEAU, professeur agrégé à l'École du Val-de-Grâce. Paris, 1870. 1 vol. in-8, de 510 pages avec figures. 7 fr.

BOIVIN. Mémorial de l'art des accouchements, ou Principes fondés sur la pratique de l'hospice de la Maternité de Paris, et sur celle des plus célèbres praticiens nationaux et étrangers, par madame BOIVIN, sage-femme en chef. *Quatrième édition, augmentée.* Paris, 1836, 2 vol. in-8 avec 143 figures. 6 fr.

Ouvrage adopté comme classique pour les élèves de l'École d'accouchements de Paris.

BOIVIN. Recherches sur une des causes les plus fréquentes et les moins connues de l'avortement, suivies d'un mémoire sur l'intro-pelvimètre, ou mensurateur interne du bassin ; par madame BOIVIN. Paris, 1828, in-8, fig. 1 fr.

BOIVIN et DUGES. Anatomie pathologique de l'utérus et de ses annexes, fondée sur un grand nombre d'observations cliniques ; par madame BOIVIN, docteur en médecine, sage-femme en chef de la Maison de santé, et A. DUGÈS, professeur à la Faculté de médecine de Montpellier. Paris, 1866, atlas in-folio de 41 planches, gravées et coloriées, *représentant les principales altérations morbides des organes génitaux de la femme,* avec explication. 45 fr.

BONNAFONT. Traité pratique des maladies de l'oreille et des organes de l'audition. Paris, 1860, in-8 de 650 pages, avec 22 figures. 9 fr.

BONNET (A.). **Traité des maladies des articulations,** par le docteur A. BONNET, chirurgien en chef de l'Hôtel-Dieu de Lyon. Paris, 1845, 2 vol. in-8, et atlas de 16 pl. in-4. — **Traité de thérapeutique des maladies articulaires.** Paris, 1853, 1 vol. de 700 pages, in-8, avec 97 figures. 29 fr.

— Séparément, *Traité de thérapeutique des maladies articulaires,* in-8. 9 fr.

Cet ouvrage doit être considéré comme la suite et le complément du *Traité des maladies des articulations,* auquel l'auteur renvoie pour l'étiologie, le diagnostic et l'anatomie pathologique. Consacré exclusivement aux questions thérapeutiques, il offre une exposition complète des méthodes et des nombreux procédés introduits soit par lui-même, soit par les praticiens les plus expérimentés dans le traitement des maladies si compliquées des articulations.

BONNET (A.). **Nouvelles méthodes de traitement des maladies articulaires.** *Seconde édition,* revue et augmentée d'une notice historique, accompagnée d'observations sur la rupture de l'ankylose, par MM. BARRIER, BERNE, PHILIPEAUX et BONNES. Paris, 1860, in-8 de 356 pages, avec 17 fig. 4 fr. 50

BOUCHARDAT. Du diabète sucré, ou glucosurie, son traitement hygiénique, par M. BOUCHARDAT, membre de l'Académie de médecine, professeur à la Faculté de médecine de Paris. Paris, 1852, 1 vol. in-4. 4 fr. 50

BOUCHUT (E.). **Hygiène de la première enfance,** comprenant la naissance, l'allaitement, le sevrage, les maladies pouvant amener un changement de nourrices, les maladies et la mortalité des nouveau-nés, l'éducation physique de la seconde enfance. *Cinquième édition.* Paris, 1866, in-18 de 400 pages, avec 49 figures. 4 fr.

BOUCHUT. Traité pratique des maladies des nouveau-nés, des enfants à la mamelle et de la seconde enfance, par le docteur E. BOUCHUT, professeur agrégé à la Faculté de médecine, médecin de l'hôpital des Enfants malades. *Cinquième édition*, corrigée et augmentée. Paris, 1867, 1 vol. in-8 de 1024 p., avec 257 fig. 14 fr.
Ouvrage couronné par l'Institut de France.

Après une longue pratique et plusieurs années d'enseignement clinique à l'hôpital des Enfants de Sainte-Eugénie, M. Bouchut, pour répondre à la faveur publique, a étendu son cadre et complété son œuvre, en y faisant entrer indistinctement toutes les maladies de l'enfance jusqu'à la puberté. On trouvera dans son livre la médecine et la chirurgie du premier âge.

BOUCHUT (E.). Nouveaux éléments de pathologie générale et de séméiologie, comprenant : la nature de l'homme ; l'histoire générale de la maladie, les différentes classes de maladie, l'anatomie pathologique générale et l'histologie pathologique, le pronostic ; la thérapeutique générale ; les éléments du diagnostic par l'étude des symptômes et l'emploi des moyens physiques : auscultation, percussion, cérébroscopie, laryngoscopie, microscopie, chimie pathologique, spirométrie, etc. *Deuxième édition*, revue et augmentée. Paris, 1869, 1 vol. gr. in-8 de 1312 pages, avec 282 fig. 18 fr.
— Le même, cartonné en toile. 20 fr.

BOUCHUT (E.). La vie et ses attributs, dans leurs rapports avec la philosophie, l'histoire naturelle et la médecine. Paris, 1862, in-18 de 350 pages. 3 fr. 50

BOUCHUT (E.). Traité des signes de la mort et des moyens de prévenir les enterrements prématurés. Paris, 1849, in-12 de 400 pages. 3 fr. 50.
Ouvrage couronné par l'Institut de France.

BOUCHUT (E.). De l'état nerveux aigu et chronique, ou Nervosisme, appelé névropathie aiguë cérébro-pneumogastrique, diathèse nerveuse, fièvre nerveuse, cachexie nerveuse, névropathie protéiforme, névrospasmie ; et confondu avec les vapeurs, la surexcitabilité nerveuse, l'hystéricisme, l'hystérie, l'hypochondrie, l'anémie, la gastralgie, etc. Paris, 1860. 1 vol. in-8 de 348 p. 5 fr.

BOUCHUT (E.). Des effets physiologiques et thérapeutiques de l'hydrate de chloral. Paris, 1869, grand in-8 de 20 pages. 1 fr.

BOUDIN. Traité de géographie et de statistique médicales, et des maladies endémiques, comprenant la météorologie et la géologie médicales, les lois statistiques de la population et de la mortalité, la distribution géographique des maladies, et la pathologie comparée des races humaines, par le docteur J. CH. M. BOUDIN, médecin en chef de l'hôpital militaire Saint-Martin. Paris, 1857, 2 vol. gr. in-8, avec 9 cartes et tableaux. 20 fr.

Dans son rapport à l'Académie des sciences, M. Rayer dit : «L'attention de la commission, déjà fixée » par l'intérêt du sujet, l'a été aussi par le mérite du livre. *Sans précédent ni modèle dans la littérature médicale de la France*, cet ouvrage abonde en faits et en renseignements ; tous les documents français ou étrangers qui sont relatifs à la distribution géographique des maladies, ont été » consultés, examinés, discutés par l'auteur. Plusieurs affections dont le nom figure à peine dans nos » Traités de pathologie, sont là décrites avec toute l'exactitude que comporte l'état de la science. »

BOUDIN. Souvenirs de la campagne d'Italie, observations topographiques et médicales. Études nouvelles sur la Pellagre. Paris, 1861, in-8, avec une carte. 2 fr. 50

BOUDIN. Études d'hygiène publique sur **l'état sanitaire, les maladies et la mortalité des armées anglaises** de terre et de mer en Angleterre et dans les colonies, traduit de l'anglais d'après les documents officiels. Paris, 1846, in-8 de 190 pages. 3 fr.

BOUILLAUD. Traité clinique des maladies du cœur, précédé de recherches nouvelles sur l'anatomie et la physiologie de cet organe. *Deuxième édition augmentée.* Paris, 1841, 2 forts vol. in-8, avec 8 planches gravées. 16 fr.
Ouvrage auquel l'Institut de France a accordé le grand prix de médecine.

BOUILLAUD. Traité clinique du rhumatisme articulaire, et de la loi de coïncidence des inflammations du cœur avec cette maladie. Paris, 1840, in-8. 7 fr. 50
Ouvrage servant de complément au *Traité des maladies du cœur.*

BOUILLAUD. Traité de nosographie médicale, par J. BOUILLAUD, membre de l'Institut, professeur de clinique médicale à la Faculté de médecine de Paris, médecin de l'hôpital de la Charité. Paris, 1846, 5 vol. in-8 de chacun 700 p. 8 fr.

BOUILLAUD. De l'introduction de l'air dans les veines. Paris, 1838, in-8. 2 fr.

BOUILLIER. Du principe vital et de l'âme pensante, ou Examen des diverses doctrines médicales et psychologiques sur les rapports de l'âme et de la vie, par F. BOUILLIER, correspondant de l'Institut, inspecteur général de l'Université. Paris, 1862. 1 vol. in-8, 432 pages. 6 fr.

BOUISSON. Traité de la méthode anesthésique appliquée à la chirurgie et aux différentes branches de l'art de guérir, par le docteur E. F. BOUISSON, professeur à la Faculté de médecine de Montpellier, chirurgien en chef de l'hôpital Saint-Éloi, etc. Paris, 1850, in-8 de 560 pages. 7 fr. 50

BOURGEOIS (L. X.). Les passions dans leur rapports avec la santé et les maladies, par le docteur X. BOURGEOIS, lauréat de l'Académie de médecine de Paris. — **L'amour et le libertinage.** *Troisième édition*, augmentée. Paris, 1871, 1 vol. in-12 de 208 pages. 2 fr.

BOURGEOIS (L. X). De l'influence des maladies de la femme pendant la grossesse sur la constitution et la santé de l'enfant. Paris, 1861, 1 vol. in-4. 3 fr. 50

BOUSQUET. Nouveau traité de la vaccine et des éruptions varioleuses ou varioliformes; par le docteur J.-B. BOUSQUET, membre de l'Académie de médecine. Paris, 1848, in-8 de 600 pages. 7 fr.

Ouvrage couronné par l'Institut de France.

BOUVIER (H.). Leçons cliniques sur les maladies chroniques de l'appareil locomoteur, par H. BOUVIER, médecin de l'hôpital des Enfants, membre de l'Académie de médecine. Paris, 1858, 1 vol. in-8 VIII, 532 pages. 7 fr.

BOUVIER (H.). Atlas des leçons sur les maladies chroniques de l'appareil locomoteur, comprenant les **Déviations de la colonne vertébrale.** Paris, 1858. Atlas de 20 planches in-folio. 18 fr.

BOUVIER (H.). Mémoire sur la section du tendon d'Achille dans le traitement des pieds bots. Paris, 1838, 1 vol. in-4° de 72 pages avec une planche lithogr. 2 fr.

BOYMOND (Marc). De l'urée. Physiologie, Chimie, Dosage. Paris, 1872, in-8 de 167 pages. 3 fr.

BRAIDWOOD. De la pyohémie ou fièvre suppurative, par P. M. BRAIDWOOD; traduction par E. ALLING, interne des hôpitaux, revue par l'auteur. Paris, 1869, 1 vol. in-8 de VIII-300 p., avec 12 planches chromolithographiées. 8 fr.

BRAINARD. Mémoire sur le traitement des fractures non réunies et des difformités des os, par Daniel BRAINARD, professeur de chirurgie au collége médical de l'Illinois. Paris, 1854, grand in-8, 72 pages avec 2 planches comprenant 19 fig. 3 fr.

BREMSER. Traité zoologique et physiologique des vers intestinaux de l'homme, par le docteur BREMSER; traduit de l'allemand par M. Grundler. Revu et augmenté par M. de Blainville, professeur au Muséum d'histoire naturelle. Paris, 1837, avec atlas in-4 de 15 planches. 13 fr.

BRESCHET (G.). Mémoires chirurgicaux sur différentes espèces d'**anévrysmes**, par G. BRESCHET, professeur à la Faculté de médecine de Paris, chirurgien de l'Hôtel-Dieu. Paris, 1834, in-4, avec six planches in-fol. 6 fr.

BRESCHET (G.). Recherches anatomiques et physiologiques sur l'**Organe de l'ouïe et sur l'Audition dans l'homme et les animaux vertébrés.** Paris, 1836, in-4, *avec 13 planches.* 5 fr.

BRESCHET (G.). Études anatomiques, physiologiques et pathologiques de l'œuf dans l'espèce humaine et dans quelques-unes des principales familles des animaux vertébrés. Paris, 1835, 1 vol. in-4° de 144 pages avec 6 planches. 5 fr.

BRESCHET (G.). Recherches anatomiques et physiologiques sur l'**organe de l'Ouïe des poissons.** Paris, 1838, in-4, avec 17 planches. 5 fr.

BRIAND et CHAUDÉ. Manuel complet de médecine légale, ou Résumé des meilleurs ouvrages publiés jusqu'à ce jour sur cette matière, et des jugements et arrêts les plus récents, par J. BRIAND, docteur en médecine de la Faculté de Paris, et Ernest CHAUDÉ, docteur en droit; et contenant un *Manuel de chimie légale*, par J. BOUIS, professeur à l'École de pharmacie de Paris. *Huitième édition*. Paris, 1869, 1 vol. gr. in-8 de 1048 pages, avec 3 pl. gravées et 34 fig. 14 fr.

BRIERRE DE BOISMONT. Du délire aigu observé dans les établissements d'aliénés, par M. BRIERRE DE BOISMONT. Paris, 1845, 1 vol. in-4 de 120 pages. 3 fr. 50

BRIERRE DE BOISMONT. De l'emploi des bains prolongés et des irrigations continues dans le traitement des formes aiguës de la folie, et en particulier de la manie. Paris, 1847, 1 vol. in-4 de 62 pages. 1 fr. 50

BRIQUET. **Traité clinique et thérapeutique de l'Hystérie**, par le docteur P. BRIQUET, médecin de l'hôpital de la Charité, membre de l'Académie de médecine de Paris. Paris, 1859, 1 vol. in-8 de 624 pages. 8 fr.

BRIQUET. **Rapport sur les épidémies du choléra-morbus** qui ont régné de 1817 à 1850. Paris, 1868, 1 vol. in-4 de 235 pages. 6 fr.

BRIQUET. **De la variole.** Lecture suivie de la discussion à laquelle ce travail a donné lieu. Paris, 1871, in-8° de 56 pages. 1 fr. 50

BROCA. **Anatomie pathologique du cancer**, par Paul BROCA, professeur à la Faculté de médecine. Paris, 1852, 1 vol. in-4 avec une planche lithographiée. 3 fr. 50

BROUSSAIS. **Cours de phrénologie**, Paris, 1836, 1 vol. in-8 de 850 pages avec planches. 4 fr. 50

BROWN-SÉQUARD. **Propriétés et fonctions de la moelle épinière.** Rapport sur quelques expériences de M. BROWN-SÉQUARD, par M. PAUL BROCA. Paris, 1856, in-8. 1 fr.

BRUCKE. **Des Couleurs** au point de vue physique, physiologique, artistique et industriel, par Ernest BRUCKE, professeur de physiologie à l'Université de Vienne, traduit de l'allemand sous les yeux de l'auteur par Paul Schützenberger. Paris, 1866, 1 vol. in-18 jésus de 344 pag., avec 46 figures. 4 fr.

BRUNNER. **La Médecine basée sur l'examen des urines**, suivie des moyens hygiéniques les plus favorables à la guérison, à la santé et à la prolongation de la vie par le docteur F.-A. BRUNNER. Paris, 1858, 1 vol. in-8, 320 pages. 5 fr.

CABANIS. **Rapport du physique et du moral de l'homme, et Lettre sur les causes premières**, par P. J. G. CABANIS, précédé d'une Table analytique, par DESTUTT DE TRACY, *huitième édition*, augmentée de Notes, et précédée d'une Notice historique et philosophique sur la vie, les travaux et les doctrines de Cabanis, par L. PEISSE. Paris, 1844, in-8 de 780 pages. 6 fr.

La notice biographique, composée sur des renseignements authentiques fournis en partie par la famille même de Cabanis, est à la fois la plus complète et la plus exacte qui ait été publiée. Cette édition est la seule qui contienne la *Lettre sur les causes premières*.

CAILLAULT. **Traité pratique des maladies de la peau chez les enfants**, par le docteur CH. CAILLAULT. Paris, 1859, 1 vol. in-18 de 400 pages. 3 fr. 50

CALMEIL. **Traité des maladies inflammatoires du cerveau**, ou Histoire anatomo-pathologique des congestions encéphaliques, du délire aigu, de la paralysie générale ou périencéphalite chronique diffuse à l'état simple ou compliqué, du ramollissement cérébral ou local aigu et chronique, de l'hémorrhagie cérébrale localisée récente ou non récente, par le docteur L. F. CALMEIL, médecin en chef de la Maison de Charenton. Paris, 1859, 2 forts volumes in-8. 17 fr.

Table des matières. — Chap. I. Des attaques de congestion encéphalique. — Chap. II. Du délire aigu. — Chap. III. De la paralysie générale.— Chap. IV. De la paralysie générale complète.—Chap.V. Du ramollissement cérébral local aigu. — Chap. VI. Du ramollissement cérébral à l'état chronique Chap. VII. De l'hémorrhagie encéphalique. — Chap. VIII. Des foyers hémorrhagiques non récents. — Chap. IX. Du traitement des maladies inflammatoires des centres nerveux encéphaliques.

CALMEIL. **De la folie considérée sous le point de vue pathologique, philosophique, historique et judiciaire**, depuis la renaissance des sciences en Europe jusqu'au XIXe siècle; description des grandes épidémies de délire simple ou compliqué qui ont atteint les populations d'autrefois et régné dans les monastères ; exposé des condamnations auxquelles la folie méconnue a donné lieu. Paris, 1845, 2 vol. in-8. 14 fr.

CALMEIL. **De la paralysie considérée chez les aliénés.** Paris, 1823, in-8. 6 fr. 50

CARRIÈRE (Ed.). **Fondements et organisation de la climatologie médicale.** Paris, 1869, in-8, 96 pages. 2 fr. 50

CARRIÈRE (Ed.). **Le climat de l'Italie**, sous le rapport hygiénique et médical. Paris, 1849. 1 vol. in-8 de 600 pages. *Ouvrage couronné par l'Institut de France.* 7 fr. 50

Cet ouvrage est ainsi divisé : Du climat de l'Italie en général, topographie et géologie, les eaux, l'atmosphère, les vents, la température.— *Climatologie de la région méridionale de l'Italie :* Salerne, Caprée, Massa, Sorrente, Castellamare, Torre del Greco, Resina, Portici, rive orientale du golfe de Naples, climat de Naples; rive septentrionale du golfe de Naples (Pouzzoles et Baïa, Ischia), golfe de Gaete. — *Climatologie de la région moyenne de l'Italie :* Marais-Pontins et Maremmes de la Toscane ; climat de Rome, de Sienne, de Pise, de Florence.— *Climat de la région septentrionale de l'Italie :* Venise, Milan et les lacs, Gênes, Menton et Villefranche, Nice, Hyères.

CARRIÈRE (Ed.). **Le climat de Pau** sous le rapport hygiénique et médical. Paris, 1870, 1 vol. in-12 de XII-180 pages. 2 fr.

CARUS (C. C.). **Traité élémentaire d'anatomie comparée,** suivi de **Recherches d'anatomie philosophique** ou **transcendante** sur les parties primaires du système nerveux et du squelette intérieur et extérieur; traduit de l'allemand et précédé d'une *Esquisse historique et bibliographique de l'Anatomie comparée*, par A.J.L. JOURDAN. Paris, 1835, 3 volumes in-8 *avec Atlas de* 31 *planches gr. in-4 gravées.* 10 fr.

CASTELNAU et DUCREST. Recherches sur les abcès multiples, comparés sous leurs différents rapports. Paris, 1846, in-4. 1 fr.

CAUVET. Nouveaux éléments d'histoire naturelle médicale, comprenant des notions générales sur la zoologie, la botanique et la minéralogie, l'histoire et les propriétés des animaux et des végétaux utiles ou nuisibles à l'homme, soit par eux-mêmes, soit par leurs produits, par D. CAUVET, professeur agrégé à l'École supérieure de pharmacie de Strasbourg. Paris, 1869, 2 vol. in-18 jésus, avec 790 fig. 12 fr.

L'histoire des animaux, des végétaux et des minéraux utiles ou nuisibles à l'homme a été faite selon l'ordre des séries naturelles, en suivant les classifications le plus généralement adoptées. Les produits de ces différents êtres ont été étudiés soigneusement, au double point de vue de leurs caractères et de leurs propriétés médicinales. Pour les médecins, l'auteur fait connaître les propriétés physiologiques des médicaments simples les plus usités; pour les pharmaciens, il donne les caractères distinctifs des drogues et les propriétés chimiques de leurs principes actifs.

Ce livre comprend les matières exigées pour le troisième examen de doctorat en médecine et le deuxième examen de maîtrise en pharmacie.

CAZAUVIEILH. Du suicide, de l'aliénation mentale et des crimes contre les personnes, comparés dans leurs rapports réciproques. Recherches sur ce premier penchant chez les habitants des campagnes, par J.-B. CAZAUVIEILH, médecin de l'hospice de Liancourt, ancien interne de l'hospice de la Salpêtrière. Paris, 1840, in-8. 2 fr. 50

CAZENAVE. Traité des maladies du cuir chevelu, suivi de conseils hygiéniques sur les soins à donner à la chevelure, par le docteur A. CAZENAVE, médecin de l'hôpital Saint-Louis, etc. Paris, 1850, 1 vol. in-8, avec 8 planches coloriées. 8 fr.

Table des matières. — Introduction. Coup d'œil historique sur la chevelure. — Première partie. Considérations anatomiques et physiologiques sur les cheveux. — Deuxième partie. Pathologie du cuir chevelu. — Troisième partie. Hygiène.

CELSE (A. C.). **De la médecine,** traduit en français par Fouquier et F. S. Ratier. Paris, 1824, 1 vol. in-18. 2 fr.

CELSI (A. C.). **De re medica libri octo,** editio nova, curantibus P. FOUQUIER, in Facultate Parisiensi professore, et F.-S. RATIER. Parisiis, 1823, in-18. 1 fr. 50

CERISE. Déterminer l'influence de l'éducation physique et morale sur la production de la surexcitation du système nerveux et des maladies qui sont un effet consécutif de cette surexcitation. Paris, 1841, 1 vol. in-4 de 370 pages. 3 fr.

CHAILLY. Traité pratique de l'art des accouchements, par CHAILLY-HONORÉ, membre de l'Académie de médecine. *Cinquième édition*, revue et corrigée. Paris, 1867, 1 vol. in-8 de XXIV-1036 pages, avec 282 figures. 10 fr.

Ouvrage adopté par le Conseil de l'instruction publique pour les Facultés de médecine, les écoles préparatoires et les cours institués pour les sages-femmes.

CHAMBERT. Des effets physiologiques et thérapeutiques des éthers, par le docteur H. CHAMBERT. Paris, 1848, in-8 de 260 pages. 75 cent.

CHAMPIONNIÈRE. De la fièvre traumatique, par J. LUCAS-CHAMPIONNIÈRE. Paris, 1872, in-8 de 178 pages avec figures. 3 fr. 50

CHARPENTIER. Des accidents fébriles qui surviennent chez les nouvelles accouchées, par L. A. Alph. CHARPENTIER, chef de clinique d'accouchements de la Faculté. Paris, 1863, gr. in-8. 1 fr. 50

CHAUFFARD. Essai sur les doctrines médicales, suivi de quelques considérations sur les fièvres, par le docteur P. E. CHAUFFARD, professeur à la Faculté de médecine de Paris. Paris, 1846, in-8 de 130 pages. 1 fr.

CHAUSIT. Traité élémentaire des maladies de la peau, par M. le docteur CHAUSIT, d'après l'enseignement théorique et les leçons cliniques de M. le docteur A. Cazenave, médecin de l'hôpital Saint-Louis. Paris, 1853, 1 vol. in-8, XII-448 pag. 3 fr.

CHAUVEAU. Traité d'anatomie comparée des animaux domestiques, par A. CHAUVEAU, professeur à l'École vétérinaire de Lyon. *Deuxième édition*, revue et augmentée avec la collaboration de M. ARLOING, professeur à l'École vétérinaire de Toulouse. Paris, 1871. 1 vol. in-8 VI-992 pages avec 368 figures. 20 fr.

CHURCHILL (Fleetwood). **Traité pratique des maladies des femmes,** hors l'état de grossesse, pendant la grossesse et après l'accouchement, par Fleetwood CHURCHILL, professeur d'accouchements, de maladies des femmes et des enfants à l'Université de Dublin. Traduit de l'anglais sur la *Cinquième édition*, par MM. Alexandre WIELAND et Jules DUBRISAY, et contenant l'Exposé des travaux français et étrangers les plus récents. Paris, 1866, 1 vol. grand in-8, XVI-1227 p. avec 291 fig. 18 fr.

En présentant le livre de M. Churchill aux médecins français, les traducteurs ont pensé que, sans porter atteinte à l'originalité de l'œuvre, et tout en conservant à l'auteur la responsabilité et le mérite de ses opinions personnelles, ils devaient compléter les quelques points de détail qui avaient pu échapper à ses investigations, ou qui avaient reçu un jour nouveau de travaux postérieurs à la publication de la dernière édition anglaise, et ils se sont particulièrement attachés à mettre en lumière les études modernes des auteurs français et étrangers qui méritaient d'être portées à la connaissance du médecin et du chirurgien, et qui pouvaient l'être utilement pour les besoins de la pratique.

CIVIALE. **Traité pratique sur les maladies des organes génito-urinaires,** par le docteur CIVIALE, membre de l'Institut et de l'Académie de médecine. *Troisième édition* augmentée. Paris, 1858-1860, 3 vol. in-8 avec figures. 24 fr.

Cet ouvrage, le plus pratique et le plus complet sur la matière, est ainsi divisé :

TOME I. Maladies de l'urèthre. TOME II. Maladies du col de la vessie et de la prostate. TOME III. Maladies du corps de la vessie.

CIVIALE. **Traité pratique et historique de la lithotritie.** Paris, 1847, 1 vol. in-8, de 600 pages avec 8 planches. 8 fr.

CIVIALE. **De l'uréthrotomie** ou de quelques procédés peu usités de traiter les rétrécissements de l'urèthre. Paris, 1849, in-8 de 124 pages avec une planche. 2 fr. 50

CIVIALE. **Parallèles des divers moyens de traiter les calculeux,** contenant l'examen comparatif de la lithotritie et de la cystotomie, sous le rapport de leurs divers procédés, de leurs modes d'application, de leurs avantages ou inconvénients respectifs. Paris, in-8, fig. 8 fr.

†**CODEX MEDICAMENTARIUS.** Pharmacopée française, rédigée par ordre du gouvernement, la commission de rédaction étant composée de professeurs de la Faculté de médecine et de l'École supérieure de pharmacie de Paris, de membres de l'Académie de médecine et de la Société de pharmacie de Paris. Paris, 1866, 1 vol. grand in-8, XLVIII-784 pages, cartonné à l'anglaise. 9 fr. 50

Franco par la poste. 11 fr. 50

Le même, interfolié de papier réglé et solidement relié en demi-maroquin. 16 fr. 50

Le nouveau Codex medicamentarius, Pharmacopée française, édition de 1866, sera et demeurera obligatoire pour les Pharmaciens à partir du 1er janvier 1867.

(*Décret du 5 décembre 1866.*)

CODEX. Commentaires thérapeutiques du Codex medicamentarius, ou Histoire de l'action physiologique et des effets thérapeutiques des médicaments inscrits dans la pharmacopée française, par Ad. GUBLER, professeur de thérapeutique à la Faculté de médecine, membre de l'Académie de médecine. *Deuxième édition.* Paris, 1873, 1 vol. grand in-8, 780 pages, format du Codex, cart.

Cet ouvrage forme le complément indispensable du Codex.

COLIN (G.). **Traité de physiologie comparée des animaux,** considérée dans ses rapports avec les sciences naturelles, la médecine, la zootechnie et l'économie rurale, par G. COLIN, professeur à l'École vétérinaire d'Alfort, membre de l'Académie de médecine. *Deuxième édition*, considérablement augmentée. Paris, 1871-73, 2 vol. in-8, avec figures.

En vente, tome I, 1 vol. in-8 de 854 pages. Prix de l'ouvrage complet. 24 fr.

COLIN (Léon). **Traité des fièvres intermittentes,** par Léon COLIN, professeur à l'École du Val-de-Grâce. Paris, 1870, 1 vol. in-8 de 500 pages, avec un plan médical de Rome. 8 fr.

COLLADON. **Histoire naturelle et médicale des casses**, et particulièrement de la casse et des sénés employés en médecine. Montpellier, 1816. In-4, avec 19 pl. 6 fr.

COLLINEAU. **Analyse physiologique de l'entendement humain,** d'après l'ordre dans lequel se manifestent, se développent et s'opèrent les mouvements sensitifs, intellectuels, affectifs et moraux. Paris, 1843, in-8. 1 fr. 50

COMITÉ consultatif d'hygiène publique de France (Recueil des travaux), publié par ordre de M. le ministre de l'agriculture et du commerce. Paris, 1872. Tome I. 1 vol. in-8 de XXIV-451 pages. 8 fr.
— Tome II. Paris, 1872. 1 vol. in-8. *Sous presse.*

COMTE (A.). **Cours de philosophie positive**, par Auguste COMTE, répétiteur d'analyse transcendante et de mécanique rationnelle à l'École polytechnique. *Troisième édition*, augmentée d'une préface par E. LITTRÉ, et d'une table alphabétique des matières. Paris, 1869, 6 vol. in-8. 45 fr.

Tome I. Préliminaires généraux et philosophie mathématique. — Tome II. Philosophie astronomique et philosophie physique. — Tome III. Philosophie chimique et philosophie biologique. — Tome IV. Philosophie sociale (partie dogmatique). — Tome V. Philosophie sociale (partie historique : état théologique et état métaphysique). — Tome VI. Philosophie sociale (complément de la partie historique) et conclusions générales.

COMTE (A.). **Principes de philosophie positive**, précédés de la préface d'un disciple, par E. LITTRÉ. Paris, 1868, 1 vol. in-18 jésus, 208 pages. 2 fr. 50

Les *Principes de philosophie positive* sont destinés à servir d'introduction à l'étude du *Cours de philosophie*, ils contiennent : 1° l'exposition du but du cours, ou considérations générales sur la nature et l'importance de la philosophie positive; 2° l'exposition du plan du cours, ou considérations générales sur la hiérarchie des sciences.

Congrès médico-chirurgical de France. Première session, tenue à ROUEN, du 30 septembre au 3 octobre 1863. Paris, 1863, in-8 de 412 pag. avec planches. 5 fr.

Congrès médical de France. Deuxième session, tenue à LYON, du 26 septembre au 1er octobre 1864. Paris, 1865, in-8 de 688 pages avec planches. 9 fr.

Table des matières. — 1. Des concrétions sanguines dans le cœur et les vaisseaux, par MM. Th. Perrin, Perroud, Courty, Leudet, etc. — 2. Paralysie atrophique progressive, ataxie locomotrice, par MM. Duménil, Tessier, Bouchard, Leudet. — 3. Curabilité de la phthisie, par MM. Leudet, Chatin, Gourdin, Verneuil. — 4. Traitement des ankyloses, par MM. Palasciano, Delore, Philipeaux, Pravaz. — 5. Chirurgie du système osseux, par MM. Marmy, Desgranges, Ollier, Verneuil. — 6. Des moyens de diérèse, par MM. Philipeaux, Verneuil, Barrier, Ollier. — 7. De la consanguinité, par MM. Rodet, Faivre, Sanson, Morel, Diday. — 8. Genèse des parasites, par MM. Rodet, Diday, Gailleton. — 9. Contagion de la syphilis, par MM. Rollet, Diday, Viennois. — 10. Du forceps, par MM. Chassagny, Bouchacourt, Berne. — 11. Asiles d'aliénés, par MM. Mundy, Motet, Turck, Morel, Billod, etc.

Congrès médical de France. Troisième session, tenue à BORDEAUX du 2 au 7 octobre 1865. Paris, 1866, in-8, XII-916 pages. 9 fr.

COOPER (ASTLEY). **Œuvres chirurgicales complètes**, traduites de l'anglais, avec des notes par E. CHASSAIGNAC et G. RICHELOT. Paris, 1837, gr. in-8. 4 fr. 50

CORLIEU (A.). **Aide-mémoire de médecine, de chirurgie et d'accouchements**, vade-mecum du praticien. *Deuxième édition*, revue, corrigée et augmentée. Paris, 1872, 1 vol. in-18 jésus de VIII-664 pages, avec 418 figures, cart. 6 fr.

CORLIEU (A.). Voyez SAINT-VINCENT.

CORNARO. **De la sobriété**, *voyez* **École de Salerne**, p. 16.

CORRE. **La pratique de la chirurgie d'urgence**, par le docteur A. CORRE, ex-médecin de 1re classe de la marine. Paris, 1872, in-18 de VIII-216 pages, avec 51 figures. 2 fr.

COZE ET FELTZ. **Recherches cliniques et expérimentales sur les maladies infectieuses** étudiées spécialement au point de vue de l'état du sang et de la présence des ferments par L. COZE, professeur à la Faculté de médecine de Strasbourg et V. FELTZ, lauréat de l'Institut, professeur agrégé à la Faculté de médecine de Strasbourg. Paris, 1872, in-8 de XIV-334 pages, avec 6 planches chromo-lithographiées. 6 fr.

CRUVEILHIER. **Anatomie pathologique du corps humain**, ou Descriptions, avec figures lithographiées et coloriées, des diverses altérations morbides dont le corps humain est susceptible ; par J. CRUVEILHIER, professeur à la Faculté de médecine. Paris, 1830-1842. 2 vol. in-folio, avec 230 planches coloriées. 456 fr.
Demi-reliure des 2 vol. grand in-folio, dos de maroquin, non rognés. 24 fr.

Ce bel *ouvrage est complet* ; il a été publié en 41 livraisons, chacune contenant 6 feuilles de texte in-folio grand-raisin vélin, caractère neuf de F. Didot, avec 5 planches coloriées avec le plus grand soin, et 6 planches lorsqu'il n'y a que quatre planches de coloriées. Chaque livraison est de 11 fr.

CRUVEILHIER (J.). Traité d'Anatomie pathologique générale. *Ouvrage complet.* Paris, 1849-1864, 5 vol. in-8. 35 fr.

Tome V et dernier, Dégénérations aréolaires et gélatiniformes, dégénérations cancéreuses proprement dites par J. CRUVEILHIER; pseudo-cancers et tables alphabétiques par CH. HOUEL. Paris, 1864, 1 vol. in-8 de 420 pages. 7 fr.

Cet ouvrage est l'exposition du Cours d'anatomie pathologique que M. Cruveilhier fait à la Faculté de médecine de Paris. Comme son enseignement, il est divisé en XVIII classes, savoir : tome I, 1° solutions de continuité; 2° adhésions; 3° luxations; 4° invaginations; 5° hernies; 6° déviations; — tome II, 7° corps étrangers; 8° rétrécissements et oblitérations; 9° lésions de canalisation par communication accidentelle; 10° dilatations; — tome III, 11° hypertrophies; 12° atrophies; 13° métamorphoses et productions organiques analogues; — tome IV, 14° hydropisies et flux; 15° hémorrhagies; 16° gangrènes; 17° inflammations ou phlegmasies; 18° lésions strumeuses, et lésions carcinomateuses; — tome V, 19° dégénérations organiques.

CYR. Traité de l'alimentation dans ses rapports avec la physiologie, la pathologie et la thérapeutique, par le docteur JULES CYR. Paris, 1869, in-8 de 574 pages. 8 fr.

CZERMAK. Du laryngoscope et de son emploi en physiologie et en médecine, par le docteur J. N. CZERMAK, professeur de physiologie à l'université de Leipzig. Paris, 1860, in-8 avec deux planches gravées et 31 figures. 3 fr. 50

DAGONET (H.). Traité élémentaire et pratique des maladies mentales. Paris, 1862, in-8 de 816 p. avec une carte. 10 fr.

DALTON. Physiologie et hygiène des écoles, des colléges et des familles, par J.-C. DALTON, professeur au collége des médecins et des chirurgiens de New-York, traduit par le docteur E. ACOSTA. Paris, 1870, 1 vol. in-18 jésus de 536 pages, avec 68 fig. 4 fr.

DAREMBERG. Histoire des sciences médicales, comprenant l'anatomie, la physiologie, la médecine, la chirurgie et les doctrines de pathologie générales, par CH. DAREMBERG, professeur d'histoire de la médecine à la Faculté de médecine. Paris, 1870, 2 vol. in-8 d'ensemble 1200 pages, avec figures. 20 fr.

DAREMBERG. Glossulæ quatuor magistrorum super chirurgiam Rogerii et Rolandi et de Secretis mulierum, de chirurgia, de modo medendi libri septem, poema medicum; nunc primum ad fidem codicis Mazarinei edidit doctor CH. DAREMBERG. Napoli, 1854. In-8 de 64-228-178 pages. 8 fr.

DAREMBERG. Notices et extraits des manuscrits médicaux grecs, latins et français des principales bibliothèques de l'Europe. Première partie : Manuscrits grecs d'Angleterre, suivis d'un fragment inédit de Gilles de Corbeil et de scolies inédites sur Hippocrate. Paris, 1853, in-8, 243 pages. 7 fr.

DAREMBERG. Voy. GALIEN, ORIBASE.

DAVAINE. Traité des entozoaires et des maladies vermineuses de l'homme et des animaux domestiques, par C. DAVAINE, membre de l'Académie de médecine. Paris, 1860, 1 vol. in-8 de 950 pages, avec 88 figures. *Ouvrage couronné par l'Institut de France.* 12 fr.

DAVASSE. La Syphilis, ses formes et son unité, par J. DAVASSE, ancien interne des hôpitaux de Paris. Paris, 1865. 1 vol. in-8 de 570 pages. 8 fr.

DAVID (Th.). De la grossesse au point de vue de son influence sur la constitution de la femme. Paris, 1868, 1 vol. in-8, 122 pages. 2 fr. 50

DE LA RIVE. Traité d'électricité théorique et appliquée; par A. DE LA RIVE, membre correspondant de l'Institut de France, professeur émérite de l'Académie de Genève. Paris, 1854-58, 3 vol. in-8, avec 447 figures. 27 fr.

Séparément, tomes II et III. Prix de chaque volume. 9 fr.

DELPECH (A.). Nouvelles recherches sur l'intoxication spéciale que détermine le **sulfure de carbone.** L'industrie du caoutchouc soufflé, par A. DELPECH, professeur agrégé à la Faculté de médecine de Paris, médecin de l'hôpital Necker, membre de l'Académie de médecine. Paris, 1863, in-8 de 128 pages. 2 fr. 50

DELPECH (A.). Les trichines et la trichinose chez l'homme et chez les animaux. Paris, 1866, in-8 de 104 pages. 2 fr. 50

DELPECH (A.). De la ladrerie du porc au point de vue de l'hygiène privée et publique. Paris, 1864, in-8 de 107 pages. 2 fr. 50

DELPECH (A.). De l'hygiène des crèches. Paris, 1869, in-8 de 32 pages. 1 fr.

DELPECH (A.). **Le scorbut pendant le siége de Paris.** Étude sur l'étiologie de cette affection à l'occasion d'une épidémie observée dans la maison de correction de la Santé. Paris, 1871, in-8 de 68 pages. 2 fr.

DEMARQUAY. **Essai de pneumatologie médicale.** Recherches physiologiques, cliniques et thérapeutiques sur les gaz, par J. N. DEMARQUAY, chirurgien de la Maison municipale de santé. Paris, 1866, in-8, XVI, 861 pages avec figures. 9 fr.

DEMARQUAY. Voyez BERNARD (H.).

DÉMÉTRIESCO. **Étude sur les ovules mâles,** par le docteur C. N. DEMÉTRIESCO. Paris, 1870, in-8 de 50 pages, avec 3 pl. 2 fr.

DEPAUL. **Sur la vaccination animale,** par J. A. H. DEPAUL, professeur à la Faculté de médecine de Paris. Paris, 1867, in-8, 78 p. 1 fr. 50

DEPAUL. **De l'origine réelle du virus vaccin.** Paris, 1864, in-8 de 43 pag. 1 fr. 50

DEROUBAIX. **Traité des fistules uro-génitales de la femme,** comprenant les fistules vésico-vaginales, vésicales cervico-vaginales, urétéro-vaginales et urétérales cervico-utérines, par L. DEROUBAIX, chirurgien des hôpitaux civils de Bruxelles, professeur à l'Université de Bruxelles. 1870, 1 vol. in-8 de XIX-823 p. avec fig. 12 fr.

DESAYVRE. **Études sur les maladies des ouvriers de la manufacture d'armes de Châtellerault.** Paris, 1856, in-8 de 116 pages. 2 fr. 50

DESLANDES. **De l'onanisme et des autres abus vénériens** considérés dans leurs rapports avec la santé, par le docteur L. DESLANDES. Paris, 1835. In-8. 7 fr.

DESORMEAUX. **De l'endoscope,** de ses applications au diagnostic et au traitement des affections de l'urèthre et de la vessie, par A. J. DESORMEAUX, chirurgien de l'hôpital Necker. Paris, 1865, in-8 de 190 pages avec 3 pl. chromolithographiées et 10 figures. 4 fr. 50

DESPEYROUX (Henri). **Étude sur les ulcérations du col de la matrice** et sur leur traitement. Paris, 1867, in-8, de 128 pages avec 1 pl. chromolithographiée. 3 fr.

DESPINEY (F.) **Physiologie de la voix et du chant.** Paris, 1841, in-8. 2 fr.

DESPRÉS. **Est-il un moyen d'arrêter la propagation des maladies vénériennes?** Du délit impuni, par Armand DESPRÉS, chirurgien de l'hôpital Cochin, professeur agrégé à la Faculté de médecine, etc. 1870, in-18 de 36 p. 1 fr.

DESPRÉS. **Rapport sur les travaux de la septième ambulance** à l'armée du Rhin et à l'armée de la Loire. Paris, 1871, in-8 de 90 p. 2 fr.

DEZEIMERIS. **Dictionnaire historique de la médecine.** Paris, 1828-1836, 4 vol. en 7 parties, in-8. 10 fr.

DICTIONNAIRE (NOUVEAU) DE MÉDECINE ET DE CHIRURGIE PRATIQUES, illustré de figures intercalées dans le texte, rédigé par Benjamin ANGER, E. BAILLY, BARRALLIER, BERNUTZ, P. BERT, BOECKEL, BUIGNET, CUSCO, DEMARQUAY, DENUCÉ, DESNOS, DESORMEAUX, DEVILLIERS, Ch. FERNET, Alfred FOURNIER, A. FOVILLE fils, GALLARD, H. GINTRAC, GOMBAULT, GOSSELIN, Alphonse GUÉRIN, A. HARDY, HEURTAUX, HIRTZ, JACCOUD, JACQUEMET, JEANNEL, KOEBERLÉ, LANNELONGUE, S. LAUGIER, LEDENTU, P. LORAIN, LUTON, A. NÉLATON, A. OLLIVIER, ORÉ, PANAS, Maurice RAYNAUD, RICHET, Ph. RICORD, J. ROCHARD (de Lorient), Z. ROUSSIN, SAINT-GERMAIN, Ch. SARAZIN, Germain SÉE, Jules SIMON, SIREDEY, STOLTZ, A. TARDIEU, S. TARNIER, TROUSSEAU, VALETTE, VERJON, Aug. VOISIN. Directeur de la rédaction, le docteur JACCOUD.

Le *Nouveau Dictionnaire de médecine et de chirurgie pratiques*, illustré de figures intercalées dans le texte, se composera d'environ 30 volumes grand in-8 cavalier de 800 pages. Il sera publié trois volumes par an. *Les tomes I à XIV sont en vente.*

Prix de chaque volume de 800 pages avec figures intercalées dans le texte. 10 fr.

Les volumes seront envoyés *franco* par la poste, aussitôt leur publication, aux souscripteurs des départements, sans augmentation sur le prix fixé.

Le tome I (812 pages avec 36 figures) comprend : **Introduction,** par JACCOUD; **Absorption,** par BERT; **Acclimatement,** par Jules ROCHARD; **Accommodation,** par LIEBREICH; **Accouchement,** par STOLTZ et LORAIN; **Albuminurie,** par JACCOUD ; etc.

Le tome II (800 pages avec 60 figures) comprend : **Amputations,** par A. GUÉRIN; **Amyloïde** (dégénérescence), par JACCOUD; **Anévrysmes,** par RICHET ; **Angine de poitrine,** par JACCOUD ; **Anus,** par GOSSELIN, GIRALDÈS et LAUGIER; etc.

Le tome III (828 pages avec 92 figures) comprend : **Artères**, par NÉLATON et Maurice RAYNAUD; **Asthme**, par GERMAIN SÉE; **Ataxie locomotrice**, par TROUSSEAU; etc.

Le tome IV (786 pages avec 127 figures) comprend : **Auscultation**, par LUTON; **Avant-bras**, par DEMARQUAY; **Balanite**, **Balano-posthite**, par A. FOURNIER, etc.

Le tome V (800 pages avec 90 figures) comprend : **Bile**, par JACCOUD; **Biliaires** (Voies), par LUTON; **Blennorrhagie**, par Alfred FOURNIER; **Blessures**, par A. TARDIEU; **Bronzée** (maladie), par JACCOUD; **Bubon**, par Alfred FOURNIER, etc.

Le tome VI (832 pages avec 175 figures) comprend : **Cancer** et **Cancroïde**, par HEURTAUX; **Carotide**, par RICHET; **Cataracte**, par R. LIEBREICH; **Césarienne** (opération), par STOLTZ; **Chaleur**, par BUIGNET, BERT, HIRTZ et DEMARQUAY, etc.

Le tome VII (775 pages avec 93 figures) comprend : **Champignons**, par Léon MARCHAND et Z. ROUSSIN; **Chancre**, par A. FOURNIER; **Chlorose**, par P. LORAIN; **Choléra**, par DESNOS, GOMBAULT et P. LORAIN; **Circulation**, par LUTON, etc.

Le tome VIII (800 pages avec 100 figures) comprend : **Clavicule**, par RICHET, **Climat**, par J. ROCHARD; **Cœur**, par LUTON et Maurice RAYNAUD, etc.

Le tome IX (800 pages avec 150 figures) comprend : **Côtes**, par DEMARQUAY; **Cou**, par SARAZIN; **Couches**, par STOLTZ; **Coude**, par DENUCÉ, etc.

Le tome X (800 pages avec 150 figures) comprend : **Coxalgie**, par VALETTE; **Croup**, par Jules SIMON; **Crurales (région et hernie)**, par GOSSELIN; **Cuisse**, par LAUGIER; **Dartre et affections dartreuses**, par HARDY; **Défécation**, par BERT.

Le tome XI (796 pages avec 49 figures) comprend : **Délire**, par A. FOVILLE fils; **Dent**, par SARAZIN; **Diabète**, par JACCOUD; **Digestion**, par BERT.

Le tome XII (800 pages avec 110 fig.) comprend : **Dystocie**, par STOLTZ; **Eau**, **Eaux minérales**, par BUIGNET, VERJON et TARDIEU; **Ecrasement linéaire**, par VALETTE; **Electricité**, par BUIGNET et JACCOUD; **Embolie**, par HIRTZ; **Empoisonnement**, par TARDIEU, etc.

Le tome XIII (804 pages avec 139 fig.) comprend : **Encéphale**, par LAUGIER, JACCOUD et HALLOPEAU; **Endocarde**, **Endocardite**, par JACCOUD; **Entozoaires**, par VAILLANT et LUTON; **Épaule**, par PANAS; **Épilepsie**, Aug. VOISIN.

Le tome XIV (780 pages avec 68 fig.) comprend : **Érysipèle**, par GOSSELIN et Maurice RAYNAUD; **Estomac**, par LUTON; **Falsification**, par JEANNEL; **Fer**, par BUIGNET et HIRTZ; **Ferment**, **Fermentation**, par JEANNEL; **Fièvre**, par HIRTZ.

Le tome XV (786 pages avec 113 fig.) comprend : **Fœtus**, par E. BAILLY; **Foie**, par Jules SIMON; **Folie**, par FOVILLE, A. TARDIEU et LUNIER; **Forceps**, par TARNIER; **Fracture**, par VALETTE; **Froid**, par A. DESPRÉS; **Furoncle**, par DENUCÉ; **Gale**, par A. HARDY; **Gangrène**, par M. RAYNAUD; **Génération**, par Mathias DUVAL.

Le tome XVI (800 pages avec 80 fig.) comprend : **Genou**, par PANAS; **Géographie médicale**, par H. REY; **Glaucôme**, par CUSCO et ABADIE; **Glycose**, par BUIGNET; **Goître** et **Goître exophthalmique**, par LUTON; **Goût**, par M. DUVAL; **Goutte**, par JACCOUD et LABADIE LAGRAVE; **Grenouillette**, par A. DESPRÉS; **Grippe**, par GINTRAC; **Grossesse**, par STOLTZ.

DICTIONNAIRE GÉNÉRAL DES EAUX MINÉRALES ET D'HYDROLOGIE MÉDICALE comprenant la géographie et les stations thermales, la pathologie thérapeutique, la chimie analytique, l'histoire naturelle, l'aménagement des sources, l'administration thermale, etc., par MM. DURAND-FARDEL, inspecteur des sources d'Hauterive à Vichy, E. LE BRET, inspecteur des eaux minérales de Baréges, J. LEFORT, pharmacien, avec la collaboration de M. JULES FRANÇOIS, ingénieur en chef des mines, pour les applications de la science de l'Ingénieur à l'hydrologie médicale. Paris, 1860, 2 forts volumes in-8 de chacun 750 pages. 20 fr.

Ouvrage couronné par l'Académie de médecine.

Ce n'est pas une compilation de tout ce qui a été publié sur la matière depuis cinquante ou soixante ans : un esprit fécond de doctrine et de critique domine ce livre, et tout en profitant des travaux d'hydrologie médicale publiés en France, en Angleterre, en Allemagne, en Suisse, en Italie, etc., les auteurs ont su trouver dans leurs études personnelles et dans leur pratique journalière, le sujet d'observations nouvelles et de découvertes originales.

DICTIONNAIRE UNIVERSEL DE MATIÈRE MÉDICALE ET DE THÉRAPEUTIQUE GÉNÉRALE, contenant l'indication, la description et l'emploi de tous les médicaments connus dans les diverses parties du globe; par F. V. MÉRAT et A. J. DELENS, membres de l'Académie de médecine. *Ouvrage complet.* Paris, 1829-1846. 7 vol. in-8, y compris le **Supplément**. 36 fr.

Le *Tome VII* ou *Supplément*, Paris, 1846, 1 vol. in-8 de 800 pages, ne se vend pas séparément. — Les tomes I à VI, séparément. 12 fr.

DICTIONNAIRE DE MÉDECINE, DE CHIRURGIE, DE PHARMACIE, DE L'ART VÉTÉRINAIRE ET DES SCIENCES QUI S'Y RAPPORTENT. Publié par J.-B. Baillière et fils. *Treizième édition*, entièrement refondue, par E. LITTRÉ, membre de l'Institut de France (Académie française et Académie des Inscriptions), et Ch. ROBIN, membre de l'Institut (Académie des Sciences), professeur à la Faculté de médecine de Paris; ouvrage contenant la synonymie *grecque, latine, anglaise, allemande, italienne* et *espagnole*, et le Glossaire de ces diverses langues. Paris, 1873, 1 beau volume grand in-8 de 1800 p. à deux colonnes, avec 550 fig. 20 fr.

Demi-reliure maroquin, plats en toile. 3 fr.

Demi-reliure maroquin à nerfs, plats en toile, très-soignée. 4 fr.

Il y aura bientôt soixante-dix ans que parut pour la première fois cet ouvrage longtemps connu sous le nom de *Dictionnaire de médecine de Nysten* et devenu classique par un succès de douze éditions. Les progrès incessants de la science rendaient nécessaires, pour cette *treizième édition*, de nombreuses additions, une révision générale de l'ouvrage, et plus d'unité dans l'ensemble des mots consacrés aux théories nouvelles et aux faits nouveaux que l'emploi du microscope, les progrès de l'anatomie générale, normale et pathologique, de la physiologie, de la pathologie, de l'art vétérinaire, etc., ont créés. M. Littré, connu par sa vaste érudition et par son savoir étendu dans la littérature médicale, nationale et étrangère, et M. le professeur Ch. Robin, que de récents travaux ont placé si haut dans la science, se sont chargés de cette tâche importante. Une addition importante, qui sera justement appréciée, c'est la Synonymie *grecque, latine, anglaise, allemande, italienne, espagnole*, qui est ajoutée à cette *treizième édition*, et qui, avec les vocabulaires, en fait un Dictionnaire polyglotte.

DIDAY. Exposition critique et pratique des nouvelles doctrines sur la syphilis, suivie d'un Essai sur de nouveaux moyens préservatifs des maladies vénériennes, par P. DIDAY, ex-chirurgien de l'Antiquaille. Paris, 1858, 1 vol. in-18 jésus de 560 pages. 4 fr.

DONNÉ (Al.). **Conseils aux mères** sur la manière d'élever les enfants nouveau-nés, par Al. DONNÉ, recteur de l'Académie de Montpellier. *Quatrième édition*, revue, corrigée et augmentée. Paris, 1869, in-12, 350 pages. 3 fr.

DONNÉ (Al.). **Hygiène des gens du monde.** Paris, 1870, 1 vol. in-18 jésus de 540 pages. 4 fr.

TABLE DES MATIÈRES. — A mon éditeur; utilité de l'hygiène; hygiène des saisons; exercice et voyages de santé; eaux minérales; bains de mer; hydrothérapie; la fièvre; hygiène des poumons; hygiène des dents; hygiène de l'estomac; hygiène des yeux; hygiène des femmes nerveuses; la toilette et la mode; ***.

DONNÉ (Al.). **Cours de microscopie complémentaire des études médicales** : Anatomie microscopique et physiologie des fluides de l'économie. Paris, 1844. In-8 de 500 pages. 7 fr. 50

DONNÉ (Al.). **Atlas du Cours de microscopie**, exécuté d'après nature au microscope-daguerréotype, par le docteur A. DONNÉ et L. FOUCAULT, membre de l'Institut (Académie des sciences). Paris, 1846. In-folio de 20 planches, contenant 80 figures gravées avec le plus grand soin, avec un texte descriptif. 30 fr.

DUBOIS (Fr.). **Histoire philosophique de l'hypochondrie et de l'hystérie**, par F. DUBOIS (d'Amiens), secrétaire perpétuel de l'Académie de médecine. Paris, 1837. In-8. 2 fr.

DUBOIS (Fr.). **Préleçons de pathologie expérimentale.** Observations et expériences sur l'hypérémie capillaire. Paris, 1841, in-8, avec 3 planches. 1 fr. 50

DUBOIS (Fr.) et **BURDIN. Histoire académique du magnétisme animal**, accompagnée de notes et de remarques critiques sur toutes les observations et expériences faites jusqu'à ce jour. Paris, 1841. In-8 de 700 pages. 3 fr.

DUBOIS (P.). **Convient-il dans les présentations vicieuses du fœtus de revenir à la version sur la tête?** par Paul DUBOIS, professeur à la Faculté de médecine de Paris, chirurgien de l'hospice de la Maternité. Paris, 1833, in-4 de 50 p. 1 fr. 50

DUBOIS (P.). **Mémoire sur la cause des présentations de la tête** pendant l'accouchement et sur les déterminations instinctives ou volontaires du fœtus humain. Paris, 1833, in-4 de 27 pages. 1 fr.

DUBREUIL. Des anomalies artérielles considérées dans leur rapport avec la pathologie et les opérations chirurgicales, par J. DUBREUIL, professeur à la Faculté de Montpellier. Paris, 1847. 1 vol. in-8 et atlas in-4 de 17 planches coloriées. 5 fr.

DUCHAUSSOY. **Anatomie pathologique des étranglements** internes et conséquences pratiques qui en découlent, par A. P. DUCHAUSSOY, professeur agrégé à la Faculté de médecine de Paris. Paris, 1860, 1 vol. in-4 de 294 pages, avec une pl. 5 fr.

DUCHENNE (G. B.). **De l'électrisation localisée** et de son application à la pathologie et à la thérapeutique par courants induits et par courants galvaniques interrompus et continus; par le docteur G. B. DUCHENNE (de Boulogne), lauréat de l'Institut de France. *Troisième édition*, entièrement refondue. Paris, 1872, 1 fort vol. in-8 de XII-1120 pages avec 255 figures et 3 planches noires et coloriées. 18 fr.

DUCHENNE (G. B.). **Album de photographies pathologiques**, complémentaire de l'ouvrage ci-dessus. Paris, 1862, in-4 de 17 pl., avec 20 pages de texte descriptif explicatif, cartonné. 25 fr.

DUCHENNE (G. B.). **Physiologie des mouvements**, démontrée à l'aide de l'expérimentation électrique et de l'observation clinique, et applicable à l'étude des paralysies et des déformations. Paris, 1867, 1 vol. in-8 de XVI-872 pages, avec 101 figures. 14 fr.

DUCHESNE-DUPARC. **Du fucus vesiculosus**, de ses propriétés fondantes et de son emploi contre l'obésité et ses différentes complications. *Deuxième édition*. Paris, 1863, in-12 de 46 pages. 1 fr.

DUGAT (G.). **Études sur le traité de médecine d'Aboudjafar Ah'Mad**, intitulé: *Zad Al Mocafir*. « La Provision du voyageur. » Paris, 1853, in-8 de 64 pages. 1 fr.

DUPUYTREN (G.). **Mémoire sur une nouvelle manière de pratiquer l'opération de la pierre**, par le baron G. DUPUYTREN, terminé et publié par M. L. J. SANSON, et L. J. BÉGIN. Paris, 1836. 1 vol. grand in-folio, avec 10 planches. 10 fr.

DUPUYTREN (G.). **Mémoire sur une méthode nouvelle pour traiter les anus accidentels**. Paris, 1828, 1 vol. in-4 de 57 pages, avec 3 planches. 3 fr.

DURAND-FARDEL. Voyez BARRAULT.

DURAND-FARDEL, LE BRET, LEFORT. Voyez **Dictionnaire des eaux minérales**.

DUTROULAU. **Traité des maladies des Européens dans les pays chauds** (régions intertropicales), climatologie et maladies communes, maladies endémiques, par le docteur A.-F. DUTROULAU, premier médecin en chef de la marine. *Deuxième édition, revue et corrigée*. Paris, 1868, in-8, 650 pages. 8 fr.

Outre de nombreuses additions de détail, nous citerons trois chapitres nouveaux relatifs à la Cochinchine, à la Nouvelle-Calédonie, et au choléra.

ÉCOLE DE SALERNE (L'). Traduction en vers français, par CH. MEAUX SAINT-MARC, avec le texte latin en regard (1870 vers), précédée d'une introduction par M. le docteur Ch. Daremberg.—**De la sobriété**, conseils pour vivre longtemps, par L. CORNARO, traduction nouvelle. Paris, 1861, 1 joli vol. in-18 jésus de LXXII-344 pages, avec 5 vignettes. 3 fr. 50.

EHRMANN. **Étude sur l'uranoplastie** dans ses applications aux divisions congénitales de la voûte palatine, par le docteur J. EHRMANN (de Mulhouse). Paris, 1869, in-4 de 104 pages. 3 fr.

ENCYCLOPÉDIE ANATOMIQUE, comprenant l'Anatomie descriptive, l'Anatomie générale, l'Anatomie pathologique, l'histoire du Développement, par G.-T. Bischoff, tralHnle , HusE. chke T.-G. Sœmmerring, F.-G. Theile, G. Valentin, J. Vogel, G. et E. Weber; traduit de l'allemand, par A.-J.-L. JOURDAN, membre de l'Académie impériale de médecine. Paris, 1843-1847. 8 forts vol. in-8, avec deux atlas in-4. Prix, en prenant tout l'ouvrage. 32 fr.

On peut se procurer chaque Traité séparément, savoir :

1° **Ostéologie et syndesmologie**, par S. T. SOEMMERRING. — Mécanique des organes de la locomotion chez l'homme, par G. et E. WEBER. In-8 avec Atlas in-4 de 17 planches. 6 fr.

2° **Traité de myologie et d'angéiologie**, par F. G. THEILE. 1 vol. in-8. 4 fr.

3° **Traité de névrologie**, par G. VALENTIN. 1 vol. in-8, avec figures. 4 fr.

4° **Traité de splanchnologie des organes des sens**, par E. HUSCHKE. Paris, 1845. In-8 de 850 pages, avec 5 planches gravées. 5 fr.

5° **Traité d'anatomie générale**, ou Histoire des tissus de la composition chimique du corps humain, par HENLE. 2 vol. in-8, avec 5 planches gravées. 8 fr.

6° **Traité du développement de l'homme** et des mammifères, suivi d'une *Histoire du développement de l'œuf du lapin*, par le docteur T. L. G. BISCHOFF. 1 vol. in-8, avec atlas in-4 de 16 planches. 7 fr. 50

7° **Anatomie pathologique générale**, par J. VOGEL. Paris, 1846. 1 vol. in-8. 4 fr.

ESPANET (A.). **Traité méthodique et pratique de matière médicale et de thérapeutique,** basé sur la loi des semblables. Paris, 1861, in-8 de 808 pages. 9 fr.

ESQUIROL. **Des maladies mentales**, considérées sous les rapports médical, hygiénique et médico-légal, par E. ESQUIROL, médecin en chef de la Maison des aliénés de Charenton. Paris, 1838, 2 vol. in-8, avec un atlas de 27 planches gravées. 20 fr.

FALRET. **Des maladies mentales et des asiles d'aliénés.** Leçons cliniques et considérations générales par J. P. FALRET, médecin de la Salpêtrière, membre de l'Académie de médecine. Paris, 1864. In-8, LXX-800 pages, avec 1 planche. 11 fr.

FAU. **Anatomie artistique** élémentaire du corps humain, par le docteur J. FAU. Paris, 1865, in-8 avec 17 pl. figures noires. 4 fr.

— Le même, figures coloriées. 10 fr.

FAUCONNEAU-DUFRESNE (V. A.). **La bile et ses maladies.** Paris, 1847, 1 vol. in-4 de 450 pages. 5 fr.

FELTZ. **Traité clinique et expérimental des embolies capillaires**, par V. FELTZ, lauréat de l'Institut, professeur agrégé à la Faculté de médecine de Strasbourg *Deuxième édition*, revue et augmentée. Paris, 1870, in-8, 450 pages avec 11 planches chromo-lithographiées comprenant 90 dessins. 12 fr

FERRAND. **Aide-mémoire de pharmacie**, vade-mecum du pharmacien à l'officine et au laboratoire. Paris, 1873, 1 vol. in-18 jésus de XII-688 pages, avec 184 cart.

FEUCHTERSLEBEN. **Hygiène de l'âme**, par E. DE FEUCHTERSLEBEN, professeur à la Faculté de médecine de Vienne, traduit de l'allemand, sur la *vingt-quatrième édition*, par le docteur Schlesinger-Rayer. *Troisième édition*, précédée d'études biographiques et littéraires. Paris, 1870. 1 vol. in-18 de 260 pages. 2 fr. 50

L'auteur a voulu, par une alliance de la morale et de l'hygiène, étudier, au point de vue pratique, l'influence de l'âme sur le corps humain et ses maladies. Exposé avec ordre et clarté, et empreint de cette douce philosophie morale qui caractérise les œuvres des penseurs allemands, cet ouvrage n'a pas d'analogue en France; il sera lu et médité par toutes les classes de la société.

FIÉVÉE. **Mémoires de médecine pratique**, comprenant: 1° De la fièvre typhoïde et de son traitement; 2° De la saignée chez les vieillards comme condition de santé; 3° Considérations étiologiques et thérapeutiques sur les maladies de l'utérus; 4° De la goutte et de son traitement spécifique par les préparations de colchique. Par le docteur FIÉVÉE (de Jeumont). Paris, 1845, in-8. 50 cent.

FIÈVRE PUERPÉRALE (De la), de sa nature et de son traitement. Communications à l'Académie de médecine, par MM. GUÉRARD, DEPAUL, BEAU, PIORRY, HERVEZ DE CHÉGOIN, TROUSSEAU, P. DUBOIS, CRUVEILHIER, CAZEAUX, DANYAU, BOUILLAUD, VELPEAU, J. GUÉRIN, etc., précédées de l'indication bibliographique des principaux écrits publiés sur la fièvre puerpérale. Paris, 1858. In-8 de 464 p. 6 fr.

FLOURENS (P.). **Recherches sur les fonctions et les propriétés du système nerveux** dans les animaux vertébrés, par P. FLOURENS, professeur au Muséum d'histoire naturelle et au Collége de France, secrétaire perpétuel de l'Académie des sciences, etc. *Deuxième édition augmentée*. Paris, 1842, in-8. 3 fr.

FLOURENS (P.). **Cours de physiologie comparée.** De l'ontologie ou étude des êtres. Paris, 1856, in-8. 1 fr. 50

FLOURENS (P.). **Mémoires d'anatomie et de physiologie comparées,** contenant des recherches sur 1° les lois de la symétrie dans le règne animal; 2° le mécanisme de la rumination; 3° le mécanisme de la respiration des poissons; 4° les rapports des extrémités antérieures et postérieures dans l'homme, les quadrupèdes et les oiseaux. Paris, 1844; grand in-4, avec 8 planches gravées et coloriées. 9 fr.

FLOURENS (P.). **Théorie expérimentale de la formation des os.** Paris, 1847, in-8, avec 7 planches gravées. 3 fr.

FOISSAC. **Hygiène philosophique de l'âme,** par le docteur P. FOISSAC. *Deuxième édition*, revue et augmentée. Paris, 1863, in-8. 7 fr. 50

FOISSAC. **De l'influence des climats sur l'homme et des agents physiques sur le moral.** Paris, 1867, 2 vol. in-8. 15 fr.

FONSSAGRIVES. **Traité d'hygiène navale,** ou De l'influence des conditions physiques et morales dans lesquelles l'homme de mer est appelé à vivre, et des moyens de conserver sa santé, par le docteur J. B. FONSSAGRIVES, médecin en chef de la marine. Paris, 1856, in-8 de 800 pages, avec 57 fig. 10 fr.

FONSSAGRIVES. Hygiène alimentaire des malades, des convalescents et des valétudinaires, ou Du régime envisagé comme moyen thérapeutique, par le docteur J. B. FONSSAGRIVES, professeur à la Faculté de Montpellier, etc. 2e *édition* revue et corrigée. Paris, 1867, 1 vol. in-8 de XXXII-698 pages. 9 fr.

FONSSAGRIVES. Thérapeutique de la phthisie pulmonaire, basée sur les indications, ou l'art de prolonger la vie des phthisiques, par les ressources combinées de l'hygiène et de la matière médicale. Paris, 1866, in-8, XXXVI-428 pages. 7 fr.

FORGET. Traité de l'entérite folliculeuse (fièvre typhoïde), par C. P. FORGET, professeur à la Faculté de médecine de Strasbourg. Paris, 1841, in-8 de 856 p. 3 fr.

† **FORMULAIRE A L'USAGE DES HOPITAUX ET HOSPICES CIVILS DE PARIS.** publié par l'administration de l'Assistance publique. 1 vol. in-8, de 154 pages. 4 fr.

FOURNET (J.). Recherches cliniques sur l'auscultation des organes respiratoires et sur la première période de la phthisie pulmonaire, faites dans le service de M. le professeur ANDRAL. Paris, 1839. 2 vol. in-8. 3 fr.

FOVILLE (Ach.). Les aliénés. Étude pratique sur la législation et l'assistance qui leur sont applicables, par Ach. FOVILLE fils, médecin adjoint de la Maison de Charenton. 1870, 1 vol. in-8 de XIV-208 pages. 3 fr.

FOVILLE (Ach.). Étude clinique de la folie avec prédominance du délire des grandeurs. Travail auquel l'Académie de médecine de Paris a décerné le prix Civrieux pour 1869. Paris, 1871, in-4 de 120 pages. 4 fr.

FOVILLE (Ach.). Moyens pratiques de combattre l'ivrognerie proposés ou appliqués en France, en Angleterre, en Amérique, en Suède et en Norwége. Paris, 1872. 1 vol. in-8 de 156 pages. 3 fr.

FOX. Histoire naturelle et maladies des dents de l'espèce humaine, traduite de l'anglais par LEMAIRE. Paris, 1821, in-4 avec 32 pl. 20 fr.

FRANK. Traité de médecine pratique de J. P. FRANK, traduit du latin par J. M. C. GOUDAREAU, docteur en médecine; *deuxième édition revue, augmentée* des Observations et Réflexions pratiques contenues dans l'INTERPRETATIONES CLINICÆ, accompagné d'une *Introduction* par le docteur DOUBLE, membre de l'Institut. Paris, 1842, 2 forts volumes grand in-8 à deux colonnes. 24 fr.

FREDAULT (F.). Des rapports de la doctrine médicale homœopathique avec le passé de la thérapeutique. Paris, 1852, in-8 de 84 pages. 1 fr. 50

FREDAULT (F.). Physiologie générale. Traité d'Anthropologie physiologique et philosophique. Paris, 1863. Un volume in-8 de XVI-854 pages. 11 fr.

FRÉDAULT (F.). Histoire de la médecine. Étude sur nos traditions. Tome premier. Paris, 1870. 1 vol. in-8 de 300 pages. 5 fr.

FREGIER. Des classes dangereuses de la population dans les grandes villes et des moyens de les rendre meilleures; ouvrage récompensé par l'Institut de France (Académie des sciences morales et politiques); par A. FRÉGIER, chef de bureau à la préfecture de la Seine. Paris, 1840, 2 beaux vol. in-8. 14 fr.

FRERICHS. Traité pratique des maladies du foie et des voies biliaires, par Fr. Th. FRERICHS, professeur de clinique médicale à l'Université de Berlin, traduit de l'allemand par les docteurs Louis DUMENIL ET PELLAGOT. *Deuxième édition*, revue et corrigée avec des additions nouvelles de l'auteur. Paris, 1866, 1 vol. in-8 de 900 pages avec 158 figures. 12 fr.

Ouvrage couronné par l'Institut de France.

Atlas in-4, 1866, 2 cahiers contenant 26 planches coloriées. 44 fr.

FURNARI. Traité pratique des maladies des yeux. Paris, 1841, in-8, avec planches. (6 fr.) 1 fr. 50

GALEZOWSKI (X.). Traité des maladies des yeux. par X. GALEZOWSKI, professeur d'ophthalmologie à l'Ecole pratique de la Faculté de Paris. Paris, 1871, 1 vol. in-8 de XVI-896 pages avec 416 figures. 20 fr.

GALEZOWSKI (X.). Du diagnostic des maladies des yeux par la chromatoscopie rétinienne, précédé d'une étude sur les lois physiques et physiologiques des couleurs. Paris, 1868, 1 vol. in-8 de 267 pages, avec 31 figures, une échelle chromatique comprenant 44 teintes et cinq échelles typographiques tirées en noir et en couleurs. 7 fr.

GALIEN. **Œuvres anatomiques, physiologiques et médicales,** traduites sur les textes imprimés et manuscrits; accompagnées de sommaires, de notes, de planches, par le docteur CH. DAREMBERG, bibliothécaire à la bibliothèque Mazarine. Paris, 1854-1857. 2 vol. grand in-8 de 800 pages. 20 fr.

— Séparément, le tome II. 10 fr.

Cette importante publication comprend: 1o Que le bon médecin est philosophe; 2o Exhortations à l'étude des arts; 3o Que les mœurs de l'âme sont la conséquence des tempéraments du corps; 4o des Habitudes; 5o De l'utilité des parties du corps humain; 6o des Facultés naturelles; 7o du Mouvement des muscles; 8o des Sectes, aux étudiants; 9o De la meilleure secte, à Thrasybule; 10o des Lieux affectés; 11o de la Méthode thérapeutique, à Glaucon.

GALISSET et MIGNON. **Nouveau traité des vices rédhibitoires, ou Jurisprudence vétérinaire,** contenant la législation et la garantie dans les ventes et échanges d'animaux domestiques, d'après les principes du Code Napoléon et la loi modificatrice du 20 mai 1838, la procédure à suivre, la description des vices rédhibitoires, le formulaire des expertises, procès-verbaux et rapports judiciaires, et un précis des législations étrangères, par Ch. M. GALISSET, ancien avocat au Conseil d'Etat et à la Cour de cassation, et J. MIGNON, ex-chef du service à l'Ecole vétérinaire d'Alfort. *Troisième édition*, mise au courant de la jurisprudence et augmentée d'un appendice sur les épizooties et l'exercice de la médecine vétérinaire. Paris, 1864, in-18 jésus de 542 pages. 6 fr.

GALL. **Sur les fonctions du cerveau** et sur celles de chacune de ses parties, avec des observations sur la possibilité de reconnaître les instincts, les penchants, les talents, ou les dispositions morales et intellectuelles des hommes et des animaux, par la configuration de leur cerveau et de leur tête. Paris, 1825, 6 vol. in-8 (42 fr.). 15 fr.

GALL et SPURZHEIM. **Anatomie et physiologie du système nerveux** en général et du cerveau en particulier, par F. GALL et SPURZHEIM. Paris, 1810-1819, 4 vol. in-folio de texte et atlas in-folio de 100 planches gravées, cartonnés. 150 fr.

Le même, 4 vol. in-4 et atlas in-folio de 100 planches gravées. 120 fr.

GALLARD (T.). **Leçons de clinique médicale,** par T. GALLARD, médecin de l'hôpital de la Pitié. Paris, 1872. 1 vol. in-8 de 148 pages. 3 fr. 50

GALTIER (C. P.). **Traité de pharmacologie et de l'art de formuler.** Paris, 1841. in-8. 4 fr. 50

GALTIER (C. P.). **Traité de matière médicale** et des indications thérapeutiques des médicaments, par le même. Paris, 1841, 2 vol. in-8. 10 fr.

GALTIER (C. P.). **Traité de toxicologie** générale et spéciale, médicale, chimique et légale, par le même. Paris, 1855, 3 vol. in-8. Au lieu de 19 fr. 50. 10 fr.

— Séparément, *Traité de toxicologie générale*, in-8. Au lieu de 5 fr. 3 fr.

GAUJOT (G.) et **SPILLMANN** (E.). **Arsenal de la chirurgie contemporaine,** description, mode d'emploi et appréciation des appareils et instruments en usage pour le diagnostic et le traitement des maladies chirurgicales, l'orthopédie, la prothèse, les opérations simples, générales, spéciales et obstétricales, par G. GAUJOT et E. SPILLMANN, médecins-majors, professeurs agrégés à l'Ecole de médecine militaire (Val-de-Grâce). Paris, 1867-72, 2 vol. in-8 de chacun 800 pages, avec 1855 fig. 32 fr.

Séparément : Tome II, pour les souscripteurs, par E. SPILLMANN. 18 fr.

GAULTIER DE CLAUBRY. **De l'identité du typhus et de la fièvre typhoïde.** Paris, 1844, in-8 de 500 pages. 1 fr. 25

GEOFFROY SAINT-HILAIRE. Histoire générale et particulière des **Anomalies de l'organisation chez l'homme et les animaux,** ouvrage comprenant des recherches sur les caractères, la classification, l'influence physiologique et pathologique, les rapports généraux, les lois et causes des **Monstruosités,** des variétés et vices de conformation ou *Traité de tératologie;* par Isid. GEOFFROY SAINT-HILAIRE, membre de l'Institut, professeur au Muséum d'histoire naturelle. Paris, 1832-1836. 3 vol. in-8 et atlas de 20 planches lithog. 27 fr.

— Séparément les tomes II et III. 16 fr.

GEORGET. **Discussion médico-légale sur la folie** ou Aliénation mentale. Paris, 1826, in-8. 1 fr.

GERDY (P. N.). **Traité des bandages, des pansements et de leurs appareils.** Paris, 1837-1839, 2 vol. in-8 et atlas de 20 planches in-4. 6 fr.

GERVAIS et VAN BENEDEN. Zoologie médicale. Exposé méthodique du règne animal basé sur l'anatomie, l'embryogénie et la paléontologie, comprenant la description des espèces employées en médecine, de celles qui sont venimeuses et de celles qui sont parasites de l'homme et des animaux, par PAUL GERVAIS, professeur au Muséum d'histoire naturelle, et J. VAN BENEDEN, professeur de l'Université de Louvain. Paris, 1859, 2 vol. in-8, avec 198 figures. 15 fr.

GIACOMINI. Traité philosophique et expérimental de matière médicale et thérapeutique, par G. A. GIACOMINI, professeur à l'Université de Padoue ; traduit de l'italien par MM. Mojon et Rognetta. Paris, 1842, 1 vol. in-8. 5 fr.

GIGOT-SUARD. L'herpétisme, pathogénie, manifestations, traitement, pathologie expérimentale et comparée, par le docteur L. GIGOT-SUARD, médecin consultant aux eaux de Cauterets. 1870, 1 vol. gr. in-8 de VIII-468 pages. 8 fr.

GILLEBERT-D'HERCOURT. Observations sur l'hydrothérapie faites à l'établissement de Nancy. 1845, in-8. 1 fr. 50

GINTRAC. Mémoire sur l'influence de l'hérédité, sur la production de la surexcitation nerveuse, sur les maladies qui en résultent, et des moyens de les guérir, par E. GINTRAC, professeur de clinique interne à l'École de médecine de Bordeaux. Paris, 1845, 1 vol. in-4 de 189 pages. 3 fr. 50

GIRARD (Ch.). Principes de biologie appliqués à la médecine, par le docteur Ch. GIRARD. Paris, 1872, in-12 de VIII-108 pages. 2 fr.

GIRARD (H.). Études pratiques sur les maladies nerveuses et mentales, accompagnées de tableaux statistiques, suivies du rapport à M. le préfet de la Seine sur les aliénés traités dans les asiles de Bicêtre et de la Salpêtrière, et de considérations générales sur l'ensemble du service des aliénés du département de la Seine, par le docteur H. GIRARD DE CAILLEUX, inspecteur général du service des aliénés de la Seine. Paris, 1863. 1 vol. grand in-8 de 234 pages. 12 fr.

GIRARD (H.). Considérations physiologiques et pathologiques sur les **affections nerveuses** dites *hystériques*. Paris, 1841, in-8. 50 c.

GODDE. Manuel pratique des maladies vénériennes des hommes, des femmes et des enfants, suivi d'une pharmacopée syphilitique. Paris, 1834, in-18. 1 fr.

GOFFRES. Précis iconographique de bandages, pansements et appareils, par M. le docteur GOFFRES, médecin principal des armées. Paris, 1866, in-18 jésus, 596 p. avec 81 pl. dessinées d'après nature et gravées sur acier, fig. noires; cartonné. 18 fr.

— Le même, figures coloriées, cartonné. 36 fr.

GOSSELIN. Recherches sur les kystes synoviaux de la main et du poignet, par L. GOSSELIN, professeur à la Faculté de médecine de Paris, chirurgien des hôpitaux. Paris, 1852, in-4. 2 fr.

GOURAUD. Des crises. Thèse présentée au concours pour l'agrégation, par le docteur Xavier GOURAUD. Paris, 1872, in-8, 96 pages avec figures. 2 fr. 50

GRAEFE. Clinique ophthalmologique, par A. de GRAEFE, professeur à la faculté de médecine de l'université de Berlin. Édition française, publiée avec le concours de l'auteur, par M. le docteur E. Meyer. Paris, 1867, in-8, 372 pages, avec fig. 8 fr.

Séparément: DEUXIÈME PARTIE. Leçons sur l'amblyopie et l'amaurose. — De l'inflammation du nerf optique dans ses rapports avec les affections cérébrales. — De la névro-rétinite et de certains cas de cécité soudaine. 1 vol. in-8 avec fig. 4 fr. 50

GRANIER (MICHEL). Des homœopathes et de leurs droits. Paris, 1860, in-8, 172 pages. 2 fr. 50

GRANIER (MICHEL). Conférences sur l'homœopathie. Paris, 1858, 524 pages. 5 fr.

GRATIOLET. Anatomie du système nerveux. Voyez LEURET et GRATIOLET, page 31.

GRELLOIS (E.). Histoire médicale du blocus de Metz, par E. GRELLOIS, ex-médecin en chef des hôpitaux et ambulances de cette place. Paris, 1872, in-8 de 406 p. 6 fr.

GRIESSELICH. Manuel pour servir à l'étude critique de l'homœopathie, par le docteur GRIESSELICH, traduit de l'allemand, par le docteur SCHLESINGER. Paris, 1849. 1 vol. in-12. 3 fr.

GRIESINGER. **Traité des maladies infectieuses.** Maladies des marais, fièvre jaune, maladies typhoïdes (fièvre pétéchiale ou typhus des armées, fièvre typhoïde, fièvre récurrente ou à rechutes, typhoïde bilieuse, peste), choléra, par W. GRIESINGER, professeur à la Faculté de médecine de l'Université de Berlin, traduit et annoté par le docteur G. Lemattre. Paris, 1868, in-8, VIII-556 pages. 8 fr.

GRISOLLE. **Traité de la pneumonie,** par A. GRISOLLE, professeur à la Faculté de médecine de Paris, médecin de l'Hôtel-Dieu, etc. *Deuxième édition*. Paris, 1864, in-8, XIV-744 pages. 9 fr.

Ouvrage couronné par l'Académie des sciences et l'Académie de médecine (Prix Itard).

GROSS (F.). **Notice sur l'hôpital civil de Strasbourg** pendant le siége et le bombardement. Paris, 1872, 1 vol. in-8 de 110 pages, avec un plan chromo-lithographique. 2 fr.

GUARDIA (J. M.). **La médecine à travers les siècles.** Histoire et philosophie, par J. M. GUARDIA, docteur en médecine et docteur ès lettres. Paris, 1865. 1 vol. in-8 de 800 pages. 10 fr.

Table des matières. — HISTOIRE. La tradition médicale; la médecine grecque avant Hippocrate; la légende hippocratique; classification des écrits hippocratiques; documents pour servir à l'histoire de l'art. — PHILOSOPHIE. Questions de philosophie médicale; évolution de la science; des systèmes philosophiques; nos philosophes naturalistes; sciences anthropologiques; Buffon; la philosophie positive et ses représentants; la métaphysique médicale; Asclépiade fondateur du méthodisme; esquisse des progrès de la physiologie cérébrale; de l'enseignement de l'anatomie générale; méthode expérimentale de la physiologie; les vivisections à l'Académie de médecine; les misères des animaux; abcès de la méthode expérimentale; philosophie sociale.

GUBLER. **Commentaires thérapeutiques du Codex medicamentarius,** ou Histoire de l'action physiologique et des effets thérapeutiques des médicaments inscrits dans la pharmacopée française, par Adolphe GUBLER, professeur de thérapeutique à la Faculté de médecine, médecin de l'hôpital Beaujon, membre de l'Académie de médecine. *Deuxième édition*. Paris, 1873, 1 vol. gr. in-8, format du Codex, de 800 p., cart.

GUÉRARD. **Hygiène alimentaire.** Mémoire sur la gélatine et les tissus organiques d'origine animale qui peuvent servir à la préparer, par A. GUÉRARD, membre de l'Académie de médecine. Paris, 1871, in-8 de 116 pages. 2 fr. 50

GUIBOURT. **Histoire naturelle des drogues simples,** ou Cours d'histoire naturelle professé à l'École de pharmacie de Paris, par J. B. GUIBOURT, professeur à l'École de pharmacie, membre de l'Académie de médecine. *Sixième édition*, corrigée et augmentée par G. PLANCHON, professeur à l'École supérieure de pharmacie de Paris. Paris, 1869-70, 4 forts volumes in-8, avec 1024 figures. 36 fr.

GUIBOURT. **Pharmacopée raisonnée,** ou Traité de pharmacie pratique et théorique, par N. E. HENRY et J. B. GUIBOURT; *troisième édition*, revue et augmentée, par J. B. GUIBOURT. Paris, 1847, in-8 de 800 pages à deux colonnes, avec 22 pl. 8 fr.

GUIBOURT. **Manuel légal des pharmaciens et des élèves en pharmacie,** ou Recueil des lois, arrêtés, règlements et instructions concernant l'enseignement, les études et l'exercice de la pharmacie, et comprenant le Programme des cours de l'École de pharmacie de Paris. Paris, 1852, 1 vol. in-12 de 230 pages. 2 fr.

GUILLAUME (A.). **Du bégaiement** et de son traitement. Paris, 1872. In-8, 16 p. 1 fr.

GUNTHER. **Nouveau manuel de médecine vétérinaire homœopathique,** ou traitement homœopathique des maladies du cheval, des bêtes bovines, des bêtes ovines, des chèvres, des porcs et des chiens, à l'usage des vétérinaires, des propriétaires ruraux, des fermiers, des officiers de cavalerie et de toutes les personnes chargées du soin des animaux domestiques, par F. A. GUNTHER, traduit de l'allemand sur la troisième édition, par P. J. MARTIN, médecin vétérinaire, ancien élève des écoles vétérinaires. *Deuxième édition*, revue et corrigée. Paris, 1871, 1 vol. in-18 de XII-504 p. avec 34 figures. 5 fr.

GYOUX. **Éducation de l'enfant** au point de vue physique et moral, depuis la naissance jusqu'à l'achèvement de la première dentition, par Ph. GYOUX. Paris, 1870, 1 vol. in-18 jésus de 350 pages. 3 fr.

HAAS. **Mémorial du médecin homœopathe,** ou Répertoire alphabétique de traitements et d'expériences homœopathiques, pour servir de guide dans l'application de l'homœopathie au lit du malade. *Deuxième édit*. Paris, 1850, in-18. 3 fr.

HACQUART (Paul). **Traité pratique et rationnel de botanique médicale**, suivi d'un mémorial thérapeutique. Rouen, 1872. In-12 de XVI-413 pages. 6 fr.

HALES. Pathogénésies nouvelles. Paris, 1872, 1 vol. in-8 de 208 pages. 2 fr. 50

HANNE (Armand). **Essai sur les tumeurs intra-rachidiennes.** Paris, 1872, 1 vol. in-8 de 85 pages. 2 fr.

HAHNEMANN. Exposition de la doctrine médicale homœopathique, ou Organon de l'art de guérir, par S. HAHNEMANN; traduit de l'allemand, sur la dernière édition, par le docteur A. J. L. JOURDAN. *Cinquième édition*, augmentée de **Commentaires**, et précédée d'une notice sur la vie, les travaux et la doctrine de l'auteur, par le docteur LÉON SIMON. Paris, 1873. 1 vol. in-8 de 568 pages, avec le portrait de S. Hahnemann, gravé sur acier. 8 fr.

HAHNEMANN (S). **Doctrine et traitement homœopathique des maladies chroniques**, traduit de l'allemand par A. J. L. JOURDAN. *Deuxième édition*. Paris, 1846, 3 vol. in-8. 23 fr.

HAHNEMANN (S). **Études de médecine homœopathique.** Opuscules servant de complément à ses œuvres. Paris, 1855, 2 séries publiées chacune en 1 vol. in-8 de 600 pages. Prix de chaque. 7 fr.

HARTMANN. Thérapeutique homœopathique des maladies des enfants, par le docteur F. HARTMANN, traduit de l'allemand par le docteur LÉON SIMON fils. Paris, 1853, 1 vol. in-8 de 600 pages. 8 fr.

HATIN. Petit traité de médecine opératoire et Recueil de formules à l'usage des sages-femmes. *Deuxième édition*, augmentée. Paris, 1837, in-18, fig. 2 fr. 50

HAUFF. Mémoire sur l'usage des pompes dans la pratique médicale et chirurgicale, par le docteur HAUFF, professeur à l'Université de Gand. Paris, 1836, in-8. 1 fr.

HAUSSMANN. Des subsistances de la France, du blutage et du rendement des farines et de la composition du pain de munition; par N. V. HAUSSMANN, intendant militaire. Paris, 1848, in-8 de 76 pages. 75 c.

HEIDENHAIN et EHRENBERG. Exposition des méthodes hydriatiques de Priestnitz dans les diverses espèces de maladies, considérées en elles-mêmes et comparées avec celles de la médecine allopathique. Paris, 1842, in-18. 1 fr. 50

HENLE (J.). **Traité d'anatomie générale**, ou Histoire des tissus et de la composition chimique du corps humain. Paris, 1843, 2 vol. in-8 avec 5 pl. gravées. 8 fr.

HENOT. Mémoire sur la désarticulation coxo-fémorale, à l'occasion d'une opération de ce genre pratiquée avec succès, le sujet étant soumis à l'éthérisation, par HÉNOT, chirurgien principal de 1re classe. Paris, 1851, in-4, 64 pag. avec 2 pl. 75 c.

HÉRING. Médecine homœopathique domestique, par le docteur C. HÉRING. Traduction nouvelle sur la douzième édition allemande, augmentée d'indications nombreuses et précédée de conseils d'hygiène et de thérapeutique générale, par le docteur Léon SIMON fils. Paris, 1867, in-12 de XII-738 pages avec 168 figures. Cartonné. 7 fr.

HERPIN (J. Ch.). **De l'acide carbonique**, de ses propriétés physiques, chimiques et physiologiques, de ses applications thérapeutiques comme anesthésique, désinfectant, cicatrisant, résolutif, etc., dans les plaies et ulcérations; dans les maladies des organes de la digestion, de la respiration, de l'innervation, de la génération, et spécialement de l'utérus, de la vessie, etc., par J. Ch. HERPIN (de Metz), docteur en médecine, lauréat de l'Institut de France, de l'Académie de médecine. Paris, 1864, in-18 de 564 p. 6 fr.

HERPIN (J. Ch.). **Du raisin et de ses applications thérapeutiques.** Études sur la médication des raisins connue sous le nom de cure aux raisins ou Ampélothérapie. Paris, 1865, in-18 jésus de 364 pages. 3 fr. 50

HERPIN (J. Ch.). **Études sur la réforme et les systèmes pénitentiaires**, considérés au point de vue moral, social et médical. Paris, 1868, in-18 jésus, 262 p. 3 fr.

HERPIN (Th.). **Du pronostic et du traitement curatif de l'épilepsie**, par le docteur TH. HERPIN, lauréat de la Faculté de médecine de Paris. *Ouvrage couronné par l'Institut de France*. Paris, 1852, 1 vol. in-8 de 650 pages. 7 fr. 50

HERPIN (Th.). **Des Accès incomplets d'épilepsie.** Paris, 1867, in-8, XIV-208 pages.. 3 fr. 50

HIFFELSHEIM. Des applications médicales de la pile de Volta, précédées d'un exposé critique des différentes méthodes d'électrisation, par le docteur HIFFELSHEIM, lauréat de l'Institut. Paris, 1861, in-8 de 152 p. 3 fr.

HIPPOCRATE. **Œuvres complètes**, traduction nouvelle, *avec le texte grec en regard*, collationné sur les manuscrits et toutes les éditions; accompagnée d'une introduction, de commentaires médicaux, de variantes et de notes philologiques; suivie d'une table des matières, par E. LITTRÉ, membre de l'Institut de France. *Ouvrage complet*, Paris, 1839-1861. 10 forts vol. in-8, de 700 pages chacun. 100 fr.
Séparément les derniers volumes. Prix de chaque. 10 fr.
Il a été tiré quelques exemplaires sur jésus vélin. Prix de chaque volume. 20 fr.

HIPPOCRATE. **Aphorismes**, traduction nouvelle *avec le texte grec en regard*, collationnée sur les manuscrits et toutes les éditions, précédée d'un argument interprétatif, par E. LITTRÉ, membre de l'Institut de France. Paris, 1844, gr. in-18. 3 fr.

HIRSCHEL. **Guide du médecin homœopathe au lit du malade**, et Répertoire de thérapeutique homœopathique, par le docteur HIRSCHEL, traduit de l'allemand par le docteur LÉON SIMON fils. Paris, 1858, 1 vol. in-18 jésus de 344 pages. 3 fr. 50

HOFFBAUER. **Médecine légale relative aux aliénés**, aux sourds-muets, ou les lois appliquées aux désordres de l'intelligence; traduit de l'allemand, par CHAMBEYRON, avec des notes par ESQUIROL et ITARD. Paris, 1827, in-8. 2 fr. 50

HOFFMANN (Ach.). **L'homœopathie exposée aux gens du monde**, par le docteur Achille HOFFMANN (de Paris). Paris, 1870, in-18 jésus de 142 pages. 1 fr. 25

HOLMES (T.). **Thérapeutique des maladies chirurgicales des enfants**, par T. HOLMES, chirurgien de Saint-Georges hospital à Londres. Ouvrage traduit sur la seconde édition et annoté sous les yeux de l'auteur, par O. Larcher. Paris, 1870, 1 vol. grand in-8 de XXXVI-918 pages avec 330 figures. 15 fr.

HOUDART (M. S.). **Histoire de la médecine grecque**, depuis Esculape jusqu'à Hippocrate exclusivement. Paris, 1856, in-8 de 230 pages. 3 fr.

HUBERT-VALLEROUX. **Mémoire sur le catarrhe de l'oreille** moyenne et sur la surdité qui en est la suite, avec l'indication d'un nouveau mode de traitement, appuyé d'observations pratiques. *Deuxième édition* augmentée. Paris, 1845, in-8. 1 fr.

HUFELAND. **L'art de prolonger la vie**, ou la macrobiotique, par C. W. HUFELAND. Nouvelle édition française, augmentée de notes par le docteur J. PELLAGOT. Paris, 1871, 1 vol. in-12 de XIV-640 pages. 4 fr.

HUGUIER. **De l'hystérométrie** et du cathétérisme utérin, de leurs applications au diagnostic et au traitement des maladies de l'utérus et de ses annexes et de leur emploi en obstétrique; par P. C. HUGUIER, chirurgien honoraire des hôpitaux de Paris, professeur agrégé à la Faculté de médecine, membre de l'Académie de médecine. Paris, 1865, in-8 de 400 pages avec 4 planches. 6 fr.

HUGUIER. **Mémoires sur les allongements hypertrophiques du col de l'utérus** dans les affections désignées sous les noms de *descente*, de *précipitation de cet organe*, et sur leur traitement par la résection ou l'amputation de la totalité du col suivant la variété de cette maladie. Paris, 1860, in-4, 231 p., avec 13 pl. lithogr. 15 fr.

HUGUIER. **Mémoire sur l'esthiomène de la vulve** ou dartre rongeante de la région vulvo-anale. Paris, 1849, in-4 avec 4 pl. 5 fr.

HUGUIER. **Mémoire sur les maladies des appareils sécréteurs des organes génitaux de la femme.** Paris, 1850, in-4 avec 5 pl. 8 fr.

HUMBERT. **Traité des difformités du système osseux**, ou De l'emploi des moyens mécaniques et gymnastiques dans le traitement de ces affections. Paris, 1838, 4 vol. in-8, et atlas de 174 pl. in-4. 20 fr.

HUMBERT et JACQUIER. **Essai et observations sur la manière de réduire les luxations** spontanées ou symptomatiques de l'articulation ilio-fémorale, méthode applicable aux luxations congénitales et aux luxations anciennes par causes externes. Bar-le-Duc, 1835, in-8, atlas de 20 planches in-4. 6 fr.

HUNTER (J.). **Œuvres complètes**, traduites de l'anglais sur l'édition de J. Palmer, par le docteur G. RICHELOT. Paris, 1843. 4 forts vol. in-8, avec atlas in-4 de 64 planches. 40 fr.

HUNTER. **Traité de la maladie vénérienne**, par J. HUNTER, traduit de l'anglais par G. RICHELOT, avec des notes et des additions par le docteur PH. RICORD, chirurgien de l'hospice des Vénériens. *Troisième édition*, corrigée et augmentée. Paris, 1859, in-8 de 800 pages, avec 9 planches. 9 fr.

HUSCHKE (E.). **Traité de splanchnologie** et des organes des sens. Paris, 1845, in-8 de 870 pages, avec 5 planches. 5 fr.

HUXLEY. **La place de l'homme dans la nature**, par M. Th. HUXLEY, membre de la Société royale de Londres, traduit, annoté, précédé d'une introduction et suivi d'un compte rendu des travaux anthropologiques du Congrès international d'anthropologie et d'archéologie préhistoriques, tenu à Paris (session de 1867), par le docteur E. Dally, secrétaire général adjoint de la Société d'anthropologie, avec une préface de l'auteur. Paris, 1868, in-8, de 368 pages, avec 68 figures. 7 fr.

IMBERT-GOURBEYRE. **De l'albuminurie puerpérale** et de ses rapports avec l'éclampsie, par M. le docteur IMBERT-GOURBEYRE, professeur à l'École de médecine de Clermont-Ferrand. Paris, 1856, 1 vol. in-4 de 73 pages. 2 fr. 50

IMBERT-GOURBEYRE. **Des paralysies puerpérales.** Paris, 1861, 1 vol. in-4 de 80 pages. 2 fr. 50

IMBERT-GOURBEYRE. **De l'action de l'arsenic sur la peau.** Paris, 1872, in-8 de 136 pages. 3 fr.

ITARD. **Traité des maladies de l'oreille et de l'audition**, par J.-M. ITARD, médecin de l'institution des Sourds-Muets de Paris. *Deuxième édition*, augmentée et publiée par les soins de l'Académie de médecine. Paris, 1842, 2 vol. in-8 avec 3 planches. 14 fr.

IZARD. **Nouveau traitement de la maladie vénérienne** et des syphilides ulcéreuses par l'idoforme, par le docteur A. A. IZARD, ex interne de l'hôpital du Midi. Paris, 1871, in-8 de 48 p. 1 fr. 50

JAHR. **Nouveau manuel de médecine homœopathique**, divisé en deux parties : 1° Manuel de matière médicale, ou Résumé des principaux effets des médicaments homœopathiques, avec indication des observations cliniques ; 2° Répertoire thérapeutique et symptômatologique, ou Table alphabétique des principaux symptômes des médicaments homœopatiques, avec des avis cliniques, par le docteur G. H. G. JAHR. *Huitième édition* revue et augmentée. Paris, 1872, 4 vol. grand in-12. 18 fr.

JAHR. **Principes et règles qui doivent guider dans la pratique de l'homœopathie.** Exposition raisonnée des points essentiels de la doctrine médicale de Hahnemann. Paris, 1857, in-8 de 528 pages. 7 fr.

JAHR. **Du traitement homœopathique des maladies des organes de la digestion**, comprenant un précis d'hygiène générale et suivi d'un répertoire diététique à l'usage de tous ceux qui veulent suivre le régime rationnel de la méthode Hahnemann. Paris, 1859, 1 vol. in-18 jésus de 520 pages. 6 fr.

JAHR. **Du traitement homœopatique des maladies des femmes**, par le docteur G. H. G. JAHR. Paris, 1856, 1 vol. in-12, VII-496 pages. 6 fr.

JAHR. **Du traitement homœopathique des affections nerveuses** et des maladies mentales. Paris, 1854, 1 vol. in-12 de 600 pages. 6 fr.

JAHR. **Du traitement homœopathique des maladies de la peau** et des lésions extérieures en général, par G. H. G. JAHR. Paris, 1850, 1 vol. in-8 de 608 pages. 8 fr.

JAHR. **Du traitement homœopathique du choléra**, avec l'indication des moyens de s'en préserver, pouvant servir de conseils aux familles en l'absence du médecin, par le docteur G. H. G. JAHR. *Nouveau tirage*. Paris, 1868, 1 vol. in-12. 1 fr. 50

JAHR. **Notions élémentaires d'homœopathie.** Manière de la pratiquer, avec les effets les plus importants des dix principaux remèdes homœopathiques, à l'usage de tous les hommes de bonne foi qui veulent se convaincre par des essais de la vérité de cette doctrine. *Quatrième édition*. Paris, 1861, in-18 de 144 pages. 1 fr. 25

JAHR et CATELLAN. **Nouvelle pharmacopée homœopathique**, ou Histoire naturelle, Préparation et Posologie ou administration des doses des médicaments homœopathiques, par G. H. G. JAHR et MM. CATELLAN frères, pharmaciens homœopates. *Troisième édition*, Paris, 1872, in-12 de 430 pages avec 144 fig. 7 fr.

JAQUEMET. **De l'entraînement chez l'homme au point de vue physiologique, prophylactique et curatif**, par le docteur Hippolyte JAQUEMET. Paris, 1868, 1 vol. in-8 de 120 pages. 2 fr. 50

JAQUEMET. **Des hôpitaux et des hospices**, des conditions que doivent présenter ces établissements au point de vue de l'hygiène et des intérêts des populations, par H. JAQUEMET. Paris, 1866. In-8 de 184 pages avec figures. 3 fr. 50

JEANNEL. **Formulaire officinal et magistral international**, comprenant environ quatre mille formules, tirées des pharmacopées légales de la France et de l'étranger ou empruntées à la pratique des thérapeutistes et des pharmacologistes, avec les indications thérapeutiques, les doses de substances simples et composées, le mode d'administration, l'emploi des médicaments nouveaux, etc., suivi d'un mémorial thérapeutique, par le docteur J. JEANNEL, pharmacien inspecteur du service de santé de l'armée Paris, 1870, in-18 de XLIX-976 pages, cart. 6 fr.

JEANNEL. **De la prostitution dans les grandes villes au XIXe siècle,** et de l'extinction des maladies vénériennes; questions générales d'hygiène, de moralité publique et de légalité, mesures prophylactiques internationales, réformes à opérer dans le service sanitaire; discussion des règlements exécutés dans les principales villes de l'Europe. Ouvrage précédé de documents relatifs à la prostitution dans l'Antiquité, par J. JEANNEL, professeur à l'École de médecine de Bordeaux, médecin du dispensaire de Bordeaux. Paris, 1868, 1 vol. in-18 jésus, avec figures. 4 fr. 50

Table des matières. — Première partie. Prostitution dans l'antiquité, et particulièrement a Rome, — Deuxième partie. De la prostitution dans les grandes villes au XIXe siècle, et de l'extinction des maladies vénériennes : 1re section, questions générales d'hygiène, de moralité publique et de légalité, qui se rattachent à la prostitution ; 2e section, examen des règlements relatifs à la prostitution, qui sont actuellement exécutés dans quelques villes importantes, en vue de justifier et de formuler un règlement uniforme applicable à la répression des scandales et des dangers de la prostitution; études des divers moyens prophylactiques de la contagion vénérienne qui peuvent être réglementés par l'administration publique; 3e section, moyens prophylactiques généraux.

JOBERT. **De la réunion en chirurgie,** par A. J. JOBERT (de Lamballe), chirurgien de l'Hôtel-Dieu, professeur à la Faculté de médecine de Paris, membre de l'Institut de France et de l'Académie de médecine. Paris, 1864, 1 vol. in-8 avec 7 planches col. 12 fr.

Les planches, qui ont été dessinées d'après nature, représentent l'autoplastie du cou et de la face, les résultats obtenus par la section du tendon d'Achille chez l'homme, les chevaux et les chiens. La castration et la périnéoplastie y figurent, et, enfin, les corps étrangers articulaires se trouvent représentés dans les dernières planches, ainsi que le mode opératoire destiné à déloger le corps étranger et à le placer dans un nouveau domicile jusqu'à l'époque de son extraction définitive.

JOBERT. **Traité de chirurgie plastique.** Paris, 1849. 2 vol. in-8 et atlas de 18 planches in-fol. grav. et color. d'après nature. 50 fr.

JOBERT. **Traité des fistules vésico-utérines, vésico-utéro-vaginales, entéro-vaginales et recto-vaginales.** Paris, 1852, in-8 avec 10 figures. 7 fr. 50
Ouvrage *faisant suite et servant de Complément* au TRAITÉ DE CHIRURGIE PLASTIQUE.

JOLLY. **L'alcool.** Études hygiéniques et médicales. Paris, 1866, in-8, 29 p. 1 fr.

JOLLY. **L'absinthe et le tabac.** Paris, 1871, in-8, 20 pages. 75 c.

JORET. **De la folie dans le régime pénitentiaire.** Paris, 1849, in-4, 88 p. 2 fr. 50

JOURDAN. **Pharmacopée universelle,** ou Conspectus des pharmacopées, ouvrage contenant les caractères essentiels et la synonymie de toutes les substances, avec l'indication, à chaque préparation, de ceux qui l'ont adoptée, des procédés divers recommandés pour l'exécution, des variantes qu'elle présente dans les différents formulaires, des noms officinaux sous lesquels on la désigne dans divers pays, et des doses auxquelles on l'administre; par A. J. L. JOURDAN. *Deuxième édition.* Paris, 1840. 2 forts volumes in-8 de chacun près de 800 pages à deux colonnes. 15 fr.

†**JOURNAL DES CONNAISSANCES MÉDICALES PRATIQUES ET DE PHARMACOLOGIE,** par MM. P. L. CAFFE, E. BEAUGRAND et HEBERT. Paraît les 15 et 30 de chaque mois. Abonnement annuel pour Paris et les départements. 10 fr.
Pour l'étranger, le port postal en plus.
— La trente-sixième année est en cours de publication.

JOUSSET (P.). **Éléments de médecine pratique,** contenant le traitement homœopathique de chaque maladie. Paris, 1868, 2 vol. in-8 de chacun 550 pages. 15 fr.

KELLER (Théodore). **Des grossesses extra-utérines,** et plus spécialement de leur traitement par la gastrotomie. Paris, 1872, in-8, 96 pages. 2 fr.

KOEBERLÉ. **De l'ovariotomie,** par E. KOEBERLÉ, professeur agrégé à la Faculté de médecine de Strasbourg. Paris, 1864. 2 parties, in-8 avec 6 pl. lithogr. 7 fr. 50

KOEBERLÉ. **Résultats statistiques de l'ovariotomie.** Paris, 1868, in-8, 16 pages avec 14 tableaux coloriés. 3 fr.

KUSS. **Cours de physiologie,** professé à la Faculté de médecine de Strasbourg, rédigé par le docteur Mathias DUVAL. Paris, 1872, in-12 de XXXV-575 p., cart. 7 fr. 50

LACAUCHIE. **Études hydrotomiques** et micrographiques. Paris, 1844, in-8 avec 4 planches. 1 fr.

LACAUCHIE. **Traité d'hydrotomie,** ou Des injections d'eau continues dans les recherches anatomiques, par le docteur LACAUCHIE, ancien professeur d'anatomie à l'hôpital du Val-de-Grâce. Paris, 1853, in-8, avec 6 planches. 1 fr. 50

LAGRELETTE. De la sciatique. Etude historique, sémiologique et thérapeutique, par le docteur P. A. LAGRELETTE, médecin adjoint de l'établissement hydrothérapique d'Auteuil (Seine). Paris, 1869, 1 vol. in-8 de 350 pages. 4 fr.

LALLEMAND. Des pertes séminales involontaires, par F. LALLEMAND, professeur à la Faculté de médecine de Montpellier, membre de l'Institut. Paris, 1836-1842. 3 vol. in-8, publiés en 5 parties. 25 fr.

On peut se procurer séparément le tome II, en deux parties. 9 fr.

— Le tome III, 1842, in-8. 7 fr.

LANGLEBERT. Guide pratique, scientifique et administratif de l'étudiant en médecine, ou Conseils aux élèves sur la direction qu'ils doivent donner à leurs études ; suivi des règlements universitaires, relatifs à l'enseignement de la médecine dans les facultés, les écoles préparatoires, et des conditions d'admission dans le service de santé de l'armée et de la marine ; 2e *édition, corrigée et entièrement refondue ;* par le docteur ED. LANGLEBERT. Paris, 1852. Un beau vol. in-18 de 340 pag. 2 fr. 50

LA POMMERAIS. Cours d'homœopathie, par le docteur Edm. COUTY DE LA POMMERAIS. Paris, 1863, in-8, 555 pages. (7 fr.) 4 fr.

LARREY. Mémoire sur l'adénite cervicale observée dans les hôpitaux militaires, et sur l'extirpation des tumeurs ganglionnaires du cou, par Hipp. LARREY, inspecteur du service de santé des armées, membre de l'Académie de médecine. Paris, 1852, 1 vol. in-4 de 92 pages. 2 fr.

LEBERT. Traité d'anatomie pathologique générale et spéciale, ou Description et iconographie pathologique des affections morbides, tant liquides que solides, observées dans le corps humain, par le docteur H. LEBERT, professeur de clinique médicale à l'Université de Breslau. *Ouvrage complet.* Paris, 1855-1861. 2 vol. in-fol. de texte, et 2 vol. in-fol. comprenant 200 planches dessinées d'après nature, gravées et coloriées. 615 fr.

Le tome Ier (livraisons I à XX) comprend, texte, 760 pages, et planches 1 à 94.

Le tome II (livraisons XXI à XLI) comprend, texte 734 pages, et planches 95 à 200.

On peut toujours souscrire en retirant régulièrement plusieurs livraisons.

Chaque livraison est composée de 30 à 40 pages de texte, sur beau papier vélin, et de 5 planches in-folio gravées et coloriées. Prix de la livraison : 15 fr.

Demi-reliure maroquin des 4 vol. grand in-folio, non rognés, dorés en tête. 60 fr.

Cet ouvrage est le fruit de plus de douze années d'observations dans les nombreux hôpitaux de Paris. Aidé du bienveillant concours des médecins et des chirurgiens de ces établissements, trouvant aussi des matériaux précieux et une source féconde dans les communications et les discussions des Sociétés anatomique, de biologie, de chirurgie et médicale d'observation, M. Lebert réunissait tous les éléments pour entreprendre un travail aussi considérable. Placé maintenant à la tête du service médical d'un grand hôpital à Breslau, dans les salles duquel il a constamment cent malades, l'auteur continue à recueillir des faits pour cet ouvrage, vérifie et contrôle les résultats de son observation dans les hôpitaux de Paris par celle des faits nouveaux à mesure qu'ils se produisent sous ses yeux.

Cet ouvrage se compose de deux parties.

Après avoir dans une INTRODUCTION rapide présenté l'histoire de l'anatomie pathologique depuis le XVIe siècle jusqu'à nos jours, M. Lebert embrasse dans la *première partie* l'ANATOMIE PATHOLOGIQUE GÉNÉRALE. Il passe successivement en revue l'Hypérémie et l'Inflammation, l'Ulcération et la Gangrène, l'Hémorrhagie, l'Atrophie, l'Hypertrophie en général et l'Hypertrophie glandulaire en particulier, les TUMEURS (qu'il divise en productions Hypertrophiques, Homœomorphes hétérotopiques, Hétéromorphes et Parasitiques), enfin les modifications congénitales de conformation. Cette première partie comprend les pages 1 à 426 du tome Ier, et les planches 1 à 61.

La *deuxième partie*, sous le nom d'ANATOMIE PATHOLOGIQUE SPÉCIALE, traite des lésions considérées dans chaque organe en particulier. M. Lebert étudie successivement dans le livre I (pages 427 à 581, et planches 62 à 78) les maladies du Cœur, des Vaisseaux sanguins et lymphatiques.

Dans le livre II, les maladies du Larynx et de la Trachée, des Bronches, de la Plèvre, de la Glande thyroïde et du Thymus (pages 582 à 733 et planches 79 à 94). Telles sont les matières décrites dans le Ier volume du texte et figurées dans le tome Ier de l'atlas.

Avec le tome II commence le livre III, qui comprend (pages 1 à 132 et planches 95 à 104) les maladies du Système nerveux, de l'Encéphale, de la Moelle épinière, des Nerfs, etc

Le livre IV (pages 133 à 327 et planches 105 à 135) est consacré aux maladies du Tube digestif et de ses annexes (maladies du Foie et de la Rate, du Pancréas, du Péritoine, altérations qui frappent le Tissu cellulaire rétro-péritonéal, Hémorrhoïdes).

Le livre V (pages 328 à 381 et planches 136 à 142) traite des maladies des Voies urinaires (maladies des Reins, des Capsules surrénales, altérations de la Vessie, altérations de l'Urèthre).

Le livre VI (pages 382 à 487 et planches 143 à 164), sous le titre de Maladies des organes génitaux, comprend deux sections : 1° Altérations anatomiques des Organes génitaux de l'homme (altérations du Pénis et du Scrotum, maladies de la Prostate, des Glandes de Méry et des Vésicules séminales, altérations du Testicule); 2° Maladies des Organes génitaux de la femme (Vulve, Vagin, etc.).

Le livre VII (pages 483 à 604 et planches 165 à 182) traite des maladies des Os et des Articulations.

Livre VIII (pages 605 à 658, et planches 183 à 196). Anatomie pathologique de la peau.

Livre IX (pages 662 à 696 et planches 197 à 200). Changements moléculaires que les maladies produisent dans les tissus et les organes du corps humain. — TABLE GÉNÉRALE ALPHABÉTIQUE, 58 pages.

Après l'examen des planches de M. Lebert, un des professeurs les plus compétents et les plus illustres de la Faculté de Paris écrivait : « J'ai admiré l'exactitude, la beauté, la nouveauté des planches qui composent la majeure partie de cet ouvrage ; j'ai été frappé de l'immensité des recherches originales et toutes propres à l'auteur qu'il a dû exiger. *Cet ouvrage n'a pas d'analogue en France ni dans aucun pays.* »

LEBERT (H.). **Physiologie pathologique**, ou Recherches cliniques, expérimentales et microscopiques sur l'inflammation, la tuberculisation, les tumeurs, la formation du cal, etc. Paris, 1845, 2 vol. in-8, avec atlas de 22 planches gravées (23 fr.). 15 fr.

LEBERT (H.). **Traité pratique des maladies scrofuleuses et tuberculeuses**, *Ouvrage couronné par l'Académie de médecine*. Paris, 1849, 1 vol. in-8, 820 p. 9 fr.

LEBERT (H.). **Traité pratique des maladies cancéreuses** et des affections curables confondues avec le cancer. Paris, 1851, 1 vol. in-8 de 892 pages. 9 fr.

LEBLANC et TROUSSEAU. Anatomie chirurgicale des principaux animaux domestiques, ou Recueil de 30 planches représentant : 1° l'anatomie des régions du cheval, du bœuf, du mouton, etc., sur lesquelles on pratique les observations les plus graves ; 2° les divers états des dents du cheval, du bœuf, du mouton, du chien, indiquant l'âge de ces animaux ; 3° les instruments de chirurgie vétérinaire ; 4° un texte explicatif ; par U. LEBLANC, médecin vétérinaire, ancien répétiteur de l'École vétérinaire d'Alfort, et A. TROUSSEAU, professeur à la Faculté de Paris. Paris, 1828, grand in-fol. composé de 30 planches gravées et coloriées avec soin. 42 fr.

LECONTE. Études chimiques et physiques sur les eaux thermales de Luxeuil. Description de l'établissement et des sources, par M. le docteur LECONTE, professeur agrégé à la Faculté de Paris. Paris, 1860, in-8 de 180 pages. 3 fr. 50

LEDENTU. Des anomalies du testicule, par le docteur A. LEDENTU, professeur agrégé de la Faculté de médecine. Paris, 1869, in-8, 168 p. avec fig. 3 fr. 50

LEFEVRE (A.). **Histoire du service de santé de la marine militaire** et des écoles de médecine navale en France, depuis le règne de Louis XIV jusqu'à nos jours (1666-1867). Paris, 1867, 1 vol. in-8, 500 pages, avec 13 plans, cartes et fac-simile. 8 fr.

LEFORT. De la résection de la hanche dans les cas de coxalgie et de plaies par armes à feu, par M. Léon LE FORT, professeur agrégé à la Faculté de médecine de Paris, etc. Paris, 1861, in-4, 140 pages. 4 fr.

LE GENDRE. De la chute de l'utérus. Paris, 1860, in-8, avec 8 planches dessinées d'après nature. 3 fr. 50

LE GENDRE. Anatomie chirurgicale homalographique, ou Description et figures des principales régions du corps humain représentées de grandeur naturelle et d'après des sections plans faites sur des cadavres congelés, par le docteur E. Q. LE GENDRE, prosecteur de l'amphithéâtre des hôpitaux. Paris, 1858, 1 vol. in-fol. de 25 planches avec un texte descriptif et raisonné. 20 fr.

LEGOUEST. Traité de chirurgie d'armée, par L. LEGOUEST, inspecteur du service de santé de l'armée, ancien professeur à l'École d'application de la médecine et de la pharmacie militaires (Val-de-Grâce). *Deuxième édition*. Paris, 1872. 1 vol. in-8 de XII-802 p., avec 149 figures. 14 fr.

Ce livre est le résultat d'une expérience acquise par une pratique de trente ans dans l'armée et par vingt années de campagnes en Afrique, en Orient, en Italie et en France. Il se termine par de nombreux documents inédits sur le mode de fonctionnement du service de santé en campagne, sur le service dont il dispose en personnel, en moyens chirurgicaux, en matériel, en moyens de transport pour les blessés.

LÉLUT. Du démon de Socrate, spécimen d'une application de la science psychologique à celle de l'histoire, par le docteur L. F. LÉLUT, membre de l'Institut, et de l'Académie de médecine. *Nouvelle édition* revue, corrigée et augmentée d'une préface. Paris, 1856, in-18 de 348 pages. 3 fr. 50

LÉLUT. L'Amulette de Pascal, pour servir à l'histoire des hallucinations. Paris, 1846, in-8. 6 fr.

LÉLUT. Qu'est-ce que la phrénologie? ou Essai sur la signification et la valeur des Systèmes de psychologie en général, et de celui de Gall en particulier. Paris, 1836, in-8. 1 fr.

LÉLUT. De l'organe phrénologique de la destruction chez les animaux, ou Examen de cette question : Les animaux carnassiers ou féroces ont-ils, à l'endroit des tempes, le cerveau et par suite le crâne plus large proportionnellement à sa longueur que ne l'ont les animaux d'une nature opposée. Paris, 1838, in-8, avec une planche. 50 c.

LEMOINE. Du sommeil, au point de vue physiologique et psychologique, par ALBERT LEMOINE, maître de conférences à l'École normale. *Ouvrage couronné par l'Institut de France* (*Académie des sciences morales et politiques*). Paris, 1855, in-12 de 410 p. 3 fr. 50

LEPINE. De la pneumonie caséeuse, thèse présentée au concours pour l'agrégation, par le docteur R. LÉPINE. 1872, in-8, 142 pages. 3 fr.

LEREBOULLET (A.). Mémoire sur la structure intime du foie et sur la nature de l'altération connue sous le nom de foie gras. Paris, 1853, in-4, avec 4 pl. coloriées. 7 fr.

LEROY (Alph.). Médecine maternelle, ou l'Art d'élever et de conserver les enfants. *Seconde édition.* Paris, 1830, in-8. 6 fr.

LEROY (D'ETIOLLES) (J.). Exposé des divers procédés employés jusqu'à ce jour pour guérir de la pierre sans avoir recours à l'opération de la taille. Paris, 1825, in-8 avec 5 planches. 4 fr.

LEROY (D'ETIOLLES) (R.). Traité pratique de la gravelle et des calculs urinaires. *Deuxième édition.* Paris, 1869, 1 vol. in-8 de 552 p. avec 120 fig. 8 fr.

LE ROY DE MÉRICOURT. Mémoire sur la chromhidrose ou chromocrinie cutanée, par le docteur LE ROY DE MÉRICOURT, médecin en chef de la marine, rédacteur en chef des *Archives de médecine navale*, suivi de l'étude microscopique et chimique de la substance colorante de la chromhidrose, par Ch. Robin, et d'une note sur le même sujet, par le docteur Ordonez. Paris, 1864, in-8, 179 pages. 3 fr.

LEURET. Du traitement moral de la folie, par F. LEURET, médecin en chef de l'hospice de Bicêtre. Paris, 1840, in-8. 6 fr.

LEURET et GRATIOLET. Anatomie comparée du système nerveux considéré dans ses rapports avec l'intelligence, par FR. LEURET et P. GRATIOLET, professeur à la Faculté des sciences de Paris. Paris, 1839-1857. *Ouvrage complet.* 2 vol. in-8 et atlas de 32 planches in-fol., dessinées d'après nature et gravées. Fig. noires. 48 fr.
Le même, figures coloriées. 96 fr.

Tome I, par LEURET, comprend la description de l'encéphale et de la moelle rachidienne, le volume, le poids, la structure de ces organes chez les animaux vertébrés, l'histoire du système ganglionnaire des animaux articulés et des mollusques, et l'exposé de la relation qui existe entre la perfection progressive de ces centres nerveux et l'état des facultés instinctives, intellectuelles et morales.

Tome II, par GRATIOLET, comprend l'anatomie du cerveau de l'homme et des singes, des recherches nouvelles sur le développement du crâne et du cerveau, et une analyse comparée des fonctions de l'intelligence humaine.

Séparément le tome II. Paris, 1857, in-8 de 692 pages, avec atlas de 16 planches dessinées d'après nature, gravées. Figures noires. 24 fr.
Figures coloriées. 48 fr.

LEVY. Traité d'hygiène publique et privée, par le docteur Michel LÉVY, directeur de l'École de médecine et de pharmacie militaires du Val-de-Grâce, membre de l'Académie de médecine. *Cinquième édition.* Paris, 1869, 2 vol. gr. in-8. Ensemble, 1900 pages avec figures. 20 fr.

LEVY. Rapport sur le traitement de la gale, adressé au ministre de la guerre par le Conseil de santé des armées, M. LÉVY, *rapporteur*. Paris, 1852, in-8. 1 fr. 25

LIND. Essais sur les maladies des Européens dans les pays chauds, et les moyens d'en prévenir les suites. Traduit de l'anglais par THION DE LA CHAUME. Paris, 1785, 2 vol. in-12. 6 fr.

LITTRÉ et ROBIN. Voyez **Dictionnaire de médecine**, *treizième édition*, page 18.

LORAIN (P.). Études de médecine clinique et de physiologie pathologique. **Le Choléra** observé à l'hôpital Saint-Antoine par P. LORAIN, professeur agrégé de la Faculté de médecine de Paris, médecin de l'hôpital Saint-Antoine. Paris, 1868, 1 vol. gr. in-8 de 220 pages, avec planches graphiques, coloriées. 7 fr.
Ouvrage couronné par l'Institut (Académie des sciences).

LORAIN (P.). Études de médecine clinique faites avec l'aide de la méthode graphique et des appareils enregistreurs. **Le pouls**, ses variations et ses formes diverses dans les maladies. Paris, 1870, 1 vol. gr. in-8 de 372 pages avec 488 fig. 10 fr.

LORAIN (P.). De l'albuminurie. Paris, 1860, in-8. 2 fr. 50

LORAIN (P.). Voyez VALLEIX, *Guide du médecin praticien*, page 46.

LOUIS (Ant.). **Éloges lus dans les séances publiques de l'Académie royale de chirurgie de 1750 à 1792**, recueillis et publiés pour la première fois, d'après les manuscrits originaux, avec une introduction, des notes et des éclaircissements, par Fréd. Dubois (d'Amiens). Paris, 1859, 1 vol. in-8 de 548 pages. 7 fr. 50

Cet ouvrage contient : Introduction historique par *M. Dubois*, 76 pages; Eloges de J.-L. Petit, Bassuel, Malaval, Verdier, Rœderer, Molinelli, Bertrandi, Faubert, Lecat, Ledran, Pibrac, Benomont, Morand, Van Swieten, Quesnay, Haller, Flurent, Willius, Lamartinière, Houstet, de la Faye, Bordenave, David, Faure, Caqué, Fagnet, Camper, Hevin, Pipelet, et l'éloge de Louis, par Sue. Embrassant tout un demi-siècle et renfermant outre les détails historiques et biographiques, des appréciations et des jugements sur les faits, cette collection forme une véritable histoire de la chirurgie française au XVIIIe siècle.

LOUIS (P. Ch.). **Recherches anatomiques, pathologiques et thérapeutiques** sur les maladies connues sous les noms de **Fièvre Typhoïde**, Putride, Adynamique, Ataxique, Bilieuse, Muqueuse, Entérite folliculeuse, Gastro-Entérite, Dothiénentérite, etc., considérée dans ses rapports avec les autres affections aiguës; par P.-Ch. Louis, membre de l'Académie de médecine. *Deuxième édition*. Paris, 1841. 2 vol. in-8. 13 fr.

LOUIS (P.Ch.). **Recherches anatomiques, physiologiques et thérapeutiques sur la phthisie.** *Deuxième édition.* Paris, 1843, in-8. 8 fr.

LOUIS (P. Ch.). **Examen de l'examen de M. Broussais**, relativement à la phthisie et aux affections typhoïdes. Paris, 1834, in-8. 1 fr.

LOUIS (P. Ch.). **Recherches sur les effets de la saignée** dans quelques maladies inflammatoires, et sur l'action de l'émétique et des vésicatoires dans la pneumonie. Paris, 1835, in-8. 1 fr.

LUCAS. Traité physiologique et philosophique de l'hérédité naturelle dans les états de santé et de maladie du système nerveux, avec l'application méthodique des lois de la procréation au traitement général des affections dont elle est le principe. — Ouvrage où la question est considérée dans ses rapports avec les lois primordiales, les théories de la génération, les causes déterminantes de la sexualité, les modifications acquises de la nature originelle des êtres et les diverses formes de névropathie et d'aliénation mentale; par le docteur Pr. Lucas, médecin de l'asile des aliénés de Sainte-Anne. Paris, 1847-1850. 2 forts volumes in-8. 16 fr.

Le tome II et dernier, Paris, 1850, in-8 de 936 pages. 8 fr. 50

LUYS (J.). **Recherches sur le système nerveux cérébro-spinal**, sa structure, ses fonctions et ses maladies, par J. B. Luys, médecin de Bicêtre. Paris, 1865, 1 vol. gr. in-8 de 700 p., avec atlas gr. in-8 de 40 pl. et texte explicatif. Fig. noires. 35 fr.

— Figures coloriées. 70 fr.

Comprenant qu'une bonne anatomie est et sera toujours le point de départ indispensable de tout diagnostic précis, et de toute description exacte du système nerveux, l'auteur a entrepris, à l'aide d'une anatomie plus minutieuse qu'elle ne l'était jusqu'alors et aussi rigoureuse que possible, de pénétrer plus avant dans le domaine encore si peu connu de la pathologie nerveuse. Honoré des encouragements de l'Académie des sciences, l'auteur a consacré six années d'études à compléter et à perfectionner ses observations et ses recherches.

LUYS (J.). **Iconographie photographique des centres nerveux.** *Livraisons* 1 et 2. Paris, 1872, gr. in-4. Texte, feuilles 1 à 4; explication des planches, feuilles 1 à 3; photographies, I à XXXV; schémas lithographiés, I à XXXV, cart. 60 fr.

L'ouvrage se composera d'environ 70 lithographies avec schémas lithographiés. Texte descriptif et explicatif des planches. Il sera publié en 4 livraisons de 17 à 18 photographies avec schémas lithographiés et texte correspondant. Le titre sera joint à la 4e livraison. Le prix de chaque livraison est de 30 fr., soit 120 fr. le prix de l'ouvrage complet, pour les souscripteurs. Après achèvement de l'ouvrage, le prix en sera porté à 150 fr.

LUYS (J.). **Des maladies héréditaires.** Paris, 1863, in-8 de 140 pages. 2 fr. 50

MAC CORMAC (William). **Souvenirs d'un chirurgien d'ambulance** (Sedan, Balan, Bazeilles). Traduit de l'anglais par le docteur G. Morache, professeur agrégé à l'École du Val-de-Grâce. Paris, 1872, in-8, XXIV-172 p. avec 8 héliotypies et fig. 6 fr.

MAGENDIE. Phénomènes physiques de la vie, Leçons professées au Collége de France, par M. Magendie, membre de l'Institut. Paris, 1842, 4 vol. in-8. 5 fr.

MAGITOT (E.). **Traité de la carie dentaire**, Recherches expérimentales et thérapeutiques. Paris, 1867, 1 vol. in-8, 228 pages avec 2 pl., 10 figures et 1 carte. 5 fr.

MAGNE. Hygiène de la vue, par le docteur A. Magne. *Quatrième édition* revue et augmentée. Paris, 1866, in-18 jésus de 350 pages avec 30 figures. 3 fr.

MALGAIGNE (J. F.). **Traité d'anatomie chirurgicale et de chirurgie expérimentale**, par J. F. Malgaigne, professeur à la Faculté de médecine de Paris, membre de l'Académie de médecine. *Deuxième édition*. Paris, 1859, 2 forts vol. in-8. 18 fr.

MALGAIGNE (J. F.). **Essai sur l'histoire et la philosophie de la chirurgie.** Paris, 1847, 1 vol. in-4 de 35 pages. 1 fr. 50

MALLE. Clinique chirurgicale de l'hôpital militaire d'instruction de Strasbourg, par le docteur P. MALLE, professeur de cet hôpital. Paris, 1838, 1 vol. in-8 de 700 pages. 3 fr.

MANDL (L.). **Traité pratique des maladies du larynx et du pharynx.** Paris, 1872, in-8 de XX-816 pages avec 7 pl. gravées et color. et 164 fig., cart. 18 fr.

MANDL (L.) **Anatomie microscopique**, par le docteur L. MANDL, professeur de microscopie. Paris, 1838-1857, *ouvrage complet*. 2 vol. in-folio, avec 92 planches. 276 fr.
Le tome Ier, comprenant l'HISTOLOGIE, et divisé en deux séries : *Tissus et organes*, — *Liquides organiques*, est complet en XXVI livraisons, avec 52 planches. Prix de chaque livraison, composée de 5 feuilles de texte et 2 planches. 6 fr.

Le tome IIe, comprenant l'HISTOGENÈSE, ou Recherches sur le développement, l'accroissement et la reproduction des éléments microscopiques, des tissus et des liquides organiques dans l'œuf, l'embryon et les animaux adultes, est complet en XX livraisons, avec 40 planches. Prix de chaque livraison. 6 fr.

MANEC. Anatomie analytique, Tableau représentant l'axe cérébro-spinal chez l'homme, avec l'origine et les premières divisions des nerfs qui en partent, par M. MANEC, chirurgien des hôpitaux de Paris. Une feuille très-grand in-folio. 1 fr. 50

MARC. De la folie considérée dans ses rapports avec les questions médico-judiciaires, par C. C. H. MARC, médecin près les tribunaux. Paris, 1840. 2 vol. in-8. 5 fr.

MARCÉ. Traité pratique des maladies mentales, par le docteur L. V. MARCÉ, professeur agrégé à la Faculté de médecine de Paris, médecin des aliénés de Bicêtre. Paris, 1862, in-8 de 670 pages. 8 fr.

MARCÉ. Des altérations de la sensibilité. Paris, 1860, in-8. 2 fr. 50

MARCÉ. Traité de la folie des femmes enceintes, des nouvelles accouchées et des nourrices, et considérations médico-légales qui se rattachent à ce sujet. Paris, 1858, 1 vol. in-8 de 400 pages. 6 fr.

MARCÉ. Recherches cliniques et anatomo-pathologiques sur la démence sénile et sur les différences qui la séparent de la paralysie générale. Paris, 1861, gr. in-8°, 72 p. 1 fr. 50

MARCÉ. De l'état mental dans la chorée. Paris, 1860, in-4, 38 p. 1 fr. 50

MARCHAND (Eug.). **Des eaux potables** en général, considérées dans leur constitution physique et chimique, par Eug. MARCHAND, pharmacien à Fécamp. Paris, 1855, in-4, avec 1 carte. 6 fr.

MARCHANT (LÉON). **Etude sur les maladies épidémiques**, avec une réponse aux quelques réflexions sur le mémoire de l'angine épidémique. *Seconde édition*, corrigée et augmentée. Paris, 1861, in-12, 92 pages. 1 fr.

MARVAUD (A.). **Effets physiologiques et thérapeutiques des aliments d'épargne** ou antidéperditeurs : alcool, café, thé, coca, maté, etc., par le docteur A. MARVAUD, professeur agrégé à l'École de médecine militaire du Val-de-Grâce. Paris, 1871, in-8 de 224 pages. 3 fr. 50

MARVAUD (A.). **L'alcool**, son action physiologique, son utilité et ses applications en hygiène et en thérapeutique. Paris, 1872, in-8, 160 p., avec 25 pl. 4 fr.

MASSE. Traité pratique d'anatomie descriptive, mis en rapport avec l'Atlas d'anatomie, et lui servant de complément, par le docteur J. N. MASSE, professeur d'anatomie. Paris, 1858, 1 vol. in-12 de 700 pages, cartonné à l'anglaise. 7 fr.

MATTEUCCI (C.). **Traité des phénomènes électro-physiologiques des animaux.** Paris, 1844, in-8 avec 6 planches. 4 fr.

MAYER. Des rapports conjugaux, considérés sous le triple point de vue de la population, de la santé et de la morale publique, par le docteur ALEX. MAYER. *Cinquième édition*, revue et augmentée. Paris, 1868, in-18 jésus de XIV-423 pages. 3 fr.

MÊLIER (F.). **Relation de la fièvre jaune**, survenue à Saint-Nazaire en 1861, suivie d'une réponse aux discours prononcés dans le cours de la discussion et de la loi anglaise sur les quarantaines, par F. MÊLIER, inspecteur général des services sanitaires. Paris, 1863, in-4, 276 pages, avec 3 cartes. 10 fr.

MÊLIER (F.). **Rapport sur les marais salants.** Paris, 1847, 1 vol. in-4 de 96 pages, avec 4 planches. 5 fr.

MÉLIER (F.). **De la santé des ouvriers employés dans les manufactures de tabac.** Paris, 1846, 1 vol. in-4 de 45 pages. 2 fr.

MENVILLE. **Histoire philosophique et médicale de la femme** considérée dans toutes les époques principales de la vie, avec ses diverses fonctions, avec les changements qui surviennent dans son physique et son moral, avec l'hygiène applicable à son sexe et toutes les maladies qui peuvent l'atteindre aux différents âges. *Seconde édition*, revue, corrigée et augmentée. Paris, 1858, 3 vol. in-8 de 600 pages. 10 fr.

MÉRAT. **Du Tænia,** ou Ver solitaire, et de sa cure radicale par l'écorce de racine de grenadier, précédé de la description du Tænia et du Bothriocéphale; avec l'indication des anciens traitements employés contre ces vers, par F. V. MÉRAT, membre de l'Académie de médecine. Paris, 1832, in-8. 1 fr.

MÉRAT et DELENS. *Voyez* **Dictionnaire de matière médicale,** p. 18.

MERCHIE. **Manuel pratique des appareils modelés** ou Nouveau système de déligation pour les fractures des membres, les luxations, les entorses et autres lésions nécessitant une immobilisation complète et instantanée, par le docteur MERCHIE, inspecteur général du service de santé de l'armée. Bruxelles, 1872, 1 vol. in-8 de XVI-328 pages, avec planches. 8 fr.

MERCIER (A.). **Anatomie et physiologie de la vessie** au point de vue chirurgical. Paris, 1872, 1 vol. in-8 de 85 pag. 2 fr.

MIARD (Antony). **De l'amétropie et de la myopie.** Paris, 1873, 1 vol. in-8 de VIII-460 pages. 7 fr.

MICHÉA (F.). **Du siége, de la nature interne, des symptômes et du diagnostique de l'hypochondrie.** Paris, 1843, in-4, 80 p. 2 fr.

MICHÉA (F.). **Des hallucinations, de leurs causes, et des maladies qu'elles caractérisent.** Paris, 1846, in-4 de 32 pages. 1 fr.

MICHEL. **Du microscope, de ses applications** à l'anatomie pathologique, au diagnostic et au traitement des maladies, par M. MICHEL, professeur à la Faculté de médecine de Strasbourg. Paris, 1857, 1 vol. in-4 avec 5 pl. 3 fr. 50

MILLET. **Du seigle ergoté** considéré sous les rapports physiologique, obstétrical et de l'hygiène publique, par M. le docteur Aug. MILLET, professeur à l'École de médecine de Tours. Paris, 1854, 1 vol. in-4 de 158 pages. 4 fr. 50

MILLON (E.) **et REISET.** *Voyez* **Annuaire de chimie,** p. 5.

MOITESSIER. **La photographie appliquée aux recherches micrographiques,** par A. MOITESSIER, professeur à la Faculté de médecine de Montpellier. Paris, 1866, 1 vol. in-18 jésus, 340 pages avec 30 figures et 3 pl. photographiées. 7 fr.

MOLE. **Signes précis du début de la convalescence dans les maladies aiguës,** par le docteur Léon MOLÉ. Paris, 1870, grand in-8 de 112 p. avec 23 fig. 3 fr.

MOLINARI (Ph. de). **Guide de l'homœopathiste,** indiquant les moyens de se traiter soi-même dans les maladies les plus communes en attendant la visite du médecin. *Seconde édition*. Bruxelles, 1861, in-18 de 256 pages. 5 fr.

MONOT. **De l'industrie des nourrices** et de la mortalité des petits enfants. Paris, 1867, in-8 de 160 pages. 3 fr.

MONOT (C.). **De la mortalité excessive des enfants** pendant la première année de leur existence, des causes et des moyens de la restreindre. Paris, 1872, in-8 de 62 pages. 1 fr. 50

MOQUIN-TANDON. **Éléments de botanique médicale,** contenant la description des végétaux utiles à la médecine et des espèces nuisibles à l'homme, vénéneuses ou parasites, précédés de considérations générales sur l'organisation et la classification des végétaux, par MOQUIN-TANDON, professeur d'histoire naturelle médicale à la Faculté de médecine de Paris, membre de l'Institut. *Deuxième édition*. Paris, 1866, 1 vol. in-18 jésus, avec 128 figures. 6 fr.

MOQUIN-TANDON. **Éléments de zoologie médicale,** comprenant la description des végétaux utiles à la médecine et des espèces nuisibles à l'homme, particulièrement des venimeuses et des parasites, précédés de considérations sur l'organisation et la classification des animaux et d'un résumé sur l'histoire naturelle de l'homme, etc. *Deuxième édition*, augmentée. Paris, 1862, 1 vol. in-18, avec 150 fig. 6 fr.

MOQUIN-TANDON. **Monographie de la famille des Hirudinées,** *Deuxième édition*, considérablement augmentée. Paris, 1846, in-8 de 450 pages, avec atlas de 14 planches gravées et coloriées. 15 fr.

MORACHE (G.). **Pékin et ses habitants.** Étude d'hygiène, par le docteur G. MORACHE, médecin-major de l'armée. Paris, 1869, in-8 de 161 pages. 3 fr.

MORDRET (A. E.). **De la mort subite dans l'état puerpéral.** Paris, 1858, 1 vol. in-4 de 180 pages. 4 fr 50

MOREAU. De l'étiologie de l'épilepsie et des indications que l'étude des causes peut fournir, par le docteur J. MOREAU (de Tours), médecin de l'hospice de la Salpêtrière. Paris, 1854, 1 vol. in-4 de 175 pages. (6 fr.) 4 fr.

MOREL. Traité des dégénérescences physiques, intellectuelles et morales de l'espèce humaine et des causes qui produisent ces variétés maladives, par le docteur B. A. MOREL, médecin de l'Asile des aliénés de Saint-Yon (Seine-Inférieure). Paris, 1857, 1 vol. in-8 de 700 pages avec un atlas de XII planches in-4. 12 fr.

MOREL. Traité élémentaire d'histologie humaine, précédé d'un exposé des moyens d'observer au microscope, par C. MOREL, professeur à la Faculté de médecine de Strasbourg. Paris, 1864, 1 vol. in-8 de 200 pages, avec un atlas de 34 pl. dessinées d'après nature par le docteur A. VILLEMIN, professeur à l'École d'application de médecine militaire du Val-de-Grâce. 12 fr.

L'auteur a laissé de côté les discussions et les théories : il s'est attaché aux faits, et s'est appliqué à décrire ce qui est visible et indiscutable : il a écrit un *Traité élémentaire d'histologie pratique*. Quant aux planches dessinées d'après nature, elles sont l'expression exacte de la vérité, et pourront par cela même être d'un grand secours pour les personnes qui commencent l'étude difficile de la pratique du microscope.

Table des matières. — Introduction. De l'emploi du microscope, des préparations micrographiques et de leur conservation. — Chapitre Ier. Cellules et épithéliums. — Chap. II. Eléments du tissu conjonctif et tissu conjonctif. — Chap. III. Cartilages. — Chap. IV. Éléments contractiles et tissu musculaire. — Chap. V. Eléments nerveux et tissu nerveux. — Chap. VI. Vaisseaux. — Chap. VII. Glandes. — Chap. VIII. Peau et annexes. — Chap. IX. Muqueuse du canal digestif. — Chap. X. Organes des sens.

MOTARD (A.). **Traité d'hygiène générale,** par le docteur Adolphe MOTARD. Paris, 1868, 2 vol. in-8, ensemble 1900 pages, avec figures. 16 fr.

MOTTET. Nouvel essai d'une thérapeutique indigène, ou Etudes analytiques et comparatives de phytologie médicale indigène et de phytologie médicale exotique, etc. Paris, 1851, 1 vol. in-8, 800 pages. 1 fr. 50

MULLER. Manuel de physiologie, par J. MULLER, professeur à l'Université de Berlin ; traduit de l'allemand sur la dernière édition, avec des additions, par A. J. L. JOURDAN. *Deuxième édition revue et annotée* par E. LITTRÉ, membre de l'Institut. Paris, 1851, 2 vol. grand in-8, de 800 p. avec 320 figures. 20 fr.

MUNDE. Hydrothérapeutique, ou l'Art de prévenir et de guérir les maladies du corps humain sans le secours des médicaments, par le régime, l'eau, la sueur, le bon air, l'exercice et un genre de vie rationnel ; par Ch. MUNDE. Paris, 1842. 1 vol. in-18. 2 fr.

MURE. Doctrine de l'école de Rio-Janeiro et Pathogénésie brésilienne, contenant une exposition méthodique de l'homœopathie, la loi fondamentale du dynamisme vita., la théorie des doses et des maladies chroniques, les machines pharmaceutiques, l'algèbre symptomatologique, etc. Paris, 1849, in-12 de 400 pages avec fig. 6 fr.

NAEGELÉ (H. F.) **et GRENSER. Traité pratique de l'art des accouchements,** par H. F. NAEGELÉ, professeur à l'Université de Heidelberg et L. GRENSER, directeur de la Maternité de Dresde. Traduit, annoté et mis au courant des progrès de la science, par G. A. AUBENAS, professeur agrégé à la Faculté de médecine de Strasbourg, précédé d'une introduction par J. A. STOLTZ, doyen de la Faculté de médecine de Strasbourg. Paris, 1870. 1 vol in-8 de 800 pages, avec une pl. et 207 fig. 12 fr.

NEYRENEUF. Du traitement des tumeurs sous-cutanées par l'application de la pâte sulfo-sufranée et de l'action de l'acide sulfurique sur la peau. Paris, 1872, in-8 de 84 pages. 2 fr.

NYSTEN. Dictionnaire de médecine. *Voyez* DICTIONNAIRE DE MÉDECINE, *treizième édition*, par E. LITTRÉ et Ch. ROBIN, page 18.

ORIARD (T.). **L'homœopathie mise à la portée de tout le monde.** *Troisième édition*, Paris, 1863, in-18 jésus, 370 pages. 4 fr.

† **ORIBASE. Œuvres,** texte grec, en grande partie inédit, collationné sur les manuscrits, traduit pour la première fois en français, avec une introduction, des notes, des tables et des planches, par les docteurs BUSSEMAKER et DAREMBERG. Paris, 1851-1862, 4 vol. in-8 de 700 pages chacun. 48 fr.

OUDET. Recherches anatomiques, physiologiques et microscopiques sur les dents et sur leurs maladies, comprenant : 1° Mémoire sur l'altération des dents désignée sous le nom de carie ; 2° sur l'odontogénie ; 3° sur les dents à couronnes ; 4° de l'accroissement continu des dents incisives chez les rongeurs, par J.-E. OUDET, membre de l'Académie de médecine, etc. Paris, 1862, in-8 avec une pl. 4 fr.

OULMONT. Des oblitérations de la veine cave supérieure, par le docteur OULMONT, médecin des hôpitaux. Paris, 1855, in-8 avec une planche lithogr. 2 fr.

PARCHAPPE. Recherches sur l'encéphale, sa structure, ses fonctions et ses maladies. Paris, 1836-1842, 2 parties in-8. 3 fr. 50

PARÉ. Œuvres complètes d'Ambroise Paré, revues et collationnées sur toutes les éditions, avec les variantes ; ornées de 217 pl. et du portrait de l'auteur ; accompagnées de notes historiques et critiques, et précédées d'une introduction sur l'origine et les progrès de la chirurgie en Occident du VIe au XVIe siècle et sur la vie et les ouvrages d'Ambroise Paré, par J. F. MALGAIGNE, chirurgien de l'hôpital de la Charité, professeur à la Faculté de médecine de Paris, etc. Paris, 1840, 3 vol. grand in-8 à deux colonnes, avec figures intercalées dans le texte. *Ouvrage complet.* 36 fr.

PARENT-DUCHATELET. De la prostitution dans la ville de Paris, considérée sous le rapport de l'hygiène publique, de la morale et de l'administration ; ouvrage appuyé de documents statistiques puisés dans les archives de la préfecture de police, par A. J. B. PARENT-DUCHATELET, membre du Conseil de salubrité de la ville de Paris. *Troisième édition, complétée par des documents nouveaux et des notes,* par MM. A. TREBUCHET et POIRAT-DUVAL, chefs de bureau à la préfecture de police, suivie d'un *Précis* HYGIÉNIQUE, STATISTIQUE ET ADMINISTRATIF SUR LA PROSTITUTION DANS LES PRINCIPALES VILLES DE L'EUROPE. Paris, 1857, 2 forts volumes in-8 de chacun 750 pages avec cartes et tableaux. 18 fr.

Le *Précis hygiénique, statistique et administratif sur la Prostitution dans les principales villes de l'Europe* comprend pour la FRANCE : Bordeaux, Brest, Lyon, Marseille, Nantes, Strasbourg, l'Algérie ; pour l'ÉTRANGER : l'Angleterre et l'Écosse, Berlin, Berne, Bruxelles, Christiania, Copenhague, l'Espagne, Hambourg, la Hollande, Rome, Turin.

PARISEL. Voyez *Annuaire pharmaceutique*, page 5.

PARISET. Histoire des membres de l'Académie de médecine, ou Recueil des Éloges lus dans les séances publiques, par E. PARISET, secrétaire perpétuel de l'Académie de médecine, etc. ; *édition complète*, précédée de l'éloge de Pariset, publiée sous les auspices de l'Académie. Paris, 1850. 2 vol. in-12. 7 fr.

Cet ouvrage comprend : — Discours d'ouverture de l'Académie impériale de médecine. — Éloges de Corvisart, — Cadet de Gassicourt, — Berthollet, — Pinel, — Beauchêne, — Bourru, — Percy, — Vauquelin, — G. Cuvier, — Portal, — Chaussier, — Dupuytren, — Scarpa, — Desgenettes, — Laennec, — Tessier, — Huzard, — Marc, — Lodibert, — Bourdois de la Motte, — Esquirol, — Larrey, — Chevreul, — Lerminier, — A. Dubois, — Alibert, — Robiquet, — Double, — Geoffroy Saint-Hilaire, — Ollivier (d'Angers), — Breschet, — Lisfranc, — A. Paré, — Broussais, — Bichat.

PARISET. Mémoire sur les causes de la peste et sur les moyens de la détruire, par E. PARISET. Paris, 1837, in-18. 3 fr.

PARSEVAL (Lud.). Observations pratiques de SAMUEL HAHNEMANN, et Classification de ses recherches sur **les propriétés caractéristiques des médicaments.** Paris, 1857-1860, in-8 de 400 pages. 6 fr.

PATIN (GUI). **Lettres.** Nouvelle édition, augmentée de lettres inédites, précédée d'une notice biographique, accompagnée de remarques scientifiques, historiques, philosophiques et littéraires, par REVEILLÉ-PARISE, membre de l'Académie de médecine. Paris, 1846, 3 vol. in-8, avec le *portrait* et le fac-simile de GUI PATIN (21 fr.). 12 fr.

PATISSIER (Ph.). **Rapport sur le service médical des établissements thermaux en France.** Paris, 1852, in-4 de 205 pages. 4 fr. 50

PEISSE (Louis). **La médecine et les médecins,** philosophie, doctrines, institutions, critiques, mœurs et biographies médicales. Paris, 1857, 2 vol. in-18 jésus. 7 fr.

Cet ouvrage comprend : Esprit, marche et développement des sciences médicales. — Découvertes et découvreurs. — Sciences exactes et sciences non exactes. — Vulgarisation de la médecine. — La méthode numérique. — Le microscope et les microscopistes. — Méthodologie et doctrines. — Comme on pense et ce qu'on fait en médecine à Montpellier. — L'encyclopédisme et le spécialisme en médecine. — Mission sociale de la médecine et du médecin. — Philosophie des sciences naturelles. — La philosophie et les philosophes par-devant les médecins. — L'aliénation mentale et les aliénistes. — Phrénologie, bonnes et mauvaises têtes, grands hommes et grands scélérats. — De l'esprit des bêtes. — Le feuilleton. — L'Académie de médecine. — L'éloquence et l'art à l'Académie de médecine. — Charlatanisme et charlatans. — Influence du théâtre sur la santé. — Médecins poëtes. — Biographie.

PELLARIN (A.). **Hygiène des pays chauds.** Contagion du choléra démontrée par l'épidémie de la Guadeloupe. Paris, 1872, 1 vol. in-8 de 358 pages. 6 fr.

PELLETAN. **Mémoire statistique** sur la **Pleuropneumonie aiguë**, par J. PELLETAN, médecin des hôpitaux civils de Paris. Paris, 1840, in-4. 1 fr.

PENARD. **Guide pratique de l'accoucheur et de la sage-femme**, par LUCIEN PENARD, professeur d'accouchements à l'École de médecine de Rochefort. *Deuxième édition, revue et augmentée.* Paris, 1865, XXIV-528 pag. avec 112 fig. 4 fr.

PERRÈVE. **Traité des rétrécissements organiques de l'urèthre.** Emploi méthodique des dilatateurs mécaniques dans le traitement de ces maladies, par le docteur Victor PERRÈVE. Paris, 1847, 1 vol. in-8 de 340 pag., avec 3 pl. et 32 figures. 2 fr.

PERRUSSEL (Henri). **Cours élémentaire d'hygiène**, à l'usage des élèves des lycées, rédigé conformément au programme officiel de l'Académie de médecine. Paris, 1873, 1 vol. in-18 de VIII-152 pages, cart. 1 fr. 25

PHARMACOPÉE FRANÇAISE. — Voyez *Codex medicamentarius*, page 13.

PHARMACOPÉE UNIVERSELLE. — Voyez JOURDAN.

PHILIPEAUX (R.). **Traité pratique de la cautérisation**, d'après l'enseignement clinique de M. le professeur A. Bonnet. Paris, 1856, in-8 de 630 pages, avec 67 fig. 8 fr.

PHILLIPS. **De la ténotomie sous-cutanée**, ou des opérations qui se pratiquent pour la guérison des pieds bots, du torticolis, de la contracture de la main et des doigts, des fausses ankyloses angulaires du genou, du strabisme, de la myopie, du bégaiement, etc., par le docteur CH. PHILLIPS. Paris, 1841. in-8 avec 12 planches. 3 fr.

PIEDVACHE (J.). **Recherches sur la contagion de la fièvre typhoïde**, et principalement sur les circonstances dans lesquelles elle a lieu. Paris, 1850, in-4 de 140 pages. 3 fr. 50

PIESSE. **Des odeurs, des parfums et des cosmétiques**, histoire naturelle, composition chimique, préparation, recettes, industrie, effets physiologiques et hygiène des poudres, vinaigres, dentifrices, pommades, fards, savons, eaux aromatiques, essences, infusions, teintures, alcoolats, sachets, etc., par S. PIESSE, chimiste parfumeur à Londres, édition française publiée avec le consentement et le concours de l'auteur, par O. REVEIL, professeur agrégé à l'École de pharmacie. Paris, 1865, in-18 jésus de 527 pages, avec 86 figures. 7 fr.

PINEL. **Du traitement de l'aliénation mentale** aiguë en général et principalement par les bains tièdes prolongés et des arrosements continus d'eau fraîche sur la tête, par M. le docteur Casimir PINEL neveu. Paris, 1856, 1 vol. in-4 de 160 p. 4 fr. 50

POGGIALE. **Traité d'analyse chimique** par la méthode des volumes, comprenant l'analyse des Gaz, la Chlorométrie, la Sulfhydrométrie, l'Acidimétrie, l'Alcalimétrie, l'Analyse des métaux, la Saccharimétrie, etc., par POGGIALE professeur de chimie à l'École de médecine et de pharmacie militaires (Val-de-Grâce), membre de l'Académie de médecine. Paris, 1858, 1 vol. in-8 de 610 p., avec 171 fig. 9 fr.

POILROUX. **Manuel de médecine légale criminelle** à l'usage des médecins et des magistrats chargés de poursuivre ou d'instruire les procédures criminelles. *Seconde édition.* Paris, 1837, in-8. 4 fr.

PORGES. **Carlsbad, ses eaux thermales.** Analyse physiologique de leurs propriétés curatives et de leur action spécifique sur le corps humain, par le docteur G. PORGES, médecin praticien à Carlsbad. Paris, 1858, in-8, XXXII-244 pages. 4 fr.

POTERIN DU MOTEL (L. P.). **Études sur la mélancolie** et sur le traitement moral de cette maladie. Paris, 1857, 1 vol. in-4. 3 fr.

POUCHET (F.-A.). **Théorie positive de l'ovulation spontanée** et de la fécondation dans l'espèce humaine et les mammifères, basée sur l'observation de toute la série animale, par F. A. POUCHET, professeur au Musée d'histoire naturelle de Rouen. Paris, 1847. 1 vol. in-8 de 600 pages, avec atlas in-4 de 20 planches renfermant 250 figures. 36 fr.

Ouvrage qui a obtenu le grand prix de physiologie à l'Institut de France.

POUCHET (F.-A.). **Hétérogénie** ou **Traité de la génération spontanée**, basé sur de nouvelles expériences. Paris, 1859, 1 vol. in-8 de 672 pages, avec 3 planches gravées. — **Recherches et expériences sur les animaux ressuscitants.** Paris, 1859. 1 vol. in-8 de 94 pages, avec 3 figures. 11 fr.

Séparément, **Recherches et expériences sur les animaux ressuscitants.** 2 fr.

PRÉTERRE. Les Dents, traité pratique des maladies de ces organes, par A. PRÉTERRE, chirurgien-dentiste des hôpitaux civils et militaires. Paris, 1872, 1 vol. in-18 jésus, avec figures. 3 fr. 50

PROST-LACUZON. Formulaire pathogénétique usuel, ou Guide homœopathique pour traiter soi-même les maladies. *Quatrième édition*, corrigée et augmentée. Paris, 1872, in-18 de 583 pages avec fig. 6 fr.

PROST-LACUZON et BERGER. Dictionnaire vétérinaire homœopathique, ou Guide homœopathique pour traiter soi-même les maladies des animaux domestiques, par J. PROST-LACUZON, membre correspondant de la Société homœopathique de France, et H. BERGER, élève des Écoles vétérinaires, ancien vétérinaire de l'armée. Paris, 1865, in-18 jésus de 486 pages. 4 fr. 50

PRUS. Recherches nouvelles sur la nature et le traitement du cancer de l'estomac, par le docteur RENÉ PRUS. Paris, 1828, in-8. 2 fr.

PUEL (T.). De la catalepsie. Paris, 1856, 1 vol. in-4 de 118 pages. 3 fr. 50.

QUÉTELET (Ad.). Anthropométrie ou mesure des différentes facultés de l'homme. Bruxelles, 1871, in-8, 480 pages avec 2 pl. 10 fr.

QUETELET (Ad.). Météorologie de la Belgique, comparée à celle du globe, par Ad. QUETELET, directeur de l'Observatoire royal de Bruxelles, etc. Paris, 1867, 1 vol. in-8 de 505 p. avec fig. 10 fr.

RACIBORSKI (A.). Traité de la menstruation, ses rapports avec l'ovulation, la fécondation, l'hygiène de la puberté et de l'âge critique, son rôle dans les différentes maladies, ses troubles et leur traitement, par A. RACIBORSKI, ancien chef de clinique et lauréat de la Faculté de médecine de Paris. Paris, 1868, 1 vol. in-8 de 632 pages, avec deux planches chromo-lithographiées. 12 fr.

RACIBORSKI (A.). Histoire des découvertes relatives au système veineux, envisagé sous le rapport anatomique, physiologique, pathologique et thérapeutique, depuis Morgagni jusqu'à nos jours. Paris, 1841, 1 vol. in-4 de 210 pages (4 fr.). 3 fr.
Ouvrage couronné par l'Institut (Académie des sciences).

RACLE. Traité de diagnostic médical. Guide clinique pour l'étude des signes caractéristiques des maladies, contenant un Précis des procédés physiques et chimiques d'exploration clinique, par V. A. RACLE, médecin des hôpitaux, professeur agrégé à la Faculté de médecine de Paris. *Quatrième édition*, présentant l'Exposé des travaux les plus récents, par le docteur Blachez, médecin des hôpitaux, professeur agrégé à la Faculté. Paris, 1868, 1 vol. in-18 de XII-766 pages, avec 64 fig. 6 fr.

RACLE. De l'alcoolisme, par le docteur RACLE. Paris, 1860, in-8. 2 fr. 50

RAPOU (A.). De la fièvre typhoïde et de son traitement homœopathique. Paris, 1851, in-8. 3 fr.

Rapport à l'Académie impériale de médecine SUR LA PESTE ET LES QUARANTAINES, fait au nom d'une commission, par le docteur R. PRUS, accompagné de pièces et documents, et suivi de la discussion dans le sein de l'Académie. Paris, 1846. 1 vol. in-8 de 1050 pages. 2 fr. 50

RATIER. Nouvelle médecine domestique, contenant : 1° Traité d'hygiène générale ; 2° Traité des erreurs populaires ; 3° Manuel des premiers secours dans le cas d'accidents pressants ; 4° Traité de médecine pratique générale et spéciale ; 5° Formulaire pour la préparation et l'administration des médicaments ; 6° Vocabulaire des termes techniques de médecine. Paris, 1825, 2 vol. in-8. 7 fr. 50

RAU. Nouvel organe de la médication spécifique, ou Exposition de l'état actuel de l méthode homœopathique, par le docteur J. L. RAU ; suivi de nouvelles expérience sur les doses dans la pratique de l'homœopathie, par le docteur G. GROSS. Tradui de l'allemand par D. R. Paris, 1845, in-8. 5 fr

RAYER. Cours de médecine comparée, introduction, par P. RAYER, membre de l'Institut (Académie des sciences) et de l'Académie de médecine. Paris, 1863, in-52 pages. 1 fr.

RAYER. De la morve et du farcin chez l'homme. Paris, 1837, in-4, fig. color. 6 fr.

RAYER. Traité théorique et pratique des maladies de la peau, *deuxième édition.* Paris, 1835, 3 forts vol. in-8, avec atlas de 26 pl. grand in-4, gravées et coloriées avec le plus grand soin, contenant 400 fig. Prix du texte seul, 3 vol. in-8. 23 fr.
L'atlas seul, avec explication raisonnée, grand in-4 cartonné. 70 fr.
L'ouvrage complet, 3 vol. in-8 et atlas in-4, cartonné. 88 fr.

L'auteur a réuni, dans un *atlas pratique* entièrement neuf, la généralité des maladies de la peau ; il les a groupées dans un ordre systématique pour en faciliter le diagnostic; et leurs diverses formes y ont été représentées avec une fidélité, une exactitude et une perfection qu'on n'avait pas encore atteintes.

RAYER. Traité des maladies des reins, et des altérations de la sécrétion urinaire étudiées en elles-mêmes et dans leurs rapports avec les maladies des uretères, de la vessie, de la prostate, de l'urèthre, etc. Paris, 1839-1841, 3 forts vol. in-8. 24 fr.

RAYER. Atlas du traité des maladies des reins, comprenant l'anatomie pathologique des reins, de la vessie, de la prostate, des uretères, de l'urèthre, etc., ouvrage complet, 60 planches grand in-folio, contenant 300 figures dessinées d'après nature, gravées, imprimées en couleur, avec un texte descriptif. 192 fr.

CET OUVRAGE EST AINSI DIVISÉ :

1. — Néphrite simple, Néphrite rhumatismale, Néphrite par poison morbide. — Pl. 1, 2, 3, 4, 5.
2. — Néphrite albumineuse (maladie de Bright). — Pl. 6, 7, 8, 9, 10.
3. — Pyélite (inflammation du bassinet et des calices). — Pl. 11, 12, 13, 14, 15.
4. — Pyélo-néphrite, Périnéphrite, Fistules rénales. — Pl. 16, 17, 18, 19, 20.
5. — Hydronéphrose, Kystes urinaires. — Pl. 21, 22, 23, 24, 25.
6. — Kystes séreux, Kystes acéphalocystiques, Vers. — Pl. 26, 27, 28, 29, 30.
7. — Anémie, Hypérémie, Atrophie, Hypertrophie des reins et de la vessie. — Pl. 31, 32, 33 34, 35.
8. — Hypertrophie, Vices de conformation des reins et des uretères. — Pl. 36, 37, 38, 39, 40.
9. — Tubercules, Mélanose des reins. — Pl. 41, 42, 43, 44, 45.
10. — Cancer des reins, Maladies des veines rénales. — Pl. 46, 47, 48, 49, 50.
11. — Maladies des tissus élémentaires des reins et de leurs conduits excréteurs. — Pl. 51, 52, 53, 54, 55.
12. — Maladies des capsules surrénales. — Pl. 56, 57, 58, 59, 60.

RAYNAUD. De la révulsion, par Maurice RAYNAUD, agrégé à la Faculté de médecine de Paris, médecin des hôpitaux. Paris, 1866, in-8, 168 pages. 3 fr.

REGNAULT (ELIAS). **Du degré de compétence des médecins** dans les questions judiciaires relatives à l'aliénation mentale et des théories physiologiques sur la monomanie homicide, suivie de nouvelles réflexions sur le suicide, la liberté morale, etc. Paris, 1830, in-8. 2 fr.

REMAK. Galvanothérapie, ou De l'application du courant galvanique constant au traitement des maladies nerveuses et musculaires, par ROB. REMAK, professeur à la Faculté de médecine de l'université de Berlin. Traduit de l'allemand par Alphonse MORPAIN, avec les additions de l'auteur. Paris, 1860. 1 vol. in-8 de 467 pages. 7 fr.

RENOUARD (P.-V.). Lettres philosophiques et historiques sur la médecine au XIXe siècle. *Troisième édition.* Paris, 1861, in-8 de 240 pages. 3 fr. 50

RENOUARD (P. V.). De l'empirisme. Paris, 1862, in-8 de 26 pages. 1 fr.

REVEIL. Formulaire raisonné des médicaments nouveaux et des médications nouvelles, suivi de notions sur l'aérothérapie, l'hydrothérapie, l'électrothérapie, la kinésithérapie et l'hydrologie médicale, par O. REVEIL, pharmacien en chef de l'hôpital des Enfants, agrégé à la Faculté de médecine et à l'Ecole de pharmacie. *Deuxième édition.* Paris, 1865, 1 vol. in-18 jésus, XII-696 p. avec 48 fig. 6 fr.

REVEIL. Annuaire pharmaceutique. Voyez *Annuaire*, page 5.

REVEILLÉ-PARISE. Traité de la vieillesse, hygiénique, médical et philosophique, ou Recherches sur l'état physiologique, les facultés morales, les maladies de l'âge avancé, et sur les moyens les plus sûrs, les mieux expérimentés, de soutenir et de prolonger l'activité vitale à cette époque de l'existence. Paris, 1853. 1 vol. in-8 de 500 p. 7 fr.

« Peu de gens savent être vieux. » (LA ROCHEFOUCAULD.)

REVEILLÉ-PARISE. Étude de l'homme dans l'état de santé et de maladie, par le docteur J.-H. REVEILLÉ-PARISE. *Deuxième édition.* Paris, 1845, 2 vol. in-8. 15 fr.

REYBARD. Mémoires sur le traitement des anus contre nature, des plaies des intestins et des plaies pénétrantes de poitrine. Paris, 1827, in-8 avec 3 pl. 1 fr.

REYBARD. Procédé nouveau pour guérir par l'incision les **rétrécissements du canal de l'urèthre.** Paris, 1833, in-8, fig. 50 cent.

REYNAUD. **Mémoire sur l'oblitération des bronches,** par A. C. REYNAUD (du Puy). Paris, 1835, 1 vol. in-4 de 50 pages, avec 5 planches lithogr. 2 fr. 50

RIBES. **Traité d'hygiène thérapeutique,** ou Application des moyens de l'hygiène au traitement des maladies, par FR. RIBES, professeur d'hygiène à la Faculté de médecine de Montpellier. Paris, 1860, 1 vol. in-8 de 828 pages. 10 fr.

RICHET. **Mémoire sur les tumeurs blanches,** par A. RICHET, professeur à la Faculté de médecine de Paris. Paris, 1853, 1 vol. in-4 de 297 pages avec 4 planches lithographiées. (7 fr.) 6 fr.

RICORD. **Lettres sur la syphilis** adressées à M. le rédacteur en chef de l'*Union médicale*, suivies des discours à l'Académie de médecine sur la syphilisation et la transmission des accidents secondaires, par Ph. RICORD, chirurgien consultant du Dispensaire de salubrité publique, ex-chirurgien de l'hôpital du Midi, avec une introduction par Amédée Latour. *Troisième édition.* Paris, 1863, 1 joli vol. in-18 jésus de VI-558 pages. 4 fr.

Ces *Lettres*, par le retentissement qu'elles ont obtenu, par les discussions qu'elles ont soulevées marquent une époque dans l'histoire des doctrines syphilographiques.

RIDER (C.). **Étude médicale sur l'équitation.** Paris, 1870, in-8 de 36 p. 1 fr. 50

RIGAL. **Causes et pathogénie des névralgies,** thèse présentée au concours pour l'agrégation, par le docteur Aug. RIGAL, professeur agrégé à la Faculté de médecine. 1872, in-8 de 74 pages. 2 fr.

RISUENO D'AMADOR. **Influence de l'anatomie pathologique sur la médecine** depuis Morgagni jusqu'à nos jours, par RISUENO D'AMADOR, professeur à la Faculté de médecine de Montpellier. Paris, 1837, 1 vol. in-4 de 291 pages. 3 fr.

ROBERT. **Mémoire sur les fractures du col du fémur,** accompagnées de pénétration dans le tissu spongieux du trochanter, par Alph. ROBERT, chirurgien de l'hôpital Beaujon. Paris, 1847, 1 vol. in-4 de 27 pages, avec 2 planches. 1 fr. 50

ROBERT. **Nouveau Traité sur les maladies vénériennes,** d'après les documents puisés dans la clinique de M. Ricord et dans les services hospitaliers de Marseille, suivi d'un Appendice sur la syphilisation et la prophylaxie syphilitique, et d'un formulaire spécial, par le docteur Melchior ROBERT, chirurgien des hôpitaux de Marseille, professeur à l'École de médecine de Marseille. Paris, 1861, in-8 de 788 pages. 9 fr.

ROBIN. **Traité du microscope,** son mode d'emploi, ses applications à l'étude des injections, à l'anatomie humaine et comparée, à l'anatomie médico-chirurgicale, à l'histoire naturelle animale et végétale et à l'économie agricole, par Ch. ROBIN, professeur à la Faculté de médecine de Paris, membre de l'Institut et de l'Académie de médecine. 1871, 1 vol. in-8 de 1028 pages, avec 317 figures et 3 planches, cartonné. 20 fr.

ROBIN. **Programme du cours d'Histologie,** *Seconde édition*, revue et développée. Paris, 1870, 1 vol. in-8 XL-416 pages. 6 fr.

En publiant le programme qui sert de cadre à chacune des leçons qu'il a professées à la Faculté de médecine et dans ses cours particuliers, M. Robin donne aux élèves, en même temps que le plan d'un traité complet, un résumé de son enseignement et des questions qui leur sont posées aux examens.

Pour un grand nombre de ces leçons, il ne s'est pas contenté d'une simple reproduction de ses notes : pour celles qui traitent des rapports de l'histologie avec les autres branches de l'anatomie, de la physiologie et de la médecine, qui tracent ses divisions principales, qui marquent son but et ses applications, ou qui touchent à quelque sujet difficile, il a ajouté quelques développements.

ROBIN (Ch.). **Leçons sur les humeurs** normales et morbides du corps de l'homme. *Deuxième édition.* Paris, 1873, 1 vol. in-8 de LXVIII-848 pages, avec 24 fig.

ROBIN (Ch.). **Histoire naturelle des végétaux parasites** qui croissent sur l'homme et sur les animaux vivants, Paris, 1853. 1 vol. in-8 de 700 pages avec un bel atlas de 15 planches, dessinées d'après nature, gravées, en partie coloriées. 16 fr.

ROBIN (Ch.). **Mémoire sur l'évolution de la notocorde** des cavités des disques intervertébraux et de leur contenu gélatineux. Paris, 1868, 1 vol. in-4 de 212 p. avec 12 planches gravées. 12 fr.

ROBIN (Ch.). **Mémoire contenant la description anatomo-pathologique des diverses espèces de cataractes** capsulaires et lenticulaires. Paris, 1859, 1 vol. in-4 de 62 pages. 2 fr.

ROBIN (Ch.). **Mémoire sur les modifications de la muqueuse utérine** pendant et après la grossesse. Paris, 1861, 1 vol. in-4, avec 5 planches lithogr. 4 fr. 50

ROBIN (Ch.). **Mémoire sur la rétraction, la cicatrisation et l'inflammation des vaisseaux ombilicaux** et sur le système ligamenteux qui leur succède. Paris, 1860, 1 vol. in-4, avec 5 planches lithographiées. 3 fr. 50

ROBIN (Ch.). **Mémoire sur les objets qui peuvent être conservés en préparations microscopiques** transparentes et opaques, classées d'après les divisions naturelles des trois règnes de la nature. Paris, 1856, in-8, 64 pages avec fig. 2 fr.

ROBIN (Ch.). **Leçons sur les substances amorphes et les blastèmes.** Paris, 1866, in-18 de 36 pag. 1 fr. 25

ROBIN et LITTRÉ. Voyez DICTIONNAIRE DE MÉDECINE, *treizième édition*, page 18.

ROBIN et VERDEIL. Traité de chimie anatomique et physiologique normale et pathologique, ou Des principes immédiats normaux et morbides qui constituent le corps de l'homme et des mammifères, par CH. ROBIN, et F. VERDEIL. Paris, 1853, 3 forts volumes in-8, avec atlas de 45 planches en partie coloriées. 36 fr.

Le but de cet ouvrage est de mettre les anatomistes et les médecins à portée de connaître exactement la constitution intime ou moléculaire de la substance organisée en ses trois états fondamentaux, liquide demi-solide et solide. Son sujet est l'examen, fait au point de vue organique, de chacune des espèces de corps ou principes immédiats qui, par leur union molécule à molécule, constituent cette substance.

Le bel atlas qui accompagne le *Traité de chimie anatomique et physiologique* renferme les figures de 1200 formes cristallines environ, choisies parmi les plus ordinaires et les plus caractéristiques de toutes celles que les auteurs ont observées. Toutes ont été faites d'après nature, au fur et à mesure de leur préparation. M. Robin a choisi les exemples représentés parmi 1700 à 1800 figures que renferme son album ; car il a dû négliger celles de même espèce qui ne différaient que par un volume plus petit ou des différences de formes trop peu considérables.

ROBUCHON (L.). **Observations et statistiques pour servir à l'histoire des amputations.** Paris, 1872, in-4 de VI-76 pages. 2 fr. 50

ROCHARD. De l'influence de la navigation et des pays chauds sur la marche de la phthisie pulmonaire, par Jules ROCHARD, directeur du service de santé de la marine. Paris, 1856, 1 vol. in-4 de 94 pages. 4 fr.

ROCHARD. Voyez SAUREL.

ROCHE (L. Ch.), **SANSON** (J. L.) et **LENOIR** (A.). **Nouveaux éléments de pathologie médico-chirurgicale,** ou Traité théorique et pratique de médecine et de chirurgie. *Quatrième édition.* Paris, 1844, 5 vol. in-8. (36 fr.) 8 fr.

ROUBAUD. Traité de l'impuissance et de la stérilité chez l'homme et chez la femme, comprenant l'exposition des moyens recommandés pour y remédier, par le docteur FÉLIX ROUBAUD. *Deuxième édition.* Paris, 1872, 1 vol. in-8 de 880 pages. 8 fr.

ROUSSEL. Traité de la pellagre et des pseudo-pellagres, par le docteur Théophile ROUSSEL, ancien interne et lauréat des hôpitaux de Paris. *Ouvrage couronné par l'Institut de France (Académie des sciences).* Paris, 1866, in-8, XVI-665 pag. 10 fr.

ROUX. De l'ostéomyélite et des amputations secondaires, d'après des observations recueillies à l'hôpital de la marine de Saint-Mandrier (Toulon, 1859) sur les blessés de l'armée d'Italie, par M. le docteur Jules ROUX, premier chirurgien en chef de la marine à Toulon. Paris, 1860, 1 vol. in-4, avec 6 planches lithographiées. 5 fr.

ROYET (E.). **De l'inversion du testicule.** Paris, 1859, in-8, 55 p. 1 fr.

ROYER-COLLARD (H.). **Des tempéraments,** considérés dans leurs rapports avec la santé, par Hippolyte ROYER-COLLARD, professeur de la Faculté de médecine de Paris. Paris, 1843, 1 vol. in-4 de 35 pages. 2 fr.

ROYER-COLLARD (H.). **Organoplastie hygiénique,** ou Essai d'hygiène comparée, sur les moyens de modifier artificiellement les formes vivantes par le régime. Paris, 1843, 1 vol. in-4 de 24 pages. 1 fr.

SABATIER (R. C.). **De la médecine opératoire.** *Deuxième édition,* par L. BÉGIN et SANSON. Paris, 1832, 4 vol. in-8. 5 fr.

SAINT-VINCENT. Nouvelle médecine des familles à la ville et à la campagne, à l'usage des familles, des maisons d'éducation, des écoles communales, des curés, des sœurs hospitalières, des dames de charité et de toutes les personnes bienfaisantes qui se dévouent au soulagement des malades : remèdes sous la main, premiers soins avant l'arrivée du médecin et du chirurgien, art de soigner les malades et les convalescents, par le docteur A. C. DE SAINT-VINCENT. *Deuxième édition.* Paris, 1869, 1 vol. in-18 jésus de 420 pages avec 134 figures, cart. 3 fr. 50

SAINTE-MARIE. **Dissertation sur les médecins poëtes.** Paris, 1835, in-8. 2 fr.

SAISON (F. A.). **Du bromure de potassium** et de son antagonisme avec la strychnine. Paris, 1868, in-8, 59 pages. 2 fr.

SALVERTE. **Des sciences occultes,** ou Essai sur la magie, les prodiges et les miracles, par Eusèbe SALVERTE. *Troisième édition*, précédée d'une Introduction par Émile LITTRÉ, de l'Institut. Paris, 1856, 1 vol. gr. in-8 de 550 p., avec un portrait. 7 fr. 50

SANSON. **Des hémorrhagies traumatiques**, par L. J. SANSON, professeur à la Faculté de médecine, chirurgien de la Pitié. Paris, 1836, in-8, figures coloriées. 1 fr. 50

SANSON. **De la réunion immédiate des plaies**, de ses avantages et de ses inconvénients, par L. J. SANSON. Paris, 1834, in-8. 75 cent.

SAUREL. **Traité de chirurgie navale**, par le docteur L. SAUREL, ex-chirurgien de deuxième classe de la marine, professeur agrégé à la Faculté de médecine de Montpellier, suivi d'un Résumé de leçons sur le **service chirurgical de la flotte**, par le docteur J. ROCHARD, directeur du service de santé de la marine. Paris, 1861 in-8 de 600 pages, avec 106 figures. 8 fr

SARAZIN (Ch.). **Essai sur les hôpitaux de Londres.** Paris, 1866, in-8 de 32 p., avec figures. 1 fr. 25

SAUCEROTTE (Constant). **Quelle a été l'influence de l'anatomie pathologique sur la médecine** depuis Morgagni jusqu'à nos jours? Paris, 1837, in-4. 2 fr. 50

SAUREL (L.). **Du microscope** au point de vue de ses applications à la connaissance et au traitement des maladies chirurgicales. Paris, 1857, in-8, 148 pages. 2 fr. 50

SCHATZ. **Étude sur les hôpitaux sous tentes**, par le docteur J. SCHATZ, ex-chirurgien des armées des Etats-Unis d'Amérique. Paris, 1870, in-8 de 70 pages avec figures. 2 fr. 50

SÉDILLOT (Ch.) et **LEGOUEST.** **Traité de médecine opératoire,** bandages et appareils, par Ch. SÉDILLOT, médecin inspecteur des armées, professeur de clinique chirurgicale à la Faculté de médecine de Strasbourg, correspondant de l'Institut de France, etc. et L. LEGOUEST, inspecteur du service de santé des armées. *Quatrième édition.* Paris, 1870, 2 vol. gr. in-8 de 600 pages chacun, avec figures intercalées dans le texte et en partie coloriées. 20 fr.

SÉDILLOT (Ch.). **Contributions à la chirurgie.** Paris, 1869, 2 vol. in-8 avec fig. 24 fr.

SÉDILLOT (Ch.). **De l'évidement sous-périosté des os.** *Deuxième édition.* Paris, 1867, 1 vol. in-8, avec planches polychromiques. 14 fr.

SÉDILLOT (J.). **Mémoire sur les revaccinations.** Paris, 1840, 1 vol. in-4 de 108 pages, avec 4 planches lithographiées. 2 fr. 50

SÉE (Germ.). **De la chorée**, rapports du rhumatisme et des maladies du cœur avec les affections nerveuses et convulsives, par G. SÉE, professeur de clinique médicale à la Faculté de médecine de Paris, membre de l'Académie de médecine. Paris, 1850, in-4, 154 p. 3 fr. 50

SEGOND. **De l'action comparative du régime animal** et du régime végétal sur la constitution physique et sur le moral de l'homme. Paris, 1850, in-4, 72 p. 2 fr. 50

SEGOND. **Histoire et systématisation générale de la biologie,** principalement destinées à servir d'introduction aux études médicales, par le docteur L. A. SEGOND, professeur agrégé de la Faculté de médecine de Paris, etc. Paris, 1851, in-12 de 200 pages. 2 fr. 50

SEGUIN. **Traitement moral, hygiène et éducation des idiots** et autres enfants arriérés ou retardés dans leur développement, agités de mouvements involontaires, débiles, muets non-sourds, bègues, etc., par Ed. SÉGUIN, ex-instituteur des enfants idiots de l'hospice de Bicêtre, etc. Paris, 1846, 1 vol. in-12 de 750 pages. 6 fr.

SÉNAC-LAGRANGE (C.). **De l'épuisement dans les états morbides** et principalement dans la fièvre catarrhale. Observations recueillies pendant le siége de Paris, 1870-71. Paris, 1872, in-8 de 72 p. 2 fr.

SERRES (E.). **Recherches d'anatomie** transcendante et pathologique; théorie des formations et des déformations organiques, appliquée à l'anatomie de la duplicité monstreuse, par E. SERRES, membre de l'Institut de France. Paris, 1832, in-4, accompagné d'un atlas de 20 planches in-folio. 20 fr.

SERRES (E.). **Anatomie comparée transcendante, Principes d'embryogénie,** de zoogénie et de tératogénie. Paris, 1859, 1 vol. in-4 de 942 pages, avec 26 planches. 16 fr.

SICHEL. Iconographie ophthalmologique, ou Description avec figures coloriées des maladies de l'organe de la vue, comprenant l'anatomie pathologique, la pathologie et la thérapeutique médico-chirurgicale, par le docteur J. SICHEL. Paris, 1852-1859. *Ouvrage complet*, 2 vol. grand in-4 dont 1 volume de 840 pages de texte, et 1 vol. de 80 planches dessinées d'après nature, gravées et coloriées avec le plus grand soin, accompagnées d'un texte descriptif. 172 fr. 50

Demi-reliure des deux volumes, dos de maroquin, tranche supérieure dorée. 15 fr.

Cet ouvrage est complet en 23 livraisons, dont 20 composées chacune de 28 pages de texte in-4 et de 4 planches dessinées d'après nature, gravées, imprimées en couleur, retouchées au pinceau, et 3 (17 bis, 18 bis et 20 bis) de texte complémentaire. Prix de chaque livraison. 7 fr. 50

On peut se procurer séparément les dernières livraisons.

Le texte se compose d'une exposition théorique et pratique de la science, dans laquelle viennent se grouper les observations cliniques, mises en concordance entre elles, et dont l'ensemble formera un *Traité clinique des maladies de l'organe de la vue*, commenté et complété par une nombreuse série de figures.

Les planches sont aussi parfaites qu'il est possible ; elles offrent une fidèle image de la nature; partout les formes, les dimensions, les teintes ont été consciencieusement observées; elles présentent la vérité pathologique dans ses nuances les plus fines, dans ses détails les plus minutieux ; gravées par des artistes habiles, imprimées en couleur et souvent avec repère, c'est-à-dire avec une double planche, afin de mieux rendre les diverses variétés des injections vasculaires des membranes externes; toutes les planches sont retouchées au pinceau avec le plus grand soin.

L'auteur a voulu qu'avec cet ouvrage le médecin, comparant les figures et la description, puisse reconnaître et guérir la maladie représentée lorsqu'il la rencontrera dans la pratique.

SIEBOLD. Lettres obstétricales, par Ed. Caspar SIEBOLD, professeur à l'université de Göttingue, traduites de l'allemand, avec une introduction et des notes, par M. Stoltz, professeur à la Faculté de médecine de Strasbourg. Paris, 1867, 1 vol. in-18 jésus de 268 pages. 2 fr. 50

SILBERT (P.). **De la saignée dans la grossesse.** Paris, 1857, 1 vol. in-4. 2 fr.

SIMON (Jules). **Des maladies puerpérales,** par M. Jules SIMON, médecin des hôpitaux. Paris, 1866, in-8, 184 p. 3 fr.

SIMON (LÉON). **Leçons de médecine homœopathique,** par le docteur Léon SIMON père. Paris, 1835, 1 fort vol. in-8. 3 fr.

SIMON (LÉON). **Des maladies vénériennes et de leur traitement homœopathique,** par le docteur LÉON SIMON fils. Paris, 1860, 1 vol. in-18 jésus, XII-744 p., 6 fr.

SIMON (LÉON). **Cours de médecine homœopathique** (1867-1868). De l'unité de la doctrine de Hahnemann. Paris, 1869, in-8 de 156 pages. 3 fr.

SIMON (LÉON). **Conférences sur l'homœopathie.** Paris, 1869. 1 vol. in-8 de LXIV-320 pages. 5 fr.

SIMON (MAX). **Hygiène du corps et de l'âme,** ou Conseils sur la direction physique et morale de la vie. Paris, 1853, 1 vol. in-18 de 130 pages. 1 fr.

SIMON (Max). **Du vertige nerveux** et de son traitement. Paris, 1858, 1 vol. in-4 de 150 pages. 3 fr.

SOEMMERRING (S. T.). **Traité d'ostéologie et de syndesmologie,** suivi d'un Traité de mécanique des organes de la locomotion, par G. et E. WEBER. Paris, 1843, in-8, avec atlas in-4 de 17 planches. 6 fr.

SPERINO. La syphilisation étudiée comme méthode curative et comme moyen prophylactique des maladies vénériennes, traduit de l'italien par A. TRESAL. Turin, 1853, in-8. 2 fr.

STOLTZ. Histoire d'une opération césarienne pratiquée avec succès pour la mère et l'enfant, par STOLTZ, professeur et doyen de la Faculté de Strasbourg. Paris, 1836, in-4. 1 fr. 50

SWAN. La Névrologie, ou *Description anatomique des nerfs du corps humain*, traduit de l'anglais, avec des additions par E. CHASSAIGNAC, Paris, 1838, in-4, avec 25 planches. Cart. 24 fr.

SYPHILIS VACCINALE (de la). Communications à l'Académie de médecine, par MM. DEPAUL, RICORD, BLOT, JULES GUÉRIN, TROUSSEAU, DEVERGIE, BRIQUET, GIBERT, BOUVIER, BOUSQUET, suivies de mémoires sur la transmission de la syphilis par la vaccination et la vaccination animale, par MM. A. VIENNOIS (de Lyon), PELLIZARI (de Florence), PALASCIANO (de Naples), PHILLIPEAUX (de Lyon) et AUZIAS-TURENNE. Paris, 1865, in-8 de 392 pages. 6 fr

TARDIEU (A.). **Dictionnaire d'hygiène publique et de salubrité**, ou Répertoire de toutes les Questions relatives à la santé publique, considérées dans leurs rapports avec les Subsistances, les Épidémies, les Professions, les Établissements institutions d'Hygiène et de Salubrité, complété par le texte des Lois, Décrets, Arrêtés, Ordonnances et Instructions qui s'y rattachent, par le docteur Ambroise TARDIEU, professeur de médecine légale à la Faculté de médecine de Paris, médecin de l'Hôtel-Dieu, président du Comité consultatif d'hygiène publique. *Deuxième édition considérablement augmentée.* Paris, 1862, 4 forts vol. gr. in-8. 32 fr.

Ouvrage couronné par l'Institut de France.

TARDIEU (A.). **Étude médico-légale et clinique sur l'empoisonnement**, avec la collaboration de Z. Roussin, pharmacien major de 1re classe, professeur agrégé à l'Ecole impériale du Val-de-Grâce, pour la *partie de l'expertise médico-légale relative à la recherche chimique des poisons.* Paris, 1866, in-8 de XXII-1072 p. avec 53 figures et 2 planches gravées. 12 fr.

TARDIEU (A.). **Étude médico-légale sur la folie**. Paris, 1872, 1 vol. in-8 de XXII-610 pages avec quinze fac-simile d'écriture d'aliénés. 7 fr.

TARDIEU (A.). **Étude médico-légale sur la pendaison, la strangulation et la suffocation.** Paris, 1870, 1 vol. in-8 de XII-352 pages, avec planches. 5 fr.

TARDIEU (A.). **Étude médico-légale sur les attentats aux mœurs.** *Sixième édition.* Paris, 1872. In-8 de VIII-304 pages, avec 4 pl. gravées. 4 fr. 50

TARDIEU (A.). **Étude médico-légale sur l'avortement,** suivie d'une note sur l'obligation de déclarer à l'état-civil les fœtus mort-nés, et d'observations et recherches pour servir à l'histoire médico-légale des grossesses fausses et simulées. *Troisième édition,* revue et augmentée. Paris, 1868, in-8, VIII-280 pages. 4 fr.

TARDIEU (A.). **Étude médico-légale sur l'infanticide.** Paris, 1868, 1 vol. in-8, avec 3 planches coloriées. 6 fr.

TARDIEU (A.). **Relation médico-légale de l'affaire Armand** (de Montpellier). Simulation de tentative homicide (commotion cérébrale et strangulation). Paris, 1864, in-8 de 80 pages. 2 fr.

TARDIEU (A.). **Étude hygiénique** sur la profession de **mouleur en cuivre**, pour servir à l'histoire des professions exposées aux poussières inorganiques. Paris, 1855, in-12. 1 fr. 25

TARDIEU (A.). **De la morve et du farcin** chronique chez l'homme. Paris, 1843, in-4. 5 fr.

TARDIEU (A.) et TAYLOR. **Étude médico-légale sur les assurances sur la vie,** par M. TAYLOR, professeur de médecine légale à Guy's hospital, et Amb. TARDIEU. Paris, 1866, in-8 de 125 pages. 2 fr. 50

TARNIER. **De la fièvre puerpérale** observée à l'hospice de la Maternité, par le docteur STÉPHANE TARNIER. Paris, 1858, in-8 de 216 pages. 3 fr. 50

TERME et MONFALCON. **Histoire statistique et morale des enfants trouvés,** par TERME, président de l'administration des hôpitaux de Lyon, etc., et J. B. MONFALCON, membre du conseil de salubrité, etc. Paris, 1838, 1 vol. in-8. 3 fr.

TESTE (A.). **Le magnétisme animal expliqué,** ou Leçons analytiques sur la nature essentielle du magnétisme, sur ses effets, son histoire, ses applications, les diverses manières de le pratiquer, etc. Paris, 1845, in-8. 7 fr.

TESTE (A.). **Manuel pratique de magnétisme animal.** Exposition méthodique des procédés employés pour produire les phénomènes magnétiques et leur application à l'étude et au traitement des maladies. 4e *édit. augm.* Paris, 1853, in-12. 4 fr.

TESTE (A.). **Traité homœopathique des maladies aiguës et chroniques des enfants.** 2e *édit.*, revue et augm. Paris, 1856, in-18 de 420 pages. 4 fr. 50

TESTE (A.). **Systématisation pratique de la matière médicale homœopathique.** Paris, 1853, 1 vol. in-8 de 600 pages. 8 fr.

THÉRAPEUTIQUE (Traité de) et de matière médicale, par G. A. GIACOMINI, traduit de l'italien par MOJON et ROGNETTA. Paris, 1842, 1 vol. in-8, 592 p. à 2 col. 5 fr.

THOMSON. Traité médico-chirurgical de l'inflammation; traduit de l'anglais avec des notes, par F. G. BOISSEAU et JOURDAN. Paris, 1827, 1 fort vol. in-8. 3 fr.

TIEDEMANN. Traité complet de physiologie de l'homme, traduit de l'allemand par A. J. L. JOURDAN. Paris, 1831, 2 vol. in-8. 3 fr. 50

TIEDEMANN et GMELIN. Recherches expérimentales, physiologiques et chimiques **sur la digestion** considérée dans les quatre classes d'animaux vertébrés; traduites de l'allemand. Paris, 1827, 2 vol. in-8, avec grand nombre de tableaux. 3 fr.

TOMMASSINI. Précis de la nouvelle doctrine médicale italienne. Paris, 1822, 1 vol. in-8. 2 fr. 50

TOPINARD (Paul). **De l'ataxie locomotrice** et en particulier de la maladie appelée ataxie locomotrice progressive. *Ouvrage couronné par l'Académie de médecine* (1864). Paris, 1864, in-8 de 576 pages. 8 fr.

TORTI (F.). Therapeutice specialis ad febres periodicas perniciosas; nova editio, curantibus TOMBEUR et O. BRIXHE. Leodii, 1821, 2 vol. in-8, fig. 8 fr.

TRÉLAT. Recherches historiques sur la folie, par U. TRÉLAT, médecin de l'hospice de la Salpêtrière. Paris, 1839, in-8. 3 fr.

TRIBES. De la complication diphthéroïde contagieuse des plaies, de sa nature et de son traitement par le docteur M. TRIBES, interne en médecine et en chirurgie des hôpitaux et hospices civils de Paris. Paris, 1872, in-8 de 64 p. 2 fr.

TRIPIER. Manuel d'électrothérapie. Exposé pratique et critique des applications médicales et chirurgicales de l'électricité, par le docteur AUG. TRIPIER. Paris, 1861, 1 joli vol. in-18 jésus avec 100 figures. 6 fr.

TROUSSEAU. Clinique médicale de l'Hôtel-Dieu de Paris, par A. TROUSSEAU, professeur de clinique interne à la Faculté de médecine de Paris, médecin de l'Hôtel-Dieu, membre de l'Académie de médecine. *Quatrième édition*, revue et augmentée. Paris, 1872, 3 vol. in-8 de chacun 800 pages, avec un portrait de l'auteur. 32 fr.

Parmi les additions les plus considérables apportées à la quatrième édition, on peut citer les recherches sur la température dans les maladies et en particulier dans les fièvres éruptives et la dothiénentérie, la dégénérescence granuleuse et cireuse des muscles, et la leucocythose, dans la fièvre typhoïde, la forme spinale et cérébro-spinale de cette affection, l'application du sphygmographe aux maladies du cœur et à l'épilepsie du laryngoscope aux lésions du larynx, de l'ophthalmoscope aux affections du cerveau. Indépendamment de ces additions, un grand nombre de leçons ont été retouchées, quelques-unes même refondues; ainsi, celles sur l'*aphonie* et la *cautérisation du larynx*, la *rage*, l'*alcoolisme*, l'*aphasie*, la *maladie d'Addison*, l'*adénie*, l'*hématocèle pelvienne*, l'*infection puerpérale* et la *phlegmatia alba dolens*. Des observations de malades ont été ajoutées toutes les fois qu'elles apportaient à la leçon une clarté plus grande ou de nouvelles notions. (Extrait de l'avertissement de la 4e édition.)

Le portrait de M. le professeur **Trousseau**, photographie Nadar, héliographie Baudran et de La Blanchère, format de la *Clinique médicale de l'Hôtel-Dieu*. 1 fr.

Grand portrait format colombier sur papier de Chine, franco d'emballage. 5 fr.

TROUSSEAU et BELLOC (H.). Traité pratique de la phthisie laryngée, de la laryngite chronique et des maladies de la voix. *Ouvrage couronné par l'Académie de médecine*. Paris, 1837, 1 vol. in-8, avec 9 planches, figures noires. 7 fr.

— Le même, figures coloriées. 10 fr.

TURCK (L.). Méthode pratique de laryngoscopie, par le docteur Ludwig TURCK, médecin en chef de l'hôpital général de Vienne. Édition française. Paris, 1861, in-8 de 80 pages, avec une planche lithographiée et 29 figures. 3 fr. 50

TURCK (L.). Recherches cliniques sur diverses maladies du larynx, de la trachée et du pharynx, étudiées à l'aide du laryngoscope, Paris, 1862, in-8 de VIII-100 pages. 2 fr. 50

VALENTIN (G.). Traité de névrologie. Paris, 1843, in-8, avec figures. 4 fr.

VALLEIX. Guide du médecin praticien, ou Résumé général de pathologie interne et de thérapeutique appliquées, par le docteur F. L. I. VALLEIX, médecin de l'hôpital de la Pitié. *Cinquième édition*, contenant le résumé des travaux les plus récents, par P. LORAIN, médecin des hôpitaux de Paris, professeur agrégé de la Faculté de médecine de Paris, avec le concours de médecins civils, et de médecins appartenant à l'armée et à la marine. Paris, 1866. 5 beaux volumes grand in-8, de chacun 800 pages avec figures. 50 fr.

Table des matières. — Tome I : fièvres, maladies générales, constitutionnelles, névroses ; tome II : maladies des centres nerveux et des nerfs, maladies des voies respiratoires; tome III : maladies des voies circulatoires; tome IV : maladies des voies digestives et de leurs annexes, maladies des voies génito-urinaires ; tome V : maladies des femmes, maladies du tissu cellulaire et de l'appareil locomoteur, affections et maladies de la peau, maladies des yeux, maladies des oreilles, intoxications.

VALLEIX (F. L. I.) **Clinique des maladies des enfants nouveau-nés.** Paris, 1838. 1 vol. in-8 avec 2 planches coloriées. 8 fr. 50

VALLEIX (F. L. I.). **Traité des névralgies**, ou affections douloureuses des nerfs. *Ouvrage auquel l'Académie de médecine accorda le prix Itard.* Paris, 1841, in-8. 8 fr.

VELPEAU. **Nouveaux éléments de médecine opératoire,** par A.-A. VELPEAU, membre de l'Institut, chirurgien de l'hôpital de la Charité, professeur à la Faculté de médecine de Paris. *Deuxième édition*, augmentée d'un traité de petite chirurgie. Paris, 1839, 4 vol. in-8 de chacun 800 pages, avec 191 fig. et atlas in-4, de 22 planches représentant les principaux procédés opératoires et un grand nombre d'instruments de chirurgie, fig. noires. (40 fr.) 15 fr.
— Figures coloriées. 60 fr.

VELPEAU. **Recherches anatomiques, physiologiques et pathologiques sur les cavités closes naturelles ou accidentelles de l'économie animale.** Paris, 1843, in-8 de 208 pages. 3 fr. 50

VELPEAU. **Traité complet d'anatomie chirurgicale,** générale et topographique du corps humain, ou Anatomie considérée dans ses rapports avec la pathologie chirurgicale et la médecine opératoire. *Troisième édition,* Paris, 1837. 2 vol. in-8, avec atlas de 17 planches in-4 gravées. (20 fr.) 9 fr.

VELPEAU. **Manuel pratique des maladies des yeux.** Paris, 1840. 1 fort vol. gr. in-18 de 700 pages. (6 fr.) 1 fr. 50

VELPEAU. **Expériences sur le traitement du cancer,** instituées par le sieur Vries à l'hôpital de la Charité, sous la surveillance de MM. Manec et Velpeau. Compte rendu à l'Académie de médecine. Paris, 1859, in-8. 1 fr.

VELPEAU. **Exposition d'un cas remarquable de maladie cancéreuse** avec oblitération de l'aorte. Paris, 1825, in-8. 2 fr. 50

VELPEAU. **De l'opération du trépan** dans les plaies de la tête. Paris, 1834, in-8. 2 fr.

VELPEAU. **Embryologie** ou **Ovologie humaine,** contenant l'histoire descriptive et iconographique de l'œuf humain. Paris, 1833. 1 vol. in-fol. avec 15 planches. (25 fr.) 4 fr.

VERGNE (A.). **Du tartre dentaire** et de ses concrétions. Paris, 1869, grand in-8, 52 pages, avec 1 planche. 2 fr.

VERNEUIL. **De la gravité des lésions traumatiques et des opérations chirurgicales chez les alcooliques,** communications à l'Académie de médecine, par MM. VERNEUIL, HARDY, GUBLER, GOSSELIN, BÉHIER, RICHET, CHAUFFARD et GIRALDÈS. Paris, 1871, in-8 de 160 pages. 3 fr.

VERNOIS (Max.). **Traité pratique d'hygiène industrielle et administrative,** comprenant l'étude des établissements insalubres, dangereux et incommodes, par Maxime VERNOIS, membre de l'Académie de médecine, du Conseil d'hygiène publique et de salubrité de la Seine. Paris, 1860. 2 vol. in-8. 16 fr.

VERNOIS (Max.). **De la main des ouvriers et des artisans** au point de vue de l'hygiène et de la médecine légale. Paris, 1862, in-8, avec 4 planches chromo-lithographiées. 3 fr. 50

VERNOIS (Max.). **État hygiénique des lycées de l'empire en** 1867, Rapport présenté à S. E. le ministre de l'instruction publique, par M. Max. VERNOIS, chargé de l'inspection des lycées de l'empire. Paris, 1868, in-8. 2 fr. 50

VERNOIS (Max.) et **BECQUEREL** (A.). **Analyse du lait des principaux types de vaches, chèvres, brebis, bufflesses.** Paris, 1857, in-8 de 35 pages. 1 fr.

VERNOIS (Max.) et **GRASSI**. Mémoires sur les appareils de **ventilation et de chauffage** établis à l'hôpital Necker, d'après le système Van Hecke. Paris, 1859, in-8. 1 fr. 50

VIDAL (A.). **Traité de pathologie externe et de médecine opératoire**, avec des Résumés d'anatomie des tissus et des régions, par A. VIDAL (de Cassis), chirurgien de l'hôpital du Midi, professeur agrégé à la Faculté de médecine de Paris, etc. *Cinquième édition*, revue, corrigée, avec des additions et des notes, par S. FANO, professeur agrégé de la Faculté de médecine de Paris. Paris, 1861. 5 vol. in-8 de chacun 850 pages avec 761 figures. 40 fr.

Le Traité de pathologie externe de M. Vidal (de Cassis), dès son apparition, a pris rang parmi les livres classiques; il est devenu entre les mains des élèves un guide pour l'étude, et les maîtres le considèrent comme le *Compendium du chirurgien praticien*, parce qu'à un grand talent d'exposition dans la description des maladies, l'auteur joint une puissante force de logique dans la discussion et dans l'appréciation des méthodes et procédés opératoires. La *cinquième édition* a reçu des augmentations tellement importantes, qu'elle doit être considérée comme un ouvrage neuf; et ce qui ajoute à l'*utilité pratique* du *Traité de pathologie externe*, c'est le grand nombre de figures intercalées dans le texte. Ce livre est le seul ouvrage complet où soit représenté l'état actuel de la chirurgie.

VIDAL (A.). **Essai sur un traitement méthodique de quelques maladies de l'utérus**, injections intra-vaginales et intra-utérines. Paris, 1840, in-8. 75 c.

VIDAL (A.). **De la cure radicale du varicocèle** par l'enroulement des veines du cordon spermatique. *Deuxième édition*. Paris, 1850, in-8. 75 c.

VIDAL (A.). **Des inoculations syphilitiques.** Paris, 1849, in-8. 1 fr. 25.

VIDAL (Paul). **Essai de prophylaxie des fièvres chirurgicales**, par le docteur Paul VIDAL. Paris, 1872, in-8 de 58 pages. 1 fr. 50

VILLEMIN. Études sur la tuberculose, preuves rationnelles et expérimentales de sa spécificité et de son inoculation, par J.-A. VILLEMIN, professeur à l'École du Val-de-Grâce. Paris, 1868, 1 vol. in-8 de 640 pages. 8 fr.

Table des matières : INTRODUCTION. — 1re partie. Considérations d'anatomie et de physiologie pathologiques : 1° des éléments anatomiques dans leurs rapports avec les causes morbides; 2° des processus anatomiques en général; 3° du tubercule ; 4° des produits anatomiques, analogues au tubercule; 5° du scrofulisme ; — 2e partie. Considérations étiologiques ; 6° de la diathèse tuberculeuse ; 7° de l'hérédité dans la production de la phthisie : 8° de la constitution de l'habitude extérieure et des tempéraments dans leurs rapports avec la teberculose; 9° influence des professions dans la production de la tuberculose ; 10° rôle du froid, de la toux, etc., dans la tuberculose; — 3e partie. Considérations pathologiques; 12° des rapports de la tuberculose avec les fièvres éruptives et avec la fièvre typhoïde ; 13° la morve est la maladie la plus voisine de la tuberculose ; 14° unicité de la tuberculose; 15° la tuberculose ne s'observe que dans un nombre limité d'espèces zoologiques. — 4e partie. Preuves expérimentales de la spécificité et de l'inoculabilité de la tuberculose; 16° la tuberculose est inoculable ; 17° corollaires.

VILLERMÉ. Mémoire sur la mortalité en France dans la classe aisée et dans la classe indigente, par L. R. VILLERMÉ, membre de l'Institut. Paris, 1828, 1 vol. in-4 de 47 pages. 1 fr. 50

VIMONT (J.). **Traité de phrénologie** humaine et comparée. Paris, 1835, 2 vol. in-4 avec atlas in-folio de 134 planches contenant plus de 700 figures (450 fr.). 150 fr

VIRCHOW. La Pathologie cellulaire basée sur l'étude physiologique et pathologique des tissus, par R. VIRCHOW, professeur à la Faculté de Berlin, médecin de la Charité, Traduction française, par le docteur P. PICARD. *Troisième édition*. Paris, 1868, 1 vol. in-8 de XXVIII-417 pages, avec 144 figures. 8 fr.

VIREY. De la physiologie dans ses rapports avec la philosophie. Paris, 1844, in-8. 3 fr.

VOGEL (J.). **Traité d'anatomie pathologique générale.** Paris, 1847, in-8. 4 fr.

VOISIN. De l'hématocèle rétro-utérine et des épanchements sanguins non enkystés de la cavité péritonéale du petit bassin, considérés comme accidents de la menstruation, par Auguste VOISIN, médecin de l'hospice de la Salpêtrière, Paris, 1860, in-8 de 368 pages, avec une planche. 4 fr. 50

VOISIN. Études sur la nature de l'homme, quelles sont ses facultés? quel en est le nom? quel en est le nombre? quel en doit être l'emploi? par le docteur Félix Voisin, médecin des aliénés de l'hospice de Bicêtre, membre associé de l'Académie de médecine. Paris, 1867, 3 vol. gr. in-8. Prix de chaque. 7 fr. 50

Séparément :

1re partie. — *De l'homme considéré sous le rapport des facultés qu'il partage avec les animaux* et qui assurent sa conservation particulière et la perpétuité de son espèce.

2e partie. — *De l'homme considéré dans ses facultés morales ;* leur analyse, nouvelle loi religieuse de leur application.

3e partie. — *De l'homme considéré dans ses facultés intellectuelles*, industrielles, artistiques et perceptives.

VOISIN. Des causes morales et physiques des maladies mentales, et de quelques autres affections nerveuses, telles que l'hystérie, la nymphomanie et le satyriasis; par F. Voisin. Paris, 1826, in-8. 7 fr.

WEBER. Codex des médicaments homœopathiques, ou Pharmacopée pratique et raisonnée à l'usage des médecins et des pharmaciens, par George-P.-F. Weber, pharmacien homœopathe. Paris, 1854, un beau vol. in-12 de 440 pages. 6 fr.

WEDDELL (H. A.). Histoire naturelle des quinquinas. Paris, 1849, 1 vol. in-folio accompagné d'une carte et de 32 planches, dont 3 coloriées. 60 fr.

WETTERWALD (Maurice). Le Vétérinaire du foyer ou traité des diverses maladies de nos principaux animaux domestiques. Traduit de l'allemand par J. Ducommun. Paris, 1872, in-12 de XI-196 pages. 2 fr. 50

WOILLEZ. Dictionnaire de diagnostic médical, comprenant le diagnostic raisonné de chaque maladie, leurs signes, les méthodes d'exploration et l'étude du diagnostic par organe et par région, par E. J. Woillez, médecin de l'hôpital La Riboisière. *Deuxième édition*, présentant l'exposé des travaux les plus récents. Paris, 1870, in-8 de VI-1114 pages, avec 310 figures. 16 fr.

WUNDT. Traité élémentaire de physique médicale, par le docteur Wundt, professeur à l'Université de Heidelberg, traduit avec de nombreuses additions, par le docteur Ferd. Monoyer, professeur agrégé de physique médicale à la Faculté de médecine de Strasbourg. Paris, 1871, 1 vol. in-8 de 704 p. avec 396 fig. y compris 1 pl. en chromolith. 12 fr.

WURTZ. Sur l'insalubrité des résidus provenant des distilleries, et sur les moyens proposés pour y remédier, par Ad. Wurtz, membre de l'Institut (Académie des sciences), doyen de la Faculté de médecine. Paris, 1859, in-8. 1 fr. 25

Nota. Une correspondance suivie avec l'Angleterre et l'Allemagne permet à MM. J.-B. Baillière et Fils d'exécuter dans un bref délai toutes les commissions de librairie qui leur seront confiées. (*Écrire franco.*)

Tous les ouvrages portés dans ce Catalogue sont expédiés, par la poste, dans les départements et en Algérie, *franco* et sans augmentation sur les prix désignés. — Prière de joindre à la demande des *timbres-poste*, un *mandat postal* ou un *mandat sur Paris.*

Paris. — Imprimerie de E. Martinet, rue Mignon, 2.

LIBRAIRIE J.-B BAILLIÈRE ET FILS.

CZERMAK. **Du laryngoscope** et de son emploi en physiologie et en médecine, 1860, in-8 avec deux planches gravées et 31 figures. 3 fr. 50

GALEZOWSKI (X.) **Traité des maladies des yeux,** 1871, 1 vol. in-8 de xvi-896 pages avec 416 figures. 20 fr.

GAUJOT (G.) et SPILLMANN (E.). **Arsenal de la chirurgie contemporaine,** description, mode d'emploi et appréciation des appareils et instruments en usage pour le diagnostic et le traitement des maladies chirurgicales, l'orthopédie, la prothèse, les opérations simples, générales, spéciales et obstétricales, par G. Gaujot, et E. Spillmann, médecins-majors, professeurs à l'École de médecine militaire (Val-de-Grâce). Paris, 1867-72, 2 vol. in-8 de chacun 800 pages, avec 1855 fig. 32 fr.
Séparément : Tome II, pour les souscripteurs, par E. Spillmann. 18 fr.

LORAIN (P.). **Études de médecine clinique** faites avec l'aide de la méthode graphique et des appareils enregistreurs. **Le pouls,** ses variations et ses formes diverses dans les maladies. Paris, 1870, 1 vol. gr. in-8 de 372 pages avec 488 fig. 10 fr.

MANDL. **Traité pratique des maladies du larynx et du pharynx,** par le Dr L. Mandl. Paris, 1872, 1 vol. in-8 de xx-816 pag. avec 164 fig. et 7 planches coloriées, cart. 18 fr.

RACLE. **Traité de diagnostic médical.** Guide clinique pour l'étude des signes caractéristiques des maladies, contenant un Précis des procédés physiques et chimiques d'exploration clinique, *Cinquième édition,* présentant l'Exposé des travaux les plus récents, par le Dr Ch. Fernet, médecin des hôpitaux, professeur agrégé à la Faculté. Paris, 1873. 1 vol. in-18 de xii-766 pag., avec 64 fig. 6 fr.

RINDFLEISCH. **Traité d'histologie pathologique,** par le Dr Rindfleisch, professeur d'anatomie pathologique à l'Université de Bonn. Traduit de la seconde édition allemande et annoté par le Dr Frédéric Gross, professeur agrégé de la Faculté de médecine de Nancy. 1873. 1 gr. vol. in-8 de 740 pages, avec 268 figures intercalées dans le texte. 14 fr.

TROUSSEAU. **Clinique médicale de l'Hôtel-Dieu de Paris,** *Quatrième édition,* publiée par les soins de M. Michel Peter, professeur agrégé à la Faculté de médecine. Paris, 1873, 3 vol. in-8 de chacun 800 pages, avec un portrait de l'auteur. 32 fr.

WOILLEZ. **Dictionnaire de diagnostic médical,** comprenant le diagnostic raisonné de chaque maladie, leur signes, les méthodes d'exploration et l'étude du diagnostic par organe et par région, par E.-J. Woillez, médecin de l'hôpital Lariboisière, *Deuxième édition,* présentant l'exposé des travaux les plus récents. Paris, 1870, in-8 de vi-1114 pages, avec 310 figures. 16 fr.

WUNDT. **Traité élémentaire de physique médicale,** par le Dr Wundt, professeur à l'Université de Heidelberg, traduit avec nombreuses additions, par le Dr Ferd. Monoyer, professeur agrégé de physique médicale à la Faculté de médecine de Strasbourg. Paris, 1871, 1 vol. in-8 de 704 pages avec 396 figures y compris 1 planche en chromolith. 12 fr.

A. Parent, imprimeur de la Faculté de Médecine, rue M.-le-Prince. 31.

www.ingramcontent.com/pod-product-compliance
Ingram Content Group UK Ltd.
Pitfield, Milton Keynes, MK11 3LW, UK
UKHW020313230726
13925UKWH00002B/382